Checkliste Pneumologie

Checklisten
der aktuellen Medizin

Herausgegeben von Alexander Sturm
Felix Largiadèr · Otto Wicki

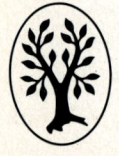

Georg Thieme Verlag Stuttgart · New York

Checkliste
Pneumologie

Peter Endres

2., überarbeitete Auflage
27 Abbildungen, 66 Tabellen

1991
Georg Thieme Verlag Stuttgart · New York

CIP-Titelaufnahme der Deutschen Bibliothek

Endres, Peter:
Checkliste Pneumologie / Peter Endres. − 2., überarb. Aufl. −
Stuttgart ; New York : Thieme, 1991
   (Checklisten der aktuellen Medizin)

Wichtiger Hinweis:

Wie jede Wissenschaft ist die Medizin ständigen Entwicklungen unterworfen. Forschung und klinische Erfahrung erweitern unsere Erkenntnisse, insbesondere was Behandlung und medikamentöse Therapie anbelangt. Soweit in diesem Werk eine Dosierung oder eine Applikation erwähnt wird, darf der Leser zwar darauf vertrauen, daß Autoren, Herausgeber und Verlag große Sorgfalt darauf verwandt haben, daß diese Angabe dem Wissensstand bei Fertigstellung des Werkes entspricht.

Für Angaben über Dosierungsanweisungen und Applikationsformen kann vom Verlag jedoch keine Gewähr übernommen werden. Jeder Benutzer ist angehalten, durch sorgfältige Prüfung der Beipackzettel der verwendeten Präparate und gegebenenfalls nach Konsultation eines Spezialisten festzustellen, ob die dort gegebene Empfehlung für Dosierungen oder die Beachtung von Kontraindikationen gegenüber der Angabe in diesem Buch abweicht. Eine solche Prüfung ist besonders wichtig bei selten verwendeten Präparaten oder solchen, die neu auf den Markt gebracht worden sind. Jede Dosierung oder Applikation erfolgt auf eigene Gefahr des Benutzers. Autoren und Verlag appellieren an jeden Benutzer, ihm etwa auffallende Ungenauigkeiten dem Verlag mitzuteilen.

1. Auflage 1987

© 1987, 1991 Georg Thieme Verlag, Rüdigerstraße 14, D-7000 Stuttgart 30
Printed in Germany

Satz: Robert Hurler GmbH, 7311 Notzingen (Linotronic 300)
Druck: Druckhaus Götz KG, 7140 Ludwigsburg

ISBN 3-13-697402-6   1 2 3 4 5 6

IV

Anschriften

Prof. Dr. med. PETER ENDRES
Chefarzt der Medizinischen Klinik II,
Nordwest-Krankenhaus Sanderbusch
D-2945 Sande

Prof. Dr. med. FELIX LARGIADÈR
Vorsteher des Departments Chirurgie
und Direktor der Klinik für Viszeralchirurgie
Universitätsspital
CH-8091 Zürich

Prof. Dr. med. ALEXANDER STURM
Direktor der Medizinischen Universitätsklinik
Ruhruniversität Bochum
D-4690 Herne

Dr. med. OTTO WICKI
Spezialarzt FMH für Chirurgie
CH-6707 Iragna

Vorwort der Herausgeber zur 2. Auflage

Die Checklisten der aktuellen Medizin sollen als Informations- und Nachschlagewerk dienen. Durch ihr handliches Format sind sie immer griffbereit und erlauben dem Arzt eine rasche Orientierung über:

- wesentliche Haupt- und Nebensymptome einer Erkrankung,
- notwendige und wichtige Untersuchungen zu ihrer Diagnostik,
- konservative und evtl. chirurgische Therapiemöglichkeiten,
- differentialdiagnostische und differentialtherapeutische Überlegungen bei schwierigen und wesentlichen Krankheitsbildern.

Die Checklisten wollen und können ein diagnostisches Handbuch oder ein großes Lehrbuch nicht ersetzen; sie sollen als übersichtliche Gedächtnisstütze dienen. Zur straffen, aber nicht vereinfachenden Gliederung wurden die meisten Angaben nur stichwortartig formuliert. Bewußt wurde zugunsten einer übersichtlichen praxis- und kliniknahen Aktualität in Diagnostik und Therapie der Nachteil fehlender Literaturhinweise und der Verzicht auf die Beschreibung sehr seltener Krankheitsbilder in Kauf genommen.

Die Checklisten sind vornehmlich bestimmt für die Klinikärzte, die auf dem einzelnen abgehandelten Fachgebiet nicht spezialisiert sind, für niedergelassene Ärzte aller Fachrichtungen sowie für fortgeschrittene Studenten. Die Checkliste gliedert sich in 3 Teile:

- Der 1. Teil (grauer Balken) beschreibt Untersuchungstechniken in Praxis und Klinik.
- Der 2. Teil (blaue Balken) behandelt Ätiologie, Pathogenese und klinische Symptomatologie, zur Diagnose führende Befunde und Untersuchungsmethoden, evtl. Differentialdiagnose sowie die konservative Therapie der einzelnen Krankheitsbilder.
- Der 3. Teil (rote Balken) enthält − soweit für das besprochene Fachgebiet notwendig − kurze Hinweise zur möglichen Operationsindikation, Operationsprinzip und -technik sowie Hinweise für intensivtherapeutische Maßnahmen.

Für die Checkliste „Pneumologie" wurde 3 Jahre nach der 1. Auflage eine weitere notwendig. Diese Tatsache demonstriert, daß es dem Autor gelungen ist, das große und in den letzten Jahren sich ausweitende Gebiet der Pneumologie übersichtlich und für alle Fachrichtungen patientenorientiert verständlich darzustellen. Wir hoffen, daß sich auch die 2. Auflage, die zahlreiche Änderungen enthält, an die Erfolge ihrer Vorgänger anschließen kann. Wie immer sind wir dem Georg Thieme Verlag, insbesondere den Herren Dr. h. c. G. Hauff und Dr. D. Bremkamp, für die tatkräftige Förderung und Realisierung dieses gemeinsam erarbeiteten Konzeptes sehr zu Dank verpflichtet.

Herne/Bochum, Zürich, Iragna
Februar 1991

ALEXANDER STURM
FELIX LARGIADÈR
OTTO WICKI

Vorwort des Verfassers zur 2. Auflage

In den knapp 5 Jahren seit der ersten Auflage, die eine erfreuliche Akzeptanz fand, haben sich einige Entwicklungen und Neueinschätzungen gezeigt, die ihren Niederschlag in der Neuauflage finden müssen. Dies gilt für die Consensusempfehlungen der regionalen, nationalen und internationalen Gesellschaft, wobei hier in erster Linie die Empfehlungen des Deutschen Zentralkomitees zur Bekämpfung der Tuberkulose und der Deutschen Liga zur Bekämpfung der Atemwegserkrankungen berücksichtigt wurden. Der Stellenwert der Computertomographie und der flexiblen Bronchoskopie mußte bei zunehmender Verbreitung und Bedeutung neu bewertet werden. Bei der Therapie der Atemwegserkrankungen wurden die inhalativen Corticosteroide stärker betont. Den Lungenerkrankungen bei Immunschwäche wurde ein eigenes Kapitel gewidmet. Die Chemotherapieschemata bei Bronchialkarzinom wurden aktualisiert, auch wenn die Ergebnisse sich nicht grundsätzlich gebessert haben. Vermehrt wurde auch symptomatische Therapie beschrieben. Der Bedeutung des Schlafapnoe-Syndroms wurde Rechnung getragen. Neu ist ein Abschnitt über Zwerchfellerkrankungen. Darüber hinaus wurden viele Änderungen durchgeführt.

Ich hoffe, daß durch die Überarbeitung der Wert der Checkliste erhalten bleibt. Danken möchte ich erneut meinem Mitarbeiter Dr. N. de Wall für seine Anregungen und Hilfen bei der Überarbeitung.

P. ENDRES

Vorwort des Verfassers zur 1. Auflage

Mit dem neuen Ausdruck Pneumologie (Pneumon = Lunge) für die Lungen- und Bronchialheilkunde, wird der Wandel dieses Fachgebietes in den letzten 30 Jahren gekennzeichnet. Bis dahin stand im Vordergrund die Phthisiologie, d. h. die Lehre von der Schwindsucht (Tuberkulose). Weit außerhalb des universitären Bereiches hatten sich große Sanatorien entwickelt, die klinisch und wissenschaftlich über lange Jahrzehnte das Fachgebiet prägten. An den Universitätskliniken und in den großen Akutkrankenhäusern verkümmerte die Pneumologie weitgehend. Diese Entwicklung hat sich in den letzten Jahren umgekehrt. So wird zunehmend die konservative Lungen- und Bronchialheilkunde als Teilgebiet in die innere Medizin reintegriert. Pneumologisch ausgebildete Internisten betreiben als Ordinarien oder leitende Ärzte im Rahmen der inneren Medizin schwerpunktmäßig Pneumologie. 20−30% aller internistischen Patienten weisen Lungen- oder Bronchialerkrankungen auf. Der operative Anteil der Pneumologie wurde komplett von der Thoraxchirurgie übernommen. Die alten Sanatorien sind in den letzten Jahren im großen Umfang geschlossen worden, einige wenige wandelten sich um in moderne Zentren der Pneumologie.

Die immer noch sehr schlechte Repräsentanz der Pneumologie in deutschen Universitätskliniken und akademischen Lehrkrankenhäusern führt leider dazu, daß vielfach Wissen und Erfahrung auf pneumologischem Sektor bei jüngeren und älteren Ärzten sehr lückenhaft ist. Die hier vorliegende Checkliste Pneumologie soll versuchen, schnell und stichwortartig die gröbsten Lücken bei den Erkrankungen der Atmungsorgane zu schließen. Über die häufigen Krankheitsbilder wie Asthma bronchiale, Bronchitis, Emphysem, Bronchialkarzinom und Tuberkulose wird ausführlicher informiert, während seltene Krankheiten nur kurz angesprochen werden. Lehrbücher und Atlanten kann und will die Checkliste nicht ersetzen, wenngleich natürlich versucht wurde, alle wesentlichen Krankheitsbilder der Pneumologie zu erfassen. Symptome, Diagnostik, Therapie und Prognose bilden dabei das Gerüst der Beschreibung.

Bei der ersten Darbietung eines derartigen Buches wird leider trotz aller Bemühungen nicht zu umgehen sein, daß das eine oder andere fehlt oder unglücklich dargestellt ist. Hier werde ich jeden Hinweis dankend aufnehmen.

Danken möchte ich den Herren Prof. A. STURM und Prof. R. FERLINZ für ihre Anregung bei der Korrektur des Manuskriptes. Dank auch meinem Mitarbeiter Dr. N. DE WALL.

Sande, Januar 1987   P. ENDRES

Inhaltsverzeichnis

Inhaltsverzeichnis

X

Allgemeines

- Pneumologische Krankheitsbilder unterscheiden sich in Anamnese und Symptom nicht prinzipiell von anderen internistischen Krankheitsbildern.
- Recht häufig sind familiäre Belastungen und Einfluß von Noxen (Beruf, Rauchen) nur über Vorgeschichte zu erfahren. Beim inhalativen Zigarettenrauchen − der häufigsten Noxe − stets Versuch der Quantifizierung. Kritische Größe 20 Zigaretten täglich über 20 Jahre (= 20 pack years oder rd. 150000 Zigaretten). Bei Exrauchern ist nach 5−10 Jahren Rauchabstinenz das größte Risiko abgeklungen.
- Wichtig auch Befragung in Richtung Allergie (familiär, Milchschorf, Rhinitis etc.), nach beruflichen Einflüssen (Bergbau, Landwirtschaft), Tierkontakt und Kontakten mit anderen Kranken (Grippeepidemie, Tb).
- Stets nach alten Röntgenaufnahmen fragen − und ggf. beschaffen −, da sie von entscheidender Bedeutung sind. Über die Aktivität einer Erkrankung kann meist nur durch den Vergleich mit anderen Röntgenbildern etwas ausgesagt werden.
- Die wesentlichen pneumologischen Beschwerden sind
  - Husten mit und ohne Auswurf,
  - Dyspnoe in Ruhe oder unter Belastung,
  - Schmerzen im Thoraxbereich,
  - Heiserkeit,
  - Fieber,
  - Gewichtsverlust und Leistungsminderung.

Husten und Auswurf

- Husten entsteht dadurch, daß bei dem Versuch einer forcierten Exspiration mit geschlossener Glottis diese plötzlich eröffnet wird und die Luft explosionsartig entweichen kann. Ursächlich Reizung der Rezeptoren der zentralen Atemwege. Mit dem Husten wird evtl. vorhandenes Bronchialsekret expektoriert, so daß Reinigung des Bronchialbaumes resultiert. Derartiges nur möglich bei einer Veränderung des stets gering vorhandenen Bronchialsekrets. Im Krankheitsfall vermehrte Bildung (Hyperkrinie), andere Zusammensetzung (Dyskrinie) und Haftung im Bronchialsystem (Mukostase). Ohne Infekt makroskopisch klar *weiß* (typische chronische Bronchitis), bei bakterieller Infektion gelbgrün (mukopurulent − purulent). Makroskopisch eitriges Sputum auch im allergischen Schub durch hohe Eosinophilenzahl.
- Blutbeimengungen infolge hämorrhagischer (Tracheo-)Bronchitis, Bronchialkarzinom, Tuberkulose, Bronchiektasie u. a.
- Produktiver Husten (d. h. Husten mit Auswurf) meist durch Erkrankungen im peripheren Bereich.

1

● Trockener Reizhusten bei zentralen Prozessen (Tracheitis, zentraler Tumor, Hiluslymphome) und fibrosierenden Alveolitiden.

● In seltenen Fällen durch Hustenattacken synkopale Anfälle oder Rippenfrakturen (Hustenfraktur).

Dyspnoe

● Dyspnoe (Atemnot) ist das subjektive Empfinden einer vermehrten Atemanstrengung. Häufig vermehrte Atemarbeit durch Verminderung der Lungenelastizität (Typ Fibrose) oder der Gasaustauschfläche (Typ Pneumonektomie). Dyspnoe Symptom bei pulmonalen, kardialen, metabolischen, zentralen, hämato- und psychogenen Störungen.

● Pulmonale Dyspnoe bei praktisch allen Lungenerkrankungen mit Verminderung der Lungendehnbarkeit, der atemaktiven Fläche oder der endobronchialen Leitfähigkeit (= Erhöhung des Atemwegswiderstandes).

● Kardiale Dyspnoe überwiegend bei kardial bedingten Veränderungen der Lungendehnbarkeit durch Blut- und Flüssigkeitsansammlung (Linksherzinsuffizienz). Auch Verminderung der Lungendurchblutung mit nachfolgendem Sauerstoffmangel in der Peripherie ist von Atemnot begleitet. Die Linksherzinsuffizienz ist radiologisch leicht zu erkennen, so daß Unterscheidung Asthma bronchiale/Asthma cardiale unproblematisch ist.

● Metabolische Dyspnoe im Rahmen einer metabolischen Azidose mit zentraler Atemstimulation. Azidose im Coma diabeticum und Urämie: vertiefte intensive Atmung ohne Pause (Kussmaul).

● Zentrale Dyspnoe als Folge zerebraler Schäden. Hyperventilation wechselt mit Apnoe (Cheyne-Stokes).

● Hämatogene Dyspnoe bei raschem Hämoglobinabfall (3−5 g in wenigen Stunden) oder schwerer chronischer Anämie (Hämoglobinwerte unter 5−8 g%, Schwelle individuell unterschiedlich).

● Psychogene Dyspnoe bei Erregung. Ausschlußdiagnose.

Schmerzen

● Schmerzen im thorakalen Bereich insbesondere über die Pleura vermittelt. Fast alle Lungen- und Bronchialerkrankungen ohne Pleuramitbeteiligung daher schmerzfrei. Der stechende Hustenschmerz bei akuter Tracheitis soll Folge einer Pleuramitbeteiligung sein. Der Pleuraschmerz schwindet meist bei Ergußentwicklung.

● Erkrankung der Pleura im Bereich des Zwerchfells mit entsprechenden Schmerzen können projiziert werden in Oberbauch (periphere Pleura), Nacken und rechte Schulter (zentrale Pleura).

- Knöcherner Thorax mit Muskeln (Myogelosen) oder Nerven (Interkostalneuralgie) sowie Herz (Angina pectoris) weitere Quellen von Schmerzen.
- Erkrankungen der Mediastinalorgane bedingen retrosternale Schmerzen.
- Die akute Rechtsherzbelastung kann zu pektanginösen Beschwerden führen (Differentialdiagnose Herzinfarkt).
- Des weiteren können Schmerzen im Rahmen von Oberbauchprozessen in den Thorax lokalisiert werden.

Heiserkeit

- Zeichen des Befalles von Kehlkopf oder N. recurrens, vorwiegend bei Tb oder Karzinomen.

Fieber

- Hohes Fieber bei allen akuten viralen oder bakteriellen Infekten, auch akute Schübe verschiedener Systemerkrankungen teilweise hochfieberhaft, wie auch akute allergische Alveolitiden.
- Subfebrile Temperaturen bei vielen chronisch schwelenden Krankheiten. Wichtigstes Krankheitsbild hier die Tuberkulose, die jedoch in der Mehrzahl der nicht hochakuten Fälle afebril verläuft. Subfebrile Temperaturen mit Nachtschweiß auch bei Karzinomen und Lymphomen (B-Symptomatik).

Gewichtsabnahme und Leistungsverlust

- Diese Symptome – auch mit Nachtschweißen verbunden – bei vielen über längere Zeit verlaufenden Krankheitsbildern. Klassisch: Tuberkulose (Schwindsucht). So wurden vor der endoskopischen Zeit viele Tuberkulosen anläßlich der Röntgenuntersuchung des Magens wegen Gewichtsabnahme und Oberbauchbeschwerden erkannt.
- Neben Tuberkulose heute als Ursache meistens Bronchialkarzinome sowie chronisch interstitielle Lungengerüsterkrankungen.
- Bei schweren Emphysemformen (Typ A, panlobuläres Emphysem bei α_1-Proteasen-Inhibitor-Mangel = Synonym PI-Mangel = α_1-Antitrypsinmangel) plötzlich auftretender Gewichtsverlust oft Zeichen des Finalstadiums (pulmonale Kachexie). Auch bei schweren anderen bronchopulmonalen Erkrankungen häufig.

3

Klinische Untersuchung besteht aus Inspektion, Palpation, Perkussion und Auskultation, am exaktesten am stehenden Patienten.

Inspektion

- Während der Anamnese erste Information über Husten, Atemnot und Hautfarbe (z. B. Zyanose, differentialdiagnostisch gelegentlich abzugrenzen von der seltenen Argyrie der Haut durch Silberspeicherung). Nach Entkleidung Thoraxdeformationen und Seitendifferenzen der Atemexkursion erkennbar.
  Am wichtigsten: Gelbverfärbung der Finger bei Zigarettenrauchern.
- Verschiedene Atemtypen:
  - vertiefte langsame Atmung bei Kussmaulscher Azidoseatmung,
  - Wechsel zwischen intensiver tiefer Atmung und Atemstillstand bei zerebraler Schädigung (Cheyne-Stokes),
  - Einschlafen bei der Untersuchung, Pickwick-Syndrom u. ä.
- Trommelschlegelfinger und Uhrglasnägel: Zeichen einer pulmonalen Osteoarthropathie. Genauer pathophysiologischer Mechanismus unbekannt; bei der Hälfte der Patienten mit diesen Veränderungen schwerwiegendes Lungenleiden (z. B. Bronchialkarzinom, Lungenfibrose). Besonders verdächtig ist rasche Entwicklung. Bei 50% sog. idiopathische Form ohne ursächliches Leiden; evtl. familiäre kardiale Genese in Einzelfällen möglich.
- Zyanose bei um mindestens 5 g% reduziertem Hämoglobin:
  - zentrale Form bei Hypoxämie,
  - periphere Form (wesentlich häufiger) paroxysmal oder durch Kälte provoziert.
- Ekzematöse Herde im Ellenbogen, am Handgelenk, im Nacken und/oder Kniegelenken dringend verdächtig auf allergische Diathese (Neurodermitis, atopisches oder endogenes Ekzem).

Palpation

- Besondere Beachtung verdienen hier Lymphknotenstationen und Beinödeme. Auch Hautemphyseme ergeben einen typischen Befund (Knistern).
- Der Stimmfremitus (mit tiefer Stimme 99) gibt Hinweise für die Leitfähigkeit, die bei Parenchymprozessen verstärkt ist. Ergüsse führen zu Abschwächung.

Perkussion

Der perkutorische Schall wird hervorgerufen durch Vibrationen der durch einen Schlag erschütterten Partien. Übliche klinische Perkussion mit Eindringtiefe von 2−3 cm ab Oberfläche; somit keine Erfassung von zentralen Prozessen, sondern nur von pleuranahen Veränderungen. Auch müssen relativ große Bereiche befallen sein (ca. handtellergroß), bevor perkutorisch auffällig. Perkussion daher nur sehr grobes unzuverlässiges Raster. Initial daher stets außer bei banalen Infekten stets Röntgenaufnahmen des Thorax indiziert.

3 klassische Schallqualitäten:
− Normaler Lungenschall,
− hypersonorer Schall bei vermehrter Luftfüllung (z. B. Emphysem) und
− gedämpfter Schall bei Substanzvermehrung (z. B. Pneumonie, Erguß).

Auskultation

- Vesikuläres, bronchovesikuläres und bronchiales Atemgeräusch spiegeln den Luftgehalt des Lungenparenchyms wider.
- Bei parenchymatösen Prozessen ist durch Verbesserung der Leitfähigkeit des Schalles neben Verstärkung bronchialer Atemgeräusche die Bronchophonie (geflüsterte 66) verstärkt.
- Nebengeräusche pleuraler Genese: durch das Aneinanderreiben der verdickten Pleurablätter (Reiben).
- Nebengeräusche bronchopulmonaler Genese:
  − feuchte (fein, mittel, grobblasig),
  − trockene (Brummen, Knarren).
- Knisterrasseln (Geräusch wie beim Öffnen eines Klettverschlusses = velcro rales) bei Lungengerüsterkrankungen.
- Amphorische Geräusche der tuberkulösen Kavernen und Unterscheidung in klingende und nicht klingende Geräusche von historischem Interesse.

Laboratoriumsuntersuchungen

Allgemeine klinische Laboratoriumsuntersuchungen

Von dem allgemein internistischen Spektrum federführend Blutsenkungsbeschleunigung, Blutbild und die Elektrophorese.

BSG im pneumologischen Bereich

- sehr stark beschleunigt bei
  - Kollagenosen,
  - metastasierenden Malignomen,
  - hochentzündlichen Prozessen,
  - Pleuraergüssen,
- normal bei
  - Asthma bronchiale,
  - chronischer Bronchitis,
  - Bronchialkarzinom,
  - Tuberkulose, sofern nicht hochfloride.

Blutbild

- Anämien selten.
- Polyglobuline (Erythrozytenzahl über 6 Mill./mm^3, Hämatokrit über 50%) bei Hypoxämie.
- Eosinophilie (> 350/mm^3) häufig bei verschiedenen Erkrankungen, nicht mit Allergie gleichzusetzen. Sehr hohe Eosinophilenzahlen (über 15$-$20% oder 500/mm^3) meist bei nicht allergischen Krankheitsbildern, oft prognostisch ungünstig.
- Eosinophilie mit zytotoxischen Effekten wahrscheinlich vergesellschaftet, d. h., es wird eine Korrelation mit verzögerter Asthmareaktion vermutet.

Elektrophorese

α_1-Globulin vermindert bei α_1-Antitrypsin-Mangel (Proteaseninhibitormangel), γ-Globulin vermindert bei Antikörpermangel, erhöht bei Entzündungen.

Theophyllin- und Digitalisspiegelbestimmung

In Rahmen des Drug-monitoring.

Immunologische Untersuchungen

Weitergehende immunologische Untersuchungen (Angiotensin converting enzyme, antinukleäre Antikörper, antizytoplasmatische Antikörper [ACPA] u. a.) bei Lungengerüsterkrankungen.

Diverse Tumormarker beim Bronchialkarzinom (s. dort S. 121), recht unzuverlässig. Bestimmung der Granulozyten- und Lymphozytenfunktion bei vermuteter Immunschwäche.

Allergologische Untersuchungen

● Da kein Test ideal, meist Kombination verschiedener Teste erforderlich. Zur Testung bewährt sich ein gewisses Standardprogramm mit den wichtigsten Allergenen. Patient darf etwa ein bis zwei Wochen vorher keine Antihistaminika erhalten. Kortikoide stören nicht.

Prick-Testung: Standardverfahren

Ein Tropfen Allergenlösung (kommerziell erhältlich) wird auf die Palmarseite des Unterarmes gebracht. Dann wird durch den Tropfen mittels einer Nadel eine kleinste oberflächliche Verletzung der Haut beigebracht. Nach 10–20 Minuten kommt es im positiven Fall zu einer Quaddel.
● Vorteil: Einfachheit.
● Nachteil: hohe Quote falsch negativer und falsch positiver Teste. Daher nur bei eindeutigen Fällen als einziges Untersuchungsverfahren ausreichend (z. B. Heuschnupfen im Juni, positiver Test bei Gräserpollen).

Infrakutantest

Kleinste Mengen Allergen werden mittels einer Tuberkulinspritze in die Haut gespritzt. Weiter wie im Prick-Test.
● Vorteil: höhere Empfindlichkeit, z. T. umstritten.
● Nachteil: umständlicher, höhere Quote falsch positiver Ergebnisse.

Organbezogene Provokationsteste

Nase, Augen, Bronchien. Kleine Mengen Allergen werden mittels Insufflation oder Inhalation an das Organ gebracht und dessen Reaktion registriert (1–3 Tropfen einer 1:5 verdünnten Stammlösung).
● Nach ca. 15 Minuten kommt es an der Nase zu Rhinorrhö, Niesen und Schleimhautschwellung mit Obstruktion der Nasenwege (objektivierbar mittels Rhinomanometrie).
● Zwischen nasalen und bronchialen Provokationstesten in 70–90% Übereinstimmung, so daß Beschränkung auf nasale Provokationstestung oft möglich ist, besonders bei vorhandener Rhinitis.

7

Dabei werden klinischer Index (Tab. 1) und Veränderungen der rhinomanometrisch gemessenen Nasenflüsse beurteilt. Bei letzteren gilt ein Abfall um mehr als 40% als eindeutig pathologisch, während Werte zwischen 15 und 39% als grenzwertig angesehen werden.

Tabelle 1 Symptomscore zur Beurteilung der positiven klinischen Reaktion nach nasaler Provokation

Symptome	Punkteskala
Nasenlaufen	
mäßig	1
stark	2
behinderte Nasenatmung	
mäßig	1
stark	2
Niesattacke	2
Konjunktivitis	2
Augentränen	1
Gaumenjucken	2
Husten	2
Räuspern	1
klinische Symptomatik positiv =	> 3 Punkte

- An den Augen kommt es zur Konjunktivitis.
- Bei der inhalativen Provokationstestung werden Allergenverdünnungen inhaliert, wobei man sich bei der Auswahl der Konzentration an Anamnese und Ausfall des Hauttestes oder des RAST (s. u.) orientiert. Bei vermuteter starker Sensibilisierung wählt man eine starke Verdünnung (1:1000 der kommerziell erhältlichen Stammlösungen), von der man zunächst 1−2 Atemzüge nach Verneblung inhalieren läßt. Später steigert man bis maximal 1 ml Verdünnung 1:5. Typischerweise 10−20 Minuten nach Inhalation Bronchospasmus, objektivierbar an
  - Abfall der Einsekundenkapazität um mehr als 20%,
  - Anstieg des Atemwegswiderstandes um mehr als 100% und über 0,5 kPa·s/l (Abb. 1),
  - Anstieg des spezifischen Atemwegswiderstandes um mehr als 100% und über 2,0 kPa·s
- Provokationsteste auch durch Pulverinhalation definierter Substanzmengen (z. B. 100 mg Mehl bei Bäckerasthma mittels Spinhaler) oder durch simulierte Arbeitsplatzbedingungen.
- Provokationstestung nur in erfahrenen Laboratorien und im Regelfall stationär, da gelegentlich Spätreaktionen auftreten. Erfahrungen in Reanimation und Vorhandensein entsprechender Geräte (Defibrillator, Intubationsbesteck etc.) unabdingbare Voraussetzung. Unter Wahrung dieser Punkte ist inhalative Provokationstestung sicher und häufig einzige Möglichkeit, die bronchiale Relevanz einer Substanz nachzuweisen (oft wichtig bei Gutachten).

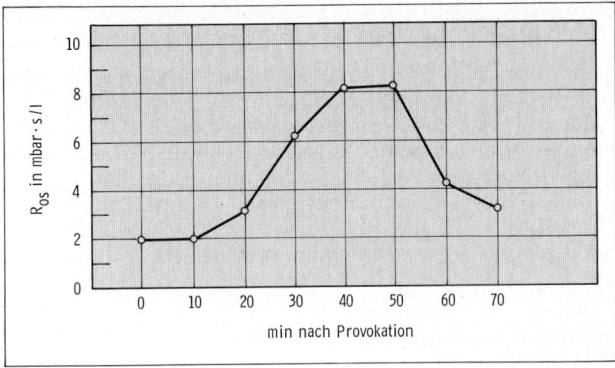

Abb. 1 Verlauf der oszillatorischen Resistance bei inhalativer Provokationstestung mit Antigen.

- Vorteil: Beweiskraft.
- Nachteile: Aufwand.
  - Möglichst Therapiefreiheit vor Testung (negativer Test unter Therapie ist ohne Beweiskraft, ein positiver Test unter Therapie ist jedoch sehr beweisend).
  - Anfallsauslösung, daher keine Testung bei schlechter Lungenfunktion (Atemwegswiderstand größer als 0,5 kPa · s/l, Einsekundenkapazität unter 1500 ml).
  - Nur ein Test pro Arbeitstag, da sonst Interferenzen.

IgE und RAST

Bestimmung des IgE und der allergospezifischen IgE-Antikörper mittels RAST oder EAST (Radio- bzw. Enzymoallergosorbent-Test) erfaßt die von der Mastzelle ins Blut abgegebenen Eiweißstoffe.
- Erhöhtes IgE bei 80% der Allergiker und 5–10% der Nichtallergiker.
- Hohe RAST-Werte sprechen für Allergie (Klasse 3 und 4).
- Vorteil: Bluttest ohne Rücksicht auf Therapie und Allgemeinzustand.
- Nachteil: Kosten, ähnlich unzuverlässig wie Hauttestung.

Weitere Allergieteste

Histaminfreisetzung aus Leukozyten und andere Verfahren (allergospezifisches IgG) in Sonderfällen.

9

Typ-III-Teste

Zum Nachweis präzipitierender Antikörper im Rahmen der Diagnostik von allergischen Alveolitiden (Farmerlunge, Vogelhalterlunge u. a.). Sensibilisierung (Nachweis durch positiven Test) bedeutet nicht unbedingt klinische Relevanz, so daß in Grenzfällen auch inhalativ provoziert werden muß (Vorgehen s. allergische Alveolitis S. 144). Neuere Enzymteste (Halisa), früher meist Ouchterlony-Test.
Alternative Teste: Immunfluoreszenz, RIA, Protein A, RAST, IgA.

Sputumuntersuchung

- A und O ist persönliche Inaugenscheinnahme des frisch expektorierten Sputums. Nur bei makroskopisch eitrigem Sputum sind mikrobiologische Untersuchungen sinnvoll. Die in klarem Sputum nachgewiesenen Keime sind ohne klinische Relevanz (Ausnahme Tb). Auch der einmalige Pilznachweis im Sputum ist meist ohne Bedeutung (Abb. 2).
- Sputum muß stets frisch − notfalls gekühlt gelagert − verarbeitet werden, da empfindliche Keime (Haemophilus influenzae) binnen 2−4 Stunden zerstört werden und andere Keime überwuchern.
- Bronchialschleim ist steril. Nicht jeder Keim im Sputum hat pathogene Bedeutung (Tab. 2).
- Sputum enthält oft Keime aus Mund und Rachen sowie in 20−50% Pilze.
- In Zweifelsfällen sollte Sputum durch und nach bronchoskopischem Absaugen untersucht werden. Sputum aufarbeiten (Waschung nach Mulder) ist eine kaum ausgeübte Alternative.
- Vereinzelt auch Sputumuntersuchung mit Material, das durch *transtracheale Punktionen* gewonnen wird. Dabei wird unterhalb des Kehlkopfes nach lokaler Betäubung eine weitlumige Nadel eingestochen, durch die ein dünner Plastikschlauch in die Trachea eingeführt wird. Anschließend Aspiration von Bronchialsekret mittels Spritze. Problematisch ist der Hustenreiz beim Einstechen, da dadurch Verletzungen ausgelöst werden können.
- Perkutane Feinnadelbiopsie zur Materialgewinnung für bakteriologische Untersuchung selten eingesetzt.

Magensaftuntersuchung

Magensaftuntersuchung auf Tuberkelbakterien mit noch hohem Stellenwert bei der Diagnostik, insbesondere auch bei Verlaufskontrolle ehemals „offener" Patienten mit fehlendem Auswurf.

Tabelle 2 Keime im Sputum

I. **Sicher pathogene Keime:**
Haemophilus influenzae
Streptococcus pneumoniae

II. **Fakultativ pathogene Keime:**
Escherichia coli u. ä.
Staphylococcus aureus
Streptococcus pyogenes
Pseudomonas aeruginosa
Klebsiella pneumoniae
Proteus species
Neisseria catarrhalis

III. **Apathogene Keime:**
Staphylococcus albus
Streptococcus viridans
andere Streptokokken
diphtheroide Stäbchen

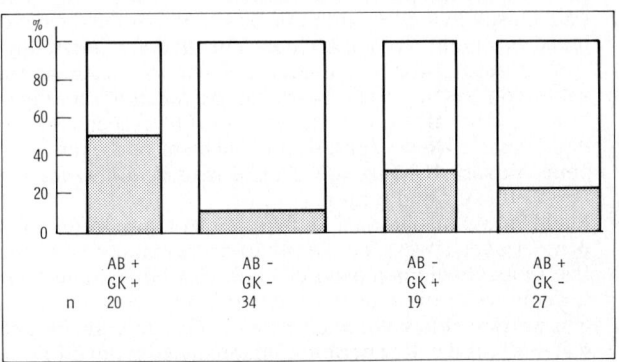

AB +	AB −	AB −	AB +
GK +	GK −	GK +	GK −
n 20	34	19	27

Abb. 2 Häufigkeit des Nachweises von Sproßpilzen in Abhängigkeit von antibiotischer (AB) und Glucocorticoid-(GK-)Therapie.

Tuberkulintestung

Heute meist zunächst als Stempeltest (Tine, Tubergen) mit 5−10 IE Tuberkulin. Bei negativem Test weiter nach Mendel-Mantoux: zunächst 10 IE = 1:1000, dann 100 IE = 1:100. Bei negativem Ausfall einer 1:100-Testung ist eine Tuberkulose höchst unwahrscheinlich. Hautsalben und Pflasterteste für Erwachsene ungeeignet.

Andere Hautteste

Zur Überprüfung der zellulären Abwehrkräfte (z. B. Multipuncture-Test nach Merieux). Negativer Ausfall bei Unterfunktion der T-Lymphozyten (bes. AIDS und Sarkoidose). T-Zellen heute auch in vitro bestimmbar, wichtig zu Diagnostik und Verlauf von Immunschwäche.

Lungenfunktionsprüfung und Blutgasanalyse

- Messung der Lungenfunktion Basis pneumologischer Diagnostik. Jeder pneumologisch tätige Arzt (praktischer Arzt, Internist, Lungenfacharzt) sollte neben EKG-Gerät ein entsprechendes Funktionsmeßgerät besitzen.
  Die wichtigsten Größen der Lungenfunktionsmessung sind in Abb. 3 enthalten. In der klinischen Routine spielen folgende Begriffe eine wichtige Rolle (s. u.).

Spirometrie

Zur Erfassung der spirometrischen Größen dienen in erster Linie Trocken- und Feuchtspirographen. Preiswerteste Lösungen sind Keilbalgspirographen, mit denen exspiratorische Vitalkapazität und Einsekundenkapazität mit für die Praxis ausreichender Genauigkeit bestimmt werden können. Die analoge Darstellung der Kurven ist zweifelsfrei der digitalen Form vorzuziehen. Im Regelfall sollte von 3 Kurven die beste zur Auswertung herangezogen werden. Andere Trockenspirographen erfüllen diese Messung geringfügig besser. Noch exakter sind Feuchtspirographen – in eine in einem Wasserbad hängende Glocke wird geatmet. Sie sind deutlich umständlicher und teurer.

- Die Einsekundenkapazität bezogen auf die Vitalkapazität ergibt den Tiffeneau-Wert, der Maß der bronchialen Obstruktion ist.
- Die Flüsse (Volumen pro Zeit) erfassen die kleinen Atemwege, besonders wenn die Flüsse auf das jeweilige Ausatemvolumen bezogen werden (Fluß-Volumen-Kurve). Gut reproduzierbar und weitgehend von der Kooperation unabhängig ist der Fluß bei 50% der Vitalkapazität, bei dem stärkere Einschränkungen (>50%) zusammen mit dem Fehlen einer Obstruktion im Bereich der größeren Atemwege für ein „Small airway disease" (s. S. 39) sprechen.
- Pneumotachographen sind im Gegensatz zu den obigen Geräten offene Systeme. In einem offenen Rohr mit laminarer Strömung entstehen je nach Atemlage Druckdifferenzen, die elektronisch integriert werden, wobei das Flächenintegral Maß des Volumens ist.
- Pneumometer dienen zur Erfassung des Spitzenflusses (Peak-flow) und sind sehr geeignet zur Selbstkontrolle des Patienten. Preise unter 100,– DM. Unter Spitzenfluß verstehen wir die höchste Luftgeschwindigkeit bei der Ausatmung (s. Abb. 3, S. 13).
  Der Peak-flow erfaßt relativ einfach obstruktive Atemwegserkrankungen.
- Obstruktive Ventilationsstörung = Atemwegsbehinderung. Meßwert: pathologischer Tiffeneau-Test und pathologische Atemwegsresistance.
- Restriktive Ventilationsstörungen = Verminderung der funktionsfähigen Lungenalveolen. Meßwerte: Vitalkapazität, Totalkapazität, Lungendehnbarkeit.

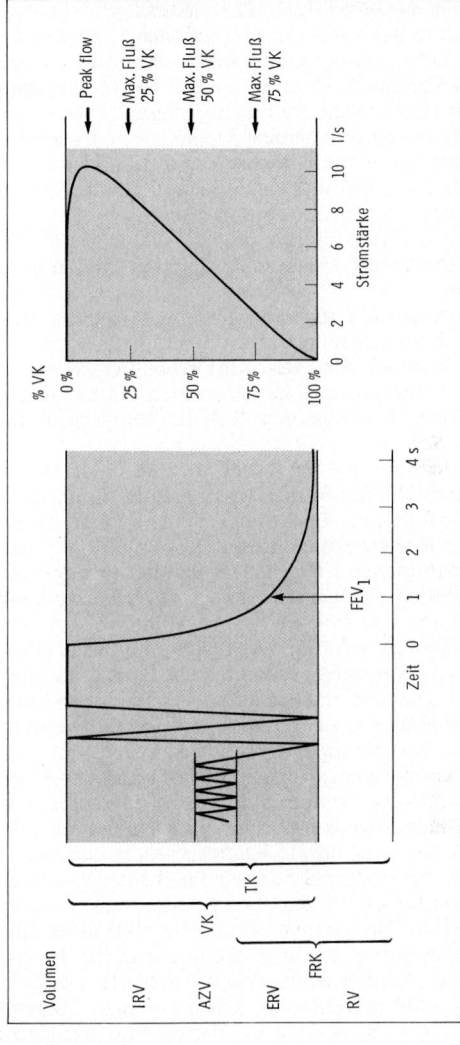

Abb. 3 Soirometrie und Fluß-Volumen-Kurve bei Gesunden.
IRV = inspiratorisches Reservevolumen, AZV = Atemzugvolumen, ERV = exspiratorisches Reservevolumen, RV = Residualvolumen, FRK = funktionelle Residualkapazität, VK = Vitalkapazität, TK = Totalkapazität, FEV$_1$ = forciertes Einsekundenvolumen.

13

Lungenfunktionsprüfung und Blutgasanalyse

Bodyplethysmographie

Lungenfunktionsmessung unabhängig von der Kooperationsbereitschaft des Patienten, somit besonders bei Gutachten zur Objektivierung von Funktionsänderungen geeignet.

Ein Bodyplethysmograph ist eine kleine geschlossene Kammer von etwa $1/2-1$ m^3 Rauminhalt, in der der Proband sitzt und mit der Änderung des Lungenvolumens und der sie bedingenden Alveolardruckänderungen gemessen werden können.

Zwei Typen von Plethysmographen:

- Volumenkonstanter Plethysmograph mit Messung von Druckdifferenzen.
- Druckkonstanter Plethysmograph mit Ausgleich des Druckanstiegs durch abfließende Luft, die gemessen wird.

● *Atemwegswiderstand:* Bei der Untersuchung atmet die Person durch einen Pneumotachographen in einen Plastiksack, in dem Gas unter konstanten Bedingungen (Inhalt, Temperatur und Wasserdampfdruck) steht.

Atemwegswiderstand ist der Druck, der nötig ist, um in einer bestimmten Zeit eine bestimmte Menge Luft durch die Bronchien strömen zu lassen. Bei der Atmung wird die Luft in der Kammer komprimiert, Registrierung dieser Kompression durch entsprechende Druckaufnehmer (P_{box}). Ein Pneumotachograph am Mund ermittelt die Menge Luft pro Zeit (V). Gleichzeitig kann durch einen Verschlußmechanismus aufgrund Munddruckes (P_{mo}) auf den für die Berechnung erforderlichen Alveolardruck (P_A) zurückgerechnet werden. Aus den beiden Größen Druckänderung und Fluß Bildung eines Quotienten, der in den verschiedenen Phasen der Atmung unterschiedlich ist. Die zweidimensionale Darstellung mit einem x-y-Schreiber gibt eine typische Atemwegsschleife, in der die Kammerdruckänderung (x-Achse) (ΔP_{box}) und der Fluß (y-Achse) (V) eingehen. Bei erhöhtem Atemwegswiderstand resultiert bei konstanter Kammerdruckänderung ein kleiner Fluß oder bei konstantem Fluß eine vergrößerte Kammerdruckänderung. Beides bedingt, daß die Achse der Schleife sich mehr der x-Achse nähert. In der Exspiration findet sich dabei meist eine stärkere Krümmung als in der Inspiration. Bei der Atemwegsobstruktion ist die Kurve flacher und stärker gebogen. Auch kann sich in der Exspiration eine Schleife bilden. Eine exspiratorische Schleife ist Zeichen einer Kompression von Alveolargas infolge eines Verschlusses von Atemwegen. Diese Schleife weist darauf hin, daß Strömung und Druck nicht gleichmäßig erfolgen. Findet sich auch eine inspiratorische Schleife, so werden starke Inhomogenitäten vorliegen.

Eine offene Schleife der Resistancekurve bedeutet, daß eine meßbare Druckdifferenz zwischen Ein- und Ausatmungsbeginn zu beobachten ist. Die Weite der Öffnung ist also ein Maß „trapped air", wie sie häufig bei Emphysem vorkommt.

Bodyplethysmographie

- *Thorakales Gasvolumen:* Die Messung wird derart durchgeführt, daß am Ende einer normalen Ausatmung die Atemwege am Mund durch einen Schieber (Shutter) verschlossen werden. Die Untersuchungsperson erhält den Auftrag, gegen diesen Shutter ein- und auszuatmen. Ohne daß es dabei zu einer Strömung kommt, kann der Alveolardruck als Munddruck gemessen werden. Die Atembewegungen verursachen Alveolardruckänderungen, die als Kammerdruckänderungen gemessen werden. Die strenge Beziehung zwischen dem Kammerdruck und dem Munddruck (entsprechend dem Alveolardruck) bedingt eine Schleife bei Registrierung. Je höher der Munddruck ist, den eine Kammerdruckveränderung verursacht, um so steiler ist die Kurve. Aus diesem Quotienten aus Kammerdruckänderung zu Munddruckänderung Errechnung des intrathorakalen Gasvolumens.

  In die Errechnung des Atemwegswiderstandes geht wie o. a. nicht die Kammerdruckänderung ein, sondern die Alveolardruckänderung, die der Munddruckänderung entspricht. Der Atemwegswiderstand wird errechnet aus dem Quotienten Munddruck zu Fluß, wobei diese Messung nur bei geschlossenen Atemwegen gilt.

- Neben dem Atemwegswiderstand (Resistance RAW) und dem intrathorakalen Gasvolumen ist ein weiterer ermittelbarer Wert die Leitfähigkeit = Conductance (reziproker Wert des Atemwegswiderstandes). Bezieht man die Werte auf die funktionelle Residualkapazität (FRC) so spricht man von spezifischer Resistance bzw. Conductance. Oberer Grenzwert der Resistance 3,5 mbar · s/l, bei Kindern höhere Werte.

- *Indikationen* zur Bodyplethysmographie:
  1. Erfassung obstruktiver Atemwegserkrankungen. Die in Atemmittellage gemessene Resistance ist wesentlich sensibler zur Erfassung obstruktiver Atemwegserkrankungen als die forcierte Sekundenkapazität.
  Durch Krafteinsatz kann bei letzterer eine leichte Einschränkung überwunden werden, so daß eine normale Einsekundenkapazität bei eingeschränkter Resistance resultiert. Bodyplethysmographische Messungen des Atemwegswiderstandes sind auch in aller Regel unumgänglich bei Begutachtungen. Mit dem Atemwegswiderstand überwiegend Erfassung der großen Atemwege, die unter Therapie sich als erste bessern.
  2. Die Emphysemdiagnostik über die Bestimmung der funktionellen Residualkapazität bei Fehlen stärkerer obstruktiver Veränderungen ist ebenfalls mittels des Bodyplethysmographen möglich.
  Im Rahmen einer routinemäßigen Patientenbetreuung kann häufig auf die regelmäßige Bodyplethysmographie verzichtet werden, sofern andere spirometrische Größen (relative und absolute Ein-

sekundenkapazität) erfaßt werden und in Beziehung zu bodyplethysmographischen Werten gesetzt werden können.

● *Atemwiderstandsmessung* mittels Oszillation (Rtos) oder Unterbrechertechnik (Rtz) entsprechen im Routinebetrieb unter 1,0 kPa · s/l in etwa den ganzkörperplethysmographisch gemessenen Atemwegswiderstände. Sie stellen eine preiswerte – etwas ungenauere – Alternative zu den wesentlich teureren Bodyplethysmographen dar und haben den gleichen Grenzwert. Sehr geeignet bei Klaustrophobie und als Bed-side-Methode.

● *Compliance (Lungendehnbarkeit) und Elastance* (Elastizität = reziproker Wert der Compliance) sind Maße der elastischen Retraktionskraft des Lungenparenchyms. Besonders wichtig bei Lungengerüst- und Thoraxwanderkrankungen. Bei der spezifischen Compliance wird die Compliance auf die funktionelle Residualkapazität bezogen. Klinische Relevanz besitzen Änderungen von 30% u. m. vom Sollwert.

● Die *Diffusionskapazität* wird heute meist nach der CO-Singlebreath-Methode (CO-Transfer-Faktor) bestimmt und ist Maß der Sauerstoffdiffundierbarkeit von der Luft ins Blut. Verändert vorwiegend bei Lungengerüsterkrankungen. Abweichung um 20% u. m. vom Sollwert gelten als bedeutsam.

Broncholysetest

Ist bei der Spirometrie und/oder Ganzkörperplethysmographie eine obstruktive Ventilationsstörung nachweisbar (Tiffeneau-Test < 70%, Resistance über 0,35 kPa · s/l, so wird deren Reversibilität geprüft. Dabei läßt man 2 Hub aus einem handelsüblichen Dosieraerosol mit einem modernen β_2-Sympathikomimetikum inhalieren und überprüft nach 10 Minuten die Funktionsparameter. Bessern sich diese um mehr als 15%, so spricht man von Reversibilität.

Provokationsteste mit Irritanzien

Besteht aufgrund der klinischen Angaben der Verdacht auf ein irritables Bronchialsystem und hat sich bei der üblichen Lungenfunktionstestug ein Normalbefund ergeben, so wird mit Acetylcholin, Histamin, Carbachol, Metacholin o. a. provoziert. Kommt es dabei zu einem Abfall der Einsekundenkapazität um mindestens 20% oder zu einem Anstieg des spezifischen Atemwegswiderstandes um mindestens 100% und auf mindestens 2 kPa · s/l, so liegt ein irritables Bronchialsystem vor. Der Atemwegswiderstand muß mindestens um 100% und über 0,5 kPa · s/l steigen. Provokationsteste verbieten sich, wenn die Ruhefunktion bereits deutlich eingeschränkt ist (d. h. Resistance > 0,5 kPa · s/l). Provoziert wird mit maximal

- 10 mg *Acetylcholin* (1 ml 1%-Lösung) (Gesunde reagieren meist bei 20 mg)
- 16 mg/ml *Histamin* 5 Atemzüge (Gesunde reagieren meist bei 32 mg/ml)
- 15 mg *Metacholin* oder 0,5 mg *Carbachol*.

Nach Acetylcholin oft Husten, Histamin kann Flushanfälle verursachen. Metacholin ist als Humanpräparat in Deutschland nicht im Handel und nach Carbachol kommt es oft zu erheblichen Akkommodationsstörungen.

● International werden meist die Histamin-Konzentrationen angegeben, bei denen 5 Atemzüge einen Abfall der Einsekundenkapazität um 20% bedingen. Dabei wird mit einer niedrigen Konzentration begonnen, und man steigert je nach Ausfall der Funktionsparameter die Konzentration bis zu einem Maximalwert.

● In Deutschland wird oft mit Acetylcholin provoziert und die Anzahl Atemzüge einer 1%igen Lösung angegeben. Kontrolliert wird gern dabei die oszillatorische Resistance. Dies Verfahren ist für die klinische Routine meist ausreichend zuverlässig. Am exaktesten ist spezifische Resistance (s. o.). Für die oszillatorische Resistance wird meist ein Anstieg um mindestens 100% auf mindestens 0,5 kPa · s/l als Grenze zwischen normal und pathologisch angegeben.

Blutgasanalyse

Wesentliche Größen sind P_{aO_2} und P_{aCO_2} im arteriellen Blut. Gleichwertig sind auch Proben aus dem arterialisierten Ohrläppchen, die routinemäßig verwandt werden.

● $P_aC_{O_2}$ unter 60−70 mm Hg (altersabhängig) = Hypoxämie = respiratorische Partialinsuffizienz. Schwindet diese unter Belastung (1 W pro kg KG), so liegt eine Verteilungsstörung vor. Tritt sie erst unter Belastung auf, so spricht man von einer latenten Form (häufig als Zeichen der Diffusionsstörung bei Lungengerüsterkrankungen).

● P_{aCO_2} über 45 mm Hg = Hyperkapnie. Zusammen mit Hypoxämie = respiratorische Globalinsuffizienz.

● P_{aCO_2} unter 35 mm Hg = meist Zeichen einer Hyperventilation.

● Respiratorische Insuffizienz = Störung des Gasaustausches
(O_2, CO_2) in der Lunge
partiell = P_{aCO_2} im Blut vermindert
global = zusätzlich $P_aC_{O_2}$ vermehrt

Lungenfunktionsprüfung und Blutgasanalyse

Pulmonalisdruckmessung

● Über eine Vene im Ellenbogen — notfalls Leiste — wird ein aufblasbarer Ballonkatheter ins rechte Herz und die A. pulmonalis vorgeschoben. Die Druckkurven zeigen genau, wo die Katheterspitze sich befindet, so daß das Vorschieben ohne Durchleuchtung erfolgen kann.

● In Ruhe soll der mittlere pulmonalarterielle Druck unter 20 mm Hg liegen. Bei Belastung mit 1 W pro kg KG soll er nicht über 30 mm Hg steigen. Störungen des Druckes nur unter Belastung werden mit latent bezeichnet. Leichte Störungen sind mit Druckerhöhungen um 10—15 mm Hg verbunden, mittlere weisen Druckveränderungen von 20 mm Hg auf, während Extremwerte diese deutlich übersteigen. Pathologische Druckwerte besonders bei fortgeschrittenen Atemwegserkrankungen und Lungengerüsterkrankungen. Beide mit Hypoxämie. Im Alter Werte 5—10 mmHg höher.

Tabelle 3   Mittlerer Pulmonalisdruck in Ruhe und unter Belastung (1 W/kg)

	in Ruhe [mm Hg]	unter Belastung [mm Hg]
normal	<20	<30
latente Erhöhung	<20	<30
leichte Erhöhung	20—30	
mittlere Erhöhung	31—40	
starke Erhöhung	>40	

Bronchospirographie

Invasive seitengetrennte Messung von Lungendurchblutung und/oder Ventilation. Heute weitgehend überholt durch quantifizierende Lungenperfusionsszintigraphie, die in Beziehung zur globalen Lungenfunktion gesetzt wird. Dadurch ist die funktionelle Bedeutung bestimmter Lungenbezirke klinisch ausreichend genau zu errechnen.

Konventionelle Diagnostik

- Standardaufnahme der Thoraxorgane: Hartstrahlaufnahme mit 2 m Abstand stehend bei maximaler Inspiration im posterior-anterioren und seitlichen Strahlengang.
- Die Lunge wird in 19 Segmente von 5 Lappen eingeteilt (Tab. 4). Diese projizieren sich entsprechend der Abb. 4 auf typische Bezirke.
  Verdichtungen bestimmter Bezirke und Verschlüsse von Bronchien bedingen typische Muster.
  Aufgrund nachgewiesener radiologischer Veränderungen kann daher sehr genau der Krankheitsherd lokalisiert werden.
- Aufnahme in Lordosehaltung zeigt besonders gut Spitzen.
- Exspirationsaufnahmen lassen Air-trapping (verminderte Zwerchfellbeweglichkeit) und Pneumothorax (Pleura visceralis erst sichtbar) erkennen.
- Liegendaufnahmen vergrößern durch den meist kurzen Film-Fokus-Abstand. Zusätzlich Durchblutungszunahme um 30 %. Häufig schlechte Zentrierung und Fehlbelichtung. Daher sehr zurückhaltende Interpretation angezeigt. Es besteht die Gefahr, daß aus einer normalen Thoraxaufnahme ein vergrößertes Herz mit Lungenstauung abgeleitet wird.
- Schichtaufnahmen zur Darstellung des zentralen Bronchialsystems, Erfassung von Höhlen, Verkalkungen und Infiltrationen. Abgrenzung Lymphom/Gefäß.
- Alle hier besprochenen Spezialaufnahmen heute durch Computertomographie weitgehend verlassen.

Tabelle 4

Segment	rechts	links
1	apikales OLS	} apikoposteriores OLS
2	posteriores OLS	
3	anteriores OLS	anteriores OLS
4	laterales MLS	superiores Lingula-S
5	mediales MLS	inferiores Lingula-S
6	apikales ULS	apikales ULS
7	mediobasales ULS	–
8	anterobasales ULS	anterobasales ULS
9	laterobasales ULS	laterobasales ULS
10	posterobasales ULS	posterobasales ULS

O = Ober, U = Unter, M = Mittel, L = Lappen, S = Segment

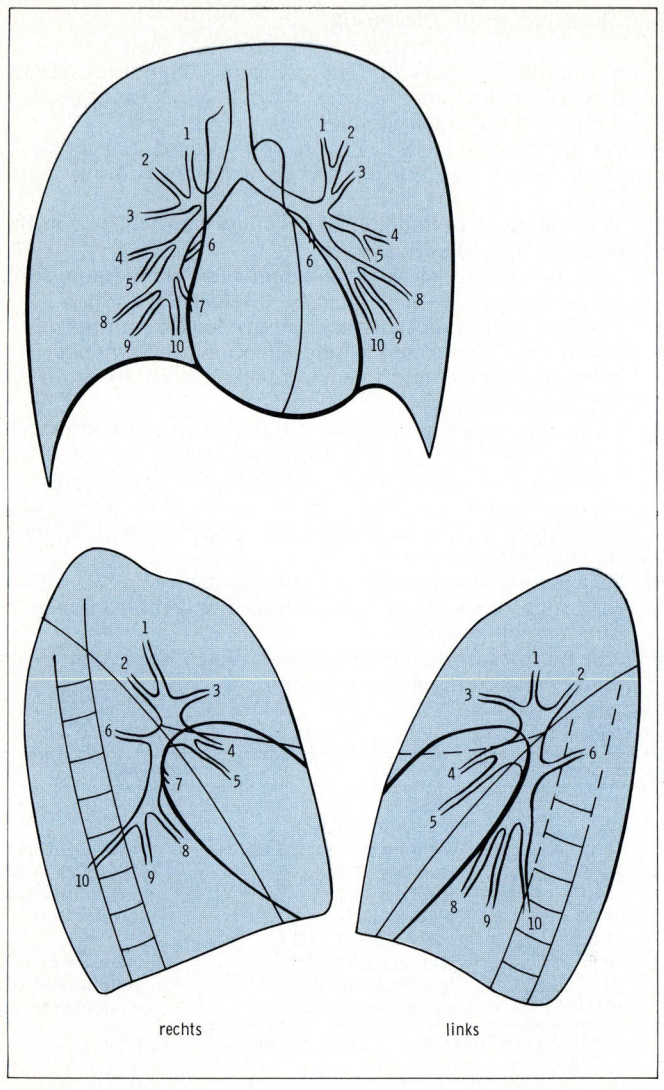

Abb. **4** Projektion der verschiedenen Segmente auf das Röntgenbild.

Durchleuchtung

Gibt gute Informationen über die Beweglichkeit von Zwerchfell und Thoraxwand, auch Mediastinalverlagerungen sind zu erkennen. Des weiteren sind Pulsationen zu sehen. Generell ist jedoch Durchleuchtung ohne konventionelle Röntgendiagnostik nicht zulässig, da feinfleckige Veränderungen nicht erkannt werden. Regelmäßig wird die Durchleuchtung heute auch eingesetzt bei gezielten Punktionen in der Lunge – transthorakal oder mittels dem Bronchoskop, da nur durch die Durchleuchtung in 2 Ebenen die korrekte Lage der Nadel resp. Zange zu ermitteln ist.

Röntgenreihenuntersuchungen (RRU)

Solange noch eine relativ hohe Durchseuchung von Tuberkulose vorlag, waren die Röntgenreihenuntersuchungen Pflicht. Werden weniger als 4 Tuberkulosen/10000 Röntgenbilder entdeckt, so gilt die Kosten-Nutzen-Analyse allgemein als ungünstig und die ungezielte Röntgenreihenuntersuchung nicht mehr für indiziert. Diese Zahl ist im wesentlichen in Deutschland erreicht, einzige Risikogruppen sind noch Ausländer über 40 Jahre. Diese sollen daher noch regelmäßig überwacht werden.

Computertomographie (CT)

Entscheidender Fortschritt der letzten Jahre.
Bei der Computertomographie rotiert die Röntgenröhre um den Patienten und sendet einen annähernd punktförmigen Strahl durch den Patienten. Detektoren messen die penetrierenden Strahlenanteile. Diese Meßwerte werden dann durch einen Computer in transversale Schnittbilder umgesetzt. Die übliche Darstellung ist derart, daß man von unten auf die Schicht sieht.
Die Absorptionseigenschaften der verschiedenen durchstrahlten Partien führen je nach Zusammensetzung der Gewebe zu unterschiedlichen Penetrationen. Dies wird als Dichtewerte mit den Einheiten nach Hounsfield (HE) bezeichnet. Wasser hat per Definition die Dichte 0 HE, Luft – 1000 HE und Knochen +1000 HE. Die genaue Dichteanalyse ergibt zuverlässige Aussagen über das Material (z.B. wassergefüllte Zyste/Lungentumor). Durch zusätzliches Kontrastmittel können sich Dichtewerte typisch verändern (sog. Enhancement).
Strahlenbelastung etwas größer als bei normalen Röntgenaufnahmen.

- Schädel-CT (Hirnmetastasen)
- Thorax-CT (genaue Lokalisationsdiagnostik, Beurteilung des Mediastinums [bes. retrokardialer Raum] und Lymphknoten; Unterscheidung Zyste, Tumor, Emphysemblase sowie Pleuraschwarte, Erguß mit eventueller Kammerung).
- Abdomen-CT (Metastasen in Leber und Nebenniere, Lymphknotenstationen).

● Optimale Darstellung bei Wabenlunge und anderen Lungengerüsterkrankungen.

● Vielfach Ersatz von Bronchographie bei Bronchiektasen, besonders bei fehlenden operativen Konsequenzen.

● Computertomographie des Thorax, wenn die konventionelle Aufnahme des Thorax in 2 Ebenen keine Klärung erlaubt.

● Zunehmende Bedeutung auch im Rahmen perkutaner Herdpunktionen, bei denen unter konventioneller Durchleuchtung die 3. Ebene oft schwer zu erfassen ist.

● CT in Problemfällen heute Methode der Wahl. Nachteil: finanzieller und apparativer Aufwand.

● Strahlentherapie ohne CT-gesteuertes Strahlenfeld kaum noch verantwortbar.

● *Indikationen* für ein Thorax-CT:
- unklare Prozesse im Mediastinum,
- fragliche Tumoren und Metastasen,
- diffuse oder zentrale Kalkherde unklarer Genese,
- Lungengerüsterkrankungen,
- Lungenemphysem (diffus und Bullae),
- Pleuraprozesse und Thoraxwanderkrankungen,
- vor Operation und Strahlenbehandlung im Thorax.

Angiographie

● *Pulmonalisangiographie:* Über einen in der Arteria pulmonalis liegenden Katheter wird Kontrastmittel injiziert, so daß eine exakte Beurteilung der Lungengefäße und ihrer Durchblutung möglich ist.

● *Digitale Subtraktionsangiographie der Lungengefäße:* Das Kontrastmittel wird über eine größere periphere Vene injiziert. Es resultiert eine diskrete Anfärbung der Lungengefäße; ein Computer zieht die Schatten einer zuvor erfolgten Leeraufnahme ab und verstärkt die Gefäßschatten derart, daß die Gefäße dargestellt werden. Leider in der Auflösung schlechter als die direkte invasive Pulmonalisangiographie, die daher in allen Zweifelsfällen eingesetzt werden muß. Subtraktionstechnik auch bei arterieller Injektion einsetzbar.

● Indikation: Lungenembolien, Gefäßmißbildungen (z. B. a.v. Fisteln), mäßige Blutungen.

Perfusionsszintigraphie

- I. v. Injektionen von radioaktiven Partikeln setzt in der Lunge multiple kleinste Embolien, deren Radioaktivitätsmuster in zeitlichem und räumlichem Verlauf mittels Gammakamera erfaßt wird. Das „Perfusionsszintigramm" gibt somit Bild der Lungendurchblutung, die wiederum eng mit der Ventilation korreliert ist. Ausfälle über 2 cm Durchmesser werden registriert. Keine Unterscheidungsmöglichkeit, ob primärer Ausfall durch Durchblutungsstörung oder sekundärer Ausfall, in dem primär eine Ventilationsstörung eine sekundäre Minderdurchblutung verursacht. Daher kleine Ausfälle bei Krankheiten mit Ventilationsstörungen (z. B. Asthma, Emphysem) kaum verwertbar.
- Indikation:
  - Lungenembolie bei normalem Röntgenbild des Thorax und Fehlen von Infiltraten und sonstigen Lungenkrankheiten mit Ventilationsstörungen. Große Embolien werden allerdings auch bei Ventilationsstörungen erfaßt.
  - Ein normales Lungenszintigramm schließt Lungenembolie praktisch aus.
  - Prüfung der funktionellen Relevanz von radiologischen Veränderungen wie Lappenschrumpfungen, Schwielen, Narben etc. Wichtig präoperativ und bei Gutachten. Nicht perfundierte Bereiche werden nicht ventiliert, so daß sie keine Funktion besitzen.

Inhalationsszintigraphie

Ideal zur Prüfung der Ventilation. Leider sehr begrenzter Einsatz aus Strahlenschutzgründen. Die eingesetzten Gase — meist Xenon 133 — haben sehr lange physikale Halbwertszeiten, so daß Abfallbeseitigung problematisch.

Leberszintigraphie

Durch abdominelle Sonographie und Computertomographie im Rahmen der Metastasensuche praktisch völlig ersetzt.

Knochenszintigraphie

Nach wie vor Methode der Wahl bei der Suche nach Knochenmetastasen. Bei normalem Knochenszintigramm und klinischer Schmerzsymptomatik, die metastasenverdächtig ist, sind konventionelle Röntgenaufnahmen unterlegen. Bei Wirbelsäulenprozessen mit normalem oder zweifelhaftem (degenerative Prozesse) Knochenszintigramm hilft gelegentlich die gezielte Computertomographie weiter. Falsch negativ bei osteoklastischen Vorgängen.

Galliumszintigraphie

Ausnutzung der Eigenschaft von bestimmten Lungen- und Lymphknotenerkrankungen, vermehrt Gallium zu speichern, sofern die Krankheit hohe Aktivität besitzt. Zeitweilig Einsatz bei der Aktivitätsbeurteilung der Sarkoidose, gelegentlich auch bei Karzinomen. Relativ unspezifisch und teuer, weitgehend verlassen.

Funktionszintigraphie

Mit Hilfe von Radionukliden kann die Funktion des rechten Herzens beurteilt werden. Dabei kommen Technetium, Krypton, Xenon oder Gold zum Einsatz. Günstig ist geringe Strahlenbelastung, ungünstig und den Einsatz weitgehend beschränkend sind hohe Kosten und kurze Halbwertszeit, besonders bei Krypton als der zuverlässigsten Substanz. Methoden daher nicht allgemein verbreitet.

Ultraschalluntersuchungen im Thoraxbereich aus physikalischen Gründen nicht so ergiebig wie im Abdomen. Der knöcherne Thorax und die Luft in der Lunge bewirken derartige Impedanzsprünge, daß praktisch nur Pleuraprozesse durch die Rippenfenster erkannt werden können. Daher gut geeignet bei Ergüssen, besonders gekammerten, Schwarten und Pneumothorax. In Problemfällen sonographiegesteuerte Ergußpunktion. Durch apparative Verbesserungen zunehmende Bedeutung. Oberbauchsonographie recht zuverlässig zur Leberbeurteilung.

In allen Zweifelsfällen heute Computertomographie.

Kernspintomographie

(Nuklear-magnetische Resonanz, NMR)
Im pneumologischen Bereich noch nicht routinemäßig eingesetzt.
Gewisse Ansatzpunkte denkbar bei peripheren Rundherden, Pneumokoniosen und inhalativer Lungenfunktionsdiagnostik. Lymphome und mediastinale Metastasen sind hiermit in Zukunft vielleicht besser erkennbar als mit der Computertomographie. Bei Verdacht auf maligne Thoraxwandinfiltration möglicherweise dem CT überlegen.

Bronchoskopie

- Bronchoskopie mit dem flexiblen Bronchoskop in lokaler Betäubung. In Spezialfällen starres Bronchoskop und/oder Narkose. Generell sollte jeder, der bronchoskopiert, beide Verfahren beherrschen und ausreichende Bronchoskopieübung haben, d. h. jährlich mindestens 100 Bronchoskopien. Ansonsten nimmt die Ausbeute ab und die Komplikationsrate zu.
- *Indikationen* zur diagnostischen Bronchoskopie sind
  - periphere Rundherde und zentrale Raumforderungen,
  - anderweitig nicht zu klärende Lungenverschattungen,
  - multiple Lungenrundherde mit oder ohne Höhlenbildung,
  - diffuse Lungengerüsterkrankungen,
  - schwerwiegende bronchiale Symptome mit normalem Röntgenbild der Thoraxorgane (Hämoptysen, säurefeste Stäbchen im Sputum, ungeklärte Husten- oder Luftnotattacken).
- Neben der makroskopischen Inaugenscheinnahme bei der Bronchoskopie sollte Material für die Bakteriologie, Zytologie und Histologie gewonnen werden. Je nach Fragestellung werden hier entweder Schleimhautbiopsien, Biopsien der zentralen Lymphknoten oder gezielte Biopsien aus Verdichtungen respektive dem Lungenparenchym entnommen.
- *Kontraindikation* der diagnostischen Bronchoskopie:
  - frischer Herzinfarkt,
  - schwerwiegende Herzrhythmusstörungen.
- Bei schlechter Lungenfunktion (Einsekundenkapazität unter 1500 ml) sollten keine transbronchialen Lungenbiopsien wegen der Pneumothoraxgefahr und den daraus resultierenden Komplikationen erfolgen. Blutungsgefahr bei schwerer pulmonalarterieller Hypertonie.
- *Indikationen* zur therapeutischen Bronchoskopie:
  - Fremdkörperentfernung (Aspiration),
  - Sekretentfernung (exogen und endogen), Hämoptoe,
  - Abtragen von Tumoren (Zange, Kälte, Laserkoagulation).

Lasertherapie

Endobronchiale meist palliative Behandlung von pathologischen Strukturen, vorzugsweise in Narkosebronchoskopie, kombiniert mit starrem und flexiblem Instrumentarium. Indikationen (s. Abb. 5): gut- und bösartige Tumoren, Stenosen oder Blutungsquellen. Voraussetzung sind endobronchiales Wachstum und gesundes Gewebe distal der Therapiestelle. Hauptgefahr Blutung (1% Letalität). Bei manchen Tumoren Nachbestrahlung – auch als „after loading" möglich.
- *Kontraindikationen* einer therapeutischen Bronchoskopie (z. B. Absaugen von Aspirationsflüssigkeit) gibt es nicht.

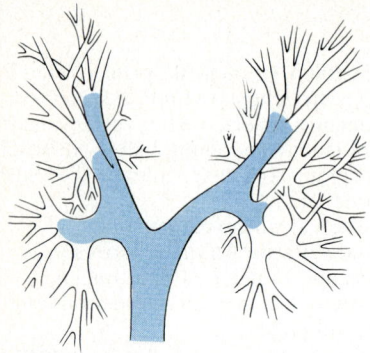

Abb. 5 Darstellung desjenigen Bereichs, in dem eine endobronchiale Laser-
behandlung eingesetzt wird.

● *Komplikationen* (vermehrt bei Narkosebronchoskopie):
  – Herzrhythmusstörungen (häufig),
  – Herzinfarkte (gelegentlich),
  – Pneumothorax (bis 1% bei peripherer Zangenbiopsie).

Bronchoalveoläre Lavage (BAL)

Bei bestimmten Infektionen und bei Lungengerüsterkrankungen ist
heute im Rahmen der Bronchoskopie die bronchoalveoläre Lavage
von großem Wert. Hierbei werden etwa 150–300 ml Kochsalzlösung in ein Segment portionsweise gespritzt und entsprechend wieder abgesaugt; anschließend erfolgt eine zytologische und bioche-
mische Diagnostik, die Grad und Aktivität der Gerüsterkrankung
beurteilen läßt. Die BAL kann auch bei sehr schlechter Lungenfunktion durchgeführt werden.
● Typische Befundmuster s. Tab. 5. Im wesentlichen ist nur Unterscheidung in lymphozytäre und granulozytäre Alveolitis möglich.
Weitere Differenzierung (Lymphozytensubpopulation) in Erpro-
bung.
● Subklinische Alveolitis = pathologische BAL bei sensibilisierten
Patienten (z. B. Bauern) ohne klinische Relevanz.
● Hoher Stellenwert bei AIDS (Nachweis von Pneumocystis carinii,
Mykobakterien und andern Erregern).

Tabelle 5   Zellmuster der bronchoalveolären Lavage (BAL) nach verschiedenen Literaturangaben. Werte in % der untersuchten Zellen

	Lymphozyten	Neutrophile Granulozyten	Eosinophile Granulozyten
normal	<10%	<3%	<1%
fibrosierende Alveolitis	10–20%	>10%	3–5%
allergische Alveolitis	>60% (60–80% T)	5–10%	1–3%
Sarkoidose	20–60% (80–90% T)	<3%	1–3%
Pneumokoniosen	10–20%	3–5%	<1%
Tuberkulose und Virusinfekte	20–60%	<3%	<1%
LE	<10%	3–5%	
Sklerodermie	<10%	>10%	>5%
Morbus Wegener	10–30%	20–50%	<1%
Histiozytosis	<10%	20–60%	3–5%
chronische Bronchitis	10–20%	20–60%	3–5%

- Wichtig – jedoch weder im positiven Fall beweisend noch im negativen Fall ausschließend – bei Asbestose (Asbestkörperchen).
- Hilfreich bei Unterscheidung exogen-allergische Alveolitis (niedriger T4/T8-Quotient) und Sarkoidose (hoher Quotient). Analyse der BAL-Proteine noch ohne klinische Relevanz.
- Hohe Eosinophilie möglicherweise Hinweis auf schlechte Prognose.
- Komplikationen: 1–5% Pneumonie im gespülten Segment, gelegentlich Fieber, das spontan in wenigen Stunden abklingt.

Bronchiale Lavage

Im Rahmen einer Bronchoskopie (meist flexible Bronchoskopie durch Tubus eines beatmeten Patienten) wird durch Einbringen von Flüssigkeit (physiologische Kochsalzlösung, Acetylcysteinlösung, Albuminlösung) versucht, festsitzende zähe Substanzen zu lösen und durchs Bronchoskop abzusaugen. Wertvoll im Status asthmaticus, nach Aspiration und zur Entfernung großer Eitermengen sowie bei Alveolarproteinose. Bewährt hat sich die Injektion von mehrmals 10–20 ml physiologischer Kochsalzlösung – auch Humanalbumin oder Zusatz von Acetylcystein (Fluimucil) ist möglich. In Einzelfällen Waschung einer Seite durch liegenden Carlens-Tubus, während andere Seite beatmet wird.

Bronchographie

Einbringung von Kontrastmittel in den Bronchialraum. Möglich in lokaler Betäubung mittels entsprechender Katheter, der bei Bronchoskopie durch den Arbeitskanal der flexiblen Bronchoskope und über den Carlens-Tubus eingeführt werden kann.

29

- *Indikation* heute auf die Erfassung von Bronchiektasen begrenzt. Wichtig dabei beidseitige Bronchographie, da nur bei einseitigen oder sehr begrenztem Vorkommen von Bronchiektasen eine Operation angezeigt ist. Vor Bronchographie heute meist CT des Thorax (nicht invasiv).
- *Kontraindikation:* Einsekundenkapazität unter 1,5−2,0 l oder Hypoxämie, da Bronchiektasen dann inoperabel sind.
- *Komplikationen:* Ähnlich Bronchoskopie, zusätzlich Pneumonie im bronchographierten Bereich.

Pleurabiopsie und Drainage

(s. a. Kapitel „Pleura", S. 228)
- Bei Verdacht auf einen Pleuraerguß wird nach klinischer, sonographischer und/oder radiologischer Thoraxuntersuchung im verdächtigen Bereich punktiert und der gewonnene Erguß untersucht.
- Bei der Probepunktion kann mit einer ausreichend langen Nadel, die auf eine 20-ml-Spritze gesetzt wird, ohne weitere Manipulation am oberen Rand einer Rippe meist im Bereich der hinteren Axillarlinie Pleuraflüssigkeit gewonnen werden. Die Punktionsstelle soll unter oberer Ergußgrenze liegen.
- Beim Abpunktieren eines größeren Ergusses wird zunächst eine Lokalbetäubung gesetzt und dann mittels Spritzen, Absaugpumpen oder Vakuumflaschen durch eine dickere Nadel (günstig Braunülen o. ä., aus denen nach Einstich der Metallkern entfernt wird und über die Plastiknadel ausgesaugt wird) maximal 1 l abpunktiert. Während des Abpunktierens auftretende Schmerzen sprechen für ein Reiben zwischen Pleura parietalis und visceralis.
- Zur Gewinnung von Pleuragewebe werden verschiedene Nadeln eingesetzt. Alle beruhen darauf, daß beim Zurückziehen der Nadel durch einen kleinen Widerhaken Pleuragewebe nach außen zur Untersuchung transportiert wird (Abb. 6) Cave Nachblutung.
- Zur Drainage (Bülau) (Abb. 7) dienen dünnere (Pleurocath) oder dickere Schläuche, die nach entsprechender Einbringung an ein Vakuumgerät angeschlossen werden. Sog maximal 40 cm Wassersäule. Durch die Schläuche können ggf. auch Medikamente eingebracht werden. Erfolgreich auch Heimlich-Ventil.

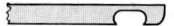

Abb. **6** Pleurabiopsienadel.

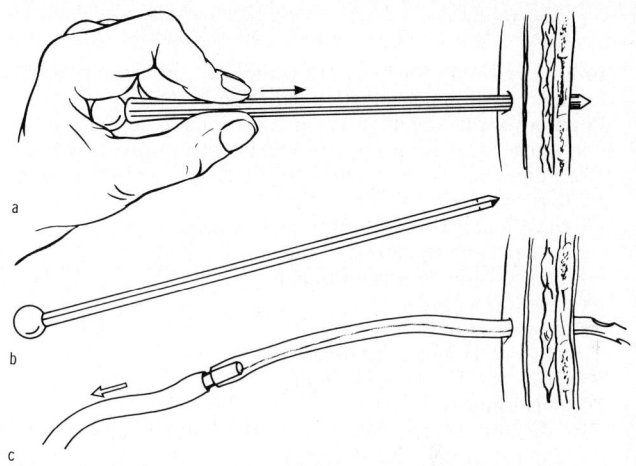

a

b

c

Abb. **7a** Von Katheter umhüllter Trokar wird über kleinen Hautschnitt in Pleurahöhe eingeführt.
b Trokar entfernt.
c Katheter wird an Drainage (erforderlichenfalls Flaschenaspirator) oder Heimlich-Ventil angeschlossen. Alle Techniken werden in Lokalanästhesie durchgeführt. Einstich erfolgt zur Schonung der Interkostalgefäße knapp am Oberrand der nächsttieferen Rippe. Vor Punktion wird mit Spritze aspiriert, um zu sehen, ob Flüssigkeit oder Luft gewonnen werden kann (Pleuraverschwartung).

Pleurodese

Rezidivierende Pleuraergüsse — meist maligner Genese — können in 80–90% erfolgreich verödet werden.
* *Prinzip:* nach Anlegen einer Bülau-Drainage (z. B. Pleurocath) völliges Entleeren des Pleuraergusses. Anschließend Einbringung einer verklebenden Substanz — entweder sehr alkalisch (10%ige NaOH) oder sauer (pH-stabilisiertes Tetracyclin, in Deutschland Supramycin 1 g). Nach 1 Stunde Absaugen über Bülau-Drainage. Beide Verfahren oft schmerzhaft, daher vorher systemische und lokale Analgesie (2 Amp. 2% Xylocain). Alternativ Fibrinkleber (z. B. 10 ml Tissucol oder Beriplast [Nachteil Preis: um 1000,– DM]). In Frankreich Talkumpuder sehr verbreitet. Verklebungen müssen oft 2- bis 3mal wiederholt werden. Effektivität wird am Tage nach Verklebung überprüft (Röntgenaufnahme des Thorax, Absaugversuch). Während und bis eine Stunde nach der Verödung sollte nicht abgesaugt werden. Ansonsten Entfernung, wenn Erguß < 50 ml/die.

Endoskopie

Thoraskopie

In lokaler Betäubung oder in Intubationsnarkose wird meist in Seitenlage — möglichst unter Röntgenkontrolle (C-Bogen) — ein Pneumothorax angelegt. Nach Einbringung des Thorakoskops können unter Sicht Biopsien von Pleura und Lunge gewonnen werden. Anschließend Anlegen einer Bülau-Drainage für Stunden bis Tage.

- *Indikation:*
  - alle Pleuraprozesse unklarer Genese,
  - sehr periphere Lungenherde,
  - diffuse Lungenerkrankungen.
- *Kontraindikationen:*
  - frischer Herzinfarkt,
  - schwere Herzrhythmusstörungen,
  - schwerste Krankheitsbilder,
  - Gerinnungsstörungen,
  - schlechte Lungenfunktion (Einsekundenkapazität unter 1,5 l, respiratorische Insuffizienz).
- *Komplikationen:* ähnlich Bronchoskopie; zusätzlich persistierender Pneumothorax, Hautemphysen, selten Luftembolie, Hämatothorax.

Minithorakotomie

Bei Patienten, bei denen wegen Kontraindikationen keine Bronchoskopie oder Thorakoskopie durchgeführt werden kann. Auch bei wenig erfolgversprechenden (intraparenchymatösen) Prozessen oder erfolglos durchgeführten Thorakoskopien. Durch einen 5—10 cm langen Schnitt entlang einer Rippe wird Lunge herausgeholt und eine offene Biopsie durchgeführt. Kann auch respiratorisch insuffizienten Patienten zugemutet werden.

Perkutane Nadelbiopsie

- Periphere Herde können unter radiologischer (neuerdings vorzugsweise im CT) oder sonographischer Kontrolle gezielt punktiert werden, damit Material für Zytologie und Histologie gewonnen wird. Stichkanalmetastasenrisiko minimal.
- *Indikation* zur Punktion: Inoperable Patienten, bei denen anderweitig über die Dignität des Prozesses keine Aussage möglich ist. Operabler Patient mit hohem Operationsrisiko und einer vermuteten Erkrankung, die typischerweise nicht operiert wird (z. B. Tuberkulose).

- *Kontraindikationen:* operabler Patient mit Verdachtsdiagnose oder möglicher Diagnose Bronchialkarzinom. Da Patient in jedem Fall operiert wird, ist die Zytologie meist wenig hilfreich. Gelegentlich verbesserte Operationsplanung.
Bei pathologischer Zytologie wird operiert; bei normaler Zytologie wird ebenfalls operiert, wenn es sich um einen falsch negativen Befund handeln kann.
- *Komplikationen* in Abhängigkeit von Nadeldicke (Blutung, Pneumothorax).
- Eingesetzt werden u. a. Menghini-Nadeln (z. B. Hepatofix), dünne Silvermann-Nadeln sowie auch Rotex-Nadeln. Dabei wird korkenzieherartig der innere Nadelteil in den Tumor gedreht und über diesen ein äußerer Hohlnadelkörper geschraubt.

Mediastinoskopie

Operative Untersuchungsmethode, überwiegend von Chirurgen durchgeführt. Dabei Inspektion des oberen Mediastinums hinter den großen Gefäßen. Durch Hautschnitt oberhalb des Jugulums wird zunächst mit dem Zeigefinger entlang der Luftröhre nach unten präpariert, anschließend mit dem Mediastinoskop. Paratracheale, obere und untere tracheobronchiale Lymphkonten werden erreicht.
- *Indikationen:*
  - Beurteilung der Operabilität bei Bronchialkarzinom: kontralateraler Lymphknotenbefall bedingt oft Inoperabilität.
  - Anderweitig nicht zu sichernde Diagnosen bei Erkrankungen mit Lymphknotenbefall (z. B. maligne Lymphome, Sarkoidose).
- *Kontraindikationen:*
  - Einflußstauung,
  - frische schwere Herzerkrankungen,
  - schwerste Krankheitsbilder,
  - schwere Gerinnungsstörungen.

Definition

Akute Entzündung, die Trachea, Bronchien und Bronchiolen befallen kann. Oft auch Schnupfen zusätzlich. Häufige Erkrankung.

Pathogenese

Überwiegend viraler Genese (Rhino-, Echo-, Coxsackie-, Adeno- und Influenzaviren), selten bakteriell (Haemophilus influenzae, Streptococcus pneumoniae). Übertragung durch Tropfeninfektion, oft endemisch.

Symptome

- Akuter Beginn mit Husten, Schnupfen, gelegentlich Heiserkeit. Brennender retrosternaler Trachealschmerz, selten Fieber.
- Auswurf oft fest, zäh, glasig (bei bakteriellem Befall eitrig grüngelb). Nach einigen Tagen Lösung des Hustens mit lockerem Auswurf. Gelegentliche Blutspuren dabei.

Diagnostik

- *Klinik:* manchmal Bronchospastik.
- BSG und Blutbild meist normal.
- *Röntgenaufnahme des Thorax:* in typischen Fällen nicht erforderlich, da normal.
- Klinisches Bild und endemische Lage erlauben meist die Diagnose. Erregersuche bei unkomplizierten Fällen nicht erforderlich.
- Hauptkomplikation: Pneumonie.

Differantialdiagnose

In schweren Fällen Abgrenzung gegen Pneumonie durch Röntgenaufnahme der Thoraxorgane.
Bei Hämoptoe Röntgenaufnahme des Thorax und Bronchoskopie zum Ausschluß eines Bronchialkarzinoms und Tuberkulose.

Prognose

Heilt meist ohne Therapie innerhalb weniger Tage.

Therapie

- Prophylaktisch Grippeimpfung.
- Symptomatisch:
  - Analgetika (z. B. Salicylate, Parazetamol),
  - Antitussiva (s. S. 67) Paracodin),
  - Broncholytika und Aktivierer der mukoziliaren Clearance (s. S. 62) (z. B. β-Sympathikomimetika, Theophylline),
  - Chemotherapeutika bei eitrigem Auswurf (s. S. 65) (z. B. Doxycyclin).

Kruppsyndrom

Definition

Entzündliche Kehlkopfstenose mit vorwiegend inspiratorischem Stridor und bellendem Husten (obstruktive subglottische Laryngotracheitis). Bei Kindern vorzugsweise.

Ätiologie

- Echter Krupp bei Diphtherie.
- Pseudokrupp bei Erkrankungen durch Viren (85% der Fälle) oder Bakterien (maligne).
- Psychogene und allergische Faktoren möglich, „spasmodic croup" mit Rezidivneigung. Allergie?
- Aktuell z. Z. besonders Umweltgifte.

Einteilung nach Schweregrad

Schweregrad I:
- Bellender Husten, Heiserkeit, leichter inspiratorischer Stridor.

Schweregrad II:
- Zusätzlich leichte Atemnot, kaum Einziehungen.

Schweregrad III:
- Ausgeprägter inspiratorischer Stridor, deutliche Atemnot mit erheblichen Einziehungen, Unruhe, Tachykardie.

Schweregrad IV:
- Hochgradige Dyspnoe, Stridor bei flacher Atmung wieder leise, bei kräftiger Atmung wieder inspiratorisch und exspiratorisch; Zyanose, zunehmende Bewußtseinstrübung.

Symptome

- Hochfieberhafter Beginn bei Kindern im Vorschulalter (4–6 Lebensjahre) bei malignem bakteriellem Pseudokrupp (meist nur einmaliger Anfall).
- Plötzlich auftretende oder sich wiederholende Anfälle bei Vorkindergartenkindern ($1/2$–3 Jahre) bei benignem Pseudokrupp.

Diagnostik

In der Regel nach klinischen Kriterien.

Therapie

- Entsprechend Schweregrad:
  Grad I und II: – Sedierung (z. B. Diazepam),
  – Feuchthaltung der Atemwege (reichlich Trinken, Inhalation)
  Grad III: – Corticoide (Rectodelt 100 Supp., Methylprednisolon 2 mg/kg oral, i. v.)
  Grad IV: – Sauerstoff,
  – Beatmung,
  – Intubation,
  – Antibiotika evtl.

Definition

Chronische Bronchitis ist eine Erkrankung, die wenigstens über 2 Jahre und während dieses Zeitraumes in jedem Jahr mindestens 3 Monate hindurch an den meisten Tagen der Woche mit Husten und Auswurf einhergeht (WHO).

Pathogenese

- Grundlage der chronischen Bronchitis ist endogene Disposition, der sich oft Zusatznoxen aufpfropfen.
- Hauptnoxe inhalatives Zigarettenrauchen. Fraglich relevant Zigarren-, Pfeifen- oder Passivrauchen.
- Berufsbezogene Ursachen (Berufskrankheiten): flüchtige organische (z. B. Isocyanate) oder anorganische Arbeitsstoffe.
- Allgemeine Luftverschmutzung: Ozon, Schwefeldioxid, Stickstoffdioxid, chlorierte Kohlenwasserstoffe und nicht näher definierte Schwebstoffe.
- Rezidivierende Infekte möglicherweise Wegbereiter einer chronischen Bronchitis, wobei im Einzelfall oft offen, ob Infekt Ursache oder Zeichen der chronischen Atemwegserkrankung.
- Bei bakteriellem Befall (= eitriges Sputum) meist Haemophilus influenzae oder Streptococcus pneumoniae (Abb. 8).
  Fakultativ pathogene Keime − hier insbesondere gramnegative nicht hämophile Stäbchen − werden meist durch Antibiotika selektioniert (Sekundärkeime) (Tab. 2, S. 11).
- Klimaeinflüsse meist überbewertet.
- Spätstadien fast aller schweren Lungen- und Bronchialerkrankungen mit chronischer Bronchitis vergesellschaftet.
- Mangel an Antikörpern, Proteaseninhibitormangel (α_1-Antitrypsin)

Symptome

- Husten, Auswurf, häufig Atemnot.

Diagnostik

(Tab. 6)
- *Klinik:* Oft Giemen und Brummen über der Lunge, Bild des „Blue bloaters" (dick, zyanotisch).
- *Röntgenaufnahme des Thorax:* unauffällig. Eine Bronchitis ist radiologisch nicht zu diagnostizieren.
- *Lungenfunktion:* Meist reversible Atemwegsobstruktion (FEV_1 erniedrigt, Tiffeneau-Test unter 70%, Atemwegsresistance über 0,35 kPa · s/l, deutliche Besserung auf Broncholytika).
- Blutgasanalyse: Zu Beginn normal, später Hypoxämie, die unter Belastung schwindet (Verteilungsstörung), terminal respiratorische Globalinsuffizienz.

Chronische Bronchitis

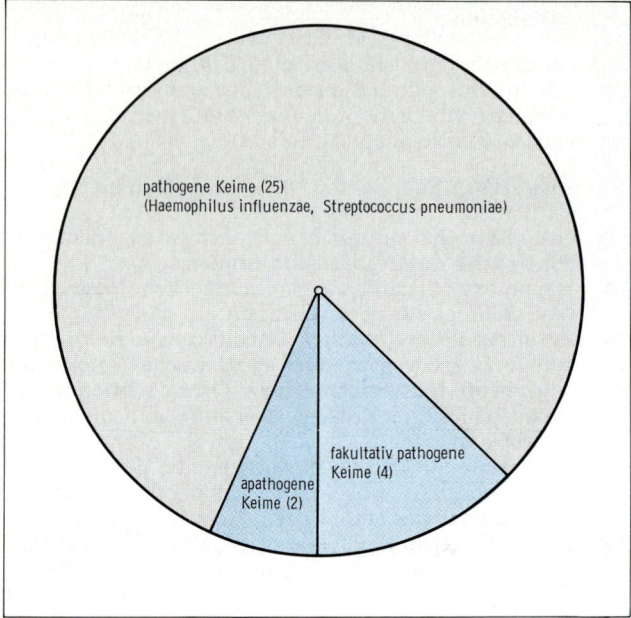

Abb. 8   Keime bei 31 Bronchitikern mit purulentem Sputum.

Tabelle **6**   Diagnostik bei Atembeschwerden

1. Anamnese und klinischer Befund
2. Laboratoriumsuntersuchungen
   Blutsenkungsgeschwindigkeit
   großes Blutbild
   Elektrophorese
3. Lungenfunktionstestung
   – bei Obstruktion Lysistest
   – bei normalem Befund Provokationstest
4. Allergieteste
   – Prick-Test mit Standardallergenen
   – IgE und gezielte RAST (fakultativ)
   – nasale, konjunktivale und inhalative Provokationsteste (fakultativ)
5. Röntgenuntersuchungen
   – Thoraxaufnahme
   – Nasennebenhöhlen (fakultativ)
6. Bronchoskopie (fakultativ)

- Sputumbakteriologie: Untersuchung nur sinnvoll bei eitrigem Auswurf. Dann meist Haemophilus influenzae oder Streptococcus pneumoniae.
- BSG und Leukozyten: meist normal, bei akuten Schüben pathologisch.
- Bronchoskopie: indiziert bei chronischem Husten unklarer Genese. Häufig erhebliche Schleimhautveränderungen trotz normalem klinischen Untersuchungsbefund und normalen Lungenfunktionswerten inkl. Provokationstestung.

Komplikationen

- Emphysem (s. S. 56),
- Pneumonie (s. S. 82),
- Bronchiektasen (s. S. 42),
- pulmonalarterielle Hypertonie mit Cor pulmonale (s. S. 199).

Differentialdiagnose

- Tb, im Alter gleichzeitig möglich.
- Bronchialkarzinom oft gleichzeitig,
- Sonstige Tumoren oder Enzündungen im bronchopulmonalen Bereich. Daher Röntgenaufnahme der Thoraxorgane obligat.

Prognose

- In Frühformen durch Karenz der Noxen (Rauchen) und wirksame Therapie oft günstig. Später zweifelhaft. Bei FEV_1 unter 1 l mediane Überlebenszeit früher 5 Jahre (respiratorische Insuffizienz, dekompensiertes Cor pulmonale), heute länger (Abb. 9).

Therapie

- Ziel der Behandlung subjektive Linderung der Beschwerden und Verhinderung resp. Verzögerung von Spätschäden.
- Grundlage: Meidung von Noxen, d. h. absolutes Rauchverbot, eventuell Berufswechsel (Staubarbeiten).
- Weitere Ansatzpunkte:
- Entzündungshemmung: inhalative Glucocorticosteroiden (S. 65).
  - Atemwegsobstruktion: mittels Bronchodilatanzien und Glucocorticosteroiden (s. S. 63),
  - Verschleimung: mittels Bronchodilatanzien, Corticoiden, Mukolytika, Expektoranzien (s. S. 66), Inhalationen,
  - Infekte: Antibiotika (s. S. 65),
  - Lagerungsdrainage und Atemgymnastik (s. S. 68),
  - Kur- und Klimatherapie (s. S. 71).

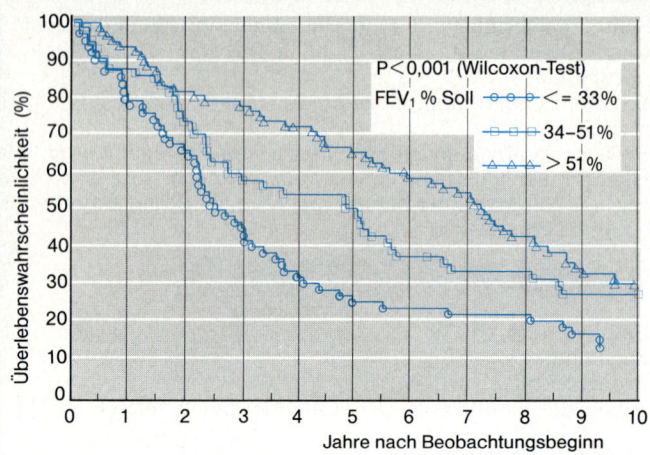

Abb. 9 Einfluß des initialen FEV$_1$ (% Soll) auf die Überlebenswahrscheinlichkeit des 10-Jahres-Kollektivs.

Spezielle Störungen der Atemwege

Small airway disease

Definition

- Eine auf die kleinen Atemwege begrenzte Obstruktion, kein sicher pathologischer Zustand. Vorkommen bei Rauchern, beim Asthma in Intervall, nach akuten viralen Atemwegsinfekten und als Vorstufe (?) einer chronischen Bronchitis.

Symptome

- Häufig fehlend, sonst in Abhängigkeit von der auslösenden Krankheit.

Diagnostik

- Lungenfunktion: Bei normalem Atemwegswiderstand Einschränkung der maximalen Flußraten, oft Erhöhung des Residualvolumens.

Therapie

- Beendigung des inhalativen Zigarettenrauchens.

Funktionelle Atembeschwerden

Nach Durchführung sämtlicher Untersuchungen – insbesondere klinische Untersuchung, Röntgenaufnahme der Thoraxorgane, Lungenfunktionstestung inklusive unspezifische Provokationstestungen – ergeben sich keine gröberen Abweichungen von der Norm. In Zweifelsfällen sollte bronchoskopiert werden, um Veränderungen der Schleimhaut als Ursache von Husten und Luftnot zu erkennen (nicht obstruktive Bronchitis, Trachealwanddystonie).

Hyperreagibles Bronchialsystem

Subjektiv Atemnot nach Rauch, Staub etc. Enge Verwandtschaft zur Small airway disease. Oft bei Asthmatikern im Intervall. Normale Lungenfunktion mit pathologischem Ausfall unspezifischer inhalativer Provokationsteste (Acetylcholin, Histamin) (s. S. 16).
● *Therapie:* vorzugsweise inhalative Corticoide.

Trachealprolaps und Tracheomalazie

Verlust der Stabilität der Trachea, kann zu erheblichen Atembeschwerden (Husten) führen. Bei der Lungenfunktion (Bodyplethysmographie) typische Schleifendeformität. In lokaler Betäubung Prolaps gut bronchoskopisch nachweisbar. Nach konsequenter Atemwegstherapie bei Ineffektivität Versuch der operativen Sanierung.

Mukoziliare Insuffizienz

Angeborene („Immotile-cilia"-Syndrom) oder erworbene (z. B. bei chronischer Bronchitis) Unterfunktion des Ziliarapparates. Diagnose durch Schleimhautbiopsie, gel. auch Nekrospermie. Therapie symptomatisch (Atemwegstherapie, S. 62).

Hypersekretorische Bronchitis

Chronisch hustende Patienten mit klarem Auswurf, Normalbefunden bei Klinik, Röntgenaufnahme des Thorax, Lungenfunktionsprüfung und Provokationstestung. Pathologische Befunde nur bei Bronchoskopie (makroskopischer Befund und histologische Interpretation). Therapie: Inhalative Corticoide über Monate.

Nicht obstruktive Bronchitis

Chronisch hustende Patienten ohne Auswurf. Ansonsten wie bei hypersekretorischer Bronchitis.

Definition

Irreversible zylindrische oder sackförmige Dilatation des Bronchialsystems, angeboren oder erworben.
In 50% beidseitiges Vorkommen, bes. basale Segmente der Unterlappen. Isolierter Befall von Lingula oder Mittellappen selten.

Pathogenese

- Kongenitale Störung der Struktur (zystische Fibrose, Kartagener-Syndrom, Williams-Campbell-Syndrom = Knorpelmangel).
- Frühkindliche Pneumonie oder Bronchitis/Bronchiolitis.
- Störung der Abwehrmechanismen (γ-Globulin-Mangel, Phagozytosestörung, Proteaseninhibitormangel, Ziliendefekt).
- Komplikativ bei anderen Lungen- und Bronchialkrankheiten (chronische Bronchitis, Aspiration etc.), früher häufig Atelektasen nach Lymphknotentuberkulose. Auch bei chronischem Tracheostoma nach Larynxoperation.
- Zylindrische, variköse und zystische Veränderungen möglich.

Symptome

- Husten und oft purulenter Auswurf − gelegentlich nur in Schüben.
- Hämoptoe bei Älteren.
- Kurzatmigkeit bei Belastung bei ausgedehnten Prozessen.
- Gelegentlich Fieber und Kachexie.
- Trommelschlegelfinger und Uhrglasnägel, Zyanose.

Diagnostik

- *Klinik:* Oft normal, gelegentlich feuchte grobblasige Rasselgeräusche.
- *Sputum:* große Eitermengen bei bakteriellem Schub, dann BSG-Beschleunigung.
- *Röntgenaufnahme des Thorax:* normal bis Doppelkonturen − Zysten − Atelektasen, Infiltrationen, Zusatzinformationen durch Schichtaufnahmen (konventionell).
- Computertomographie: meist sehr klare Darstellung der Bronchiektase. Hat konventionelle Schichtaufnahmen weitgehend verdrängt.
- *Lungenfunktion:* normal − kombinierte Ventilationsstörung, terminal respiratorische Insuffizienz.
- *Bronchographie:* exakter Nachweis von Bronchiektasen; Standardthoraxbild stets nur suspekt.
  Indikation zur Bronchographie: Frage der Operation vermutlicher Bronchiektasen bei unklarem computertomographischem Befund.

Therapie

- Konservativ, s. Therapie von Atemwegserkrankungen. Besonders wichtig: mechanische Reinigung (Atemgymnastik, Klopfmassage, Inhalationen).
Bei Blutungen werden auch Gefäßembolisationen eingesetzt.
- Operativ: wenn
  1. operabel (FEV > 1500−2000 ml) und
  2. konservativ nicht beherrschbar und
  3. eine Seite und mindestens 2 Segmente befallen sind. Daher präoperativ stets Computertomographie und/oder Bronchographie auf beiden Seiten. Bei beidseitigem Vorkommen nur ausnahmsweise Operation.
  4. Rezidivierende stärkere Blutung aus gleicher Stelle.

Prognose

- Fall operative Sanierung möglich, günstig. Häufig definitive Sanierung.
- Ansonsten progredientes Leiden wie chronische Bronchitis.

Komplikationen

- Rezidivierende Pneumonie, häufig mit Problemkeimen.
- Pulmonale Kachexie.
- Entwicklung eines Cor pulmonale.

Sonderform

Deformierende Bronchopathie

Zwischenform zwischen chronischer Bronchitis und Bronchiektasie. Diagnose mittels Bronchographie und Bronchoskopie. Therapie symptomatisch, bei rezidivierenden stärkeren Blutungen operativ.

Kartagener-Syndrom

Situs inversus, Pansinusitis und Bronchiektasen. Auch Herzmißbildungen und Azoospermie möglich.

Zystische Fibrose (Mukoviszidose)

Definition und Pathogenese

Angeborene Störung der Funktion der exokrinen Drüsen, die klinisch besonders exokrine Funktionen von Pankreas und Lunge beeinträchtigen. Rezessive Vererbung, Heterozygotie meist asymptomatisch.

Symptome

- Im Säuglingsalter Mekoniumileus,
- später Durchfälle und Kachexie,
- bronchitische Beschwerden,
- familiäre Belastung.

Diagnostik

- *Klinik:* Bronchitis recidivans – Bronchiektasie – Pneumonie. Kachexie bei Pankreasinsuffizienz.
- Beweisend pathologischer Schweißtest (Chlorid über 60 mval/l).
- Häufig Leberzirrhose.
- Oft Aspermie.

Therapie

- Konservativ (s. Atemwegstherapie, s. S. 62), Pankreasfermentsubstitution bei annähernder Normalkost. Bei Bronchiektasen teilweise Antibiotika als Langzeittherapie (s. S. 65).
- Transplantationen als Ultima ratio.

Prognose

Mit intensiver Therapie erleben (bis zu 10%) Patienten das Erwachsenenalter.
Schicksalsbestimmend wird Bronchiektasie mit ihren Komplikationen.

Definition

Syndrom der Übererregbarkeit des Bronchialsystems mit Bronchospasmus, Schleimhautödem, Hyperkrinie, Dyskrinie und Mukostase.

Pathogenese

In den letzten Jahren wird zunehmend eine Entzündung der Schleimhaut in den Vordergrund gestellt. Diese wird ausgelöst durch

- exogene Allergie (exogen allergisches oder extrinsic Asthma),
- unbekannte Faktoren (endogenes oder intrinsic oder kryptogenetisches Asthma),
- Rauch, Staub, Kälte, Wärme (Irritation),
- psychische Belastungen,
- körperliche Anstrengung (Anstrengungsasthma, „exercise induced asthma"),

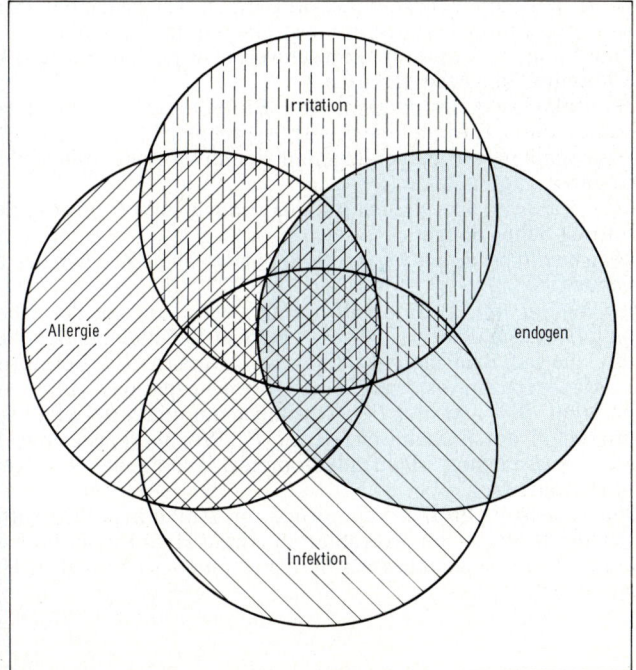

Abb. **10** Ursachen des Asthma bronchiale.

- virale und selten bakterielle Infektionen,
- Mischformen (s. Abb. **10**).
- Infektionen durch Viren, Bakterien und andere Erreger.
- Meist Mischbilder mit verschiedenen Ursachen, wobei Irritation und Infektion Sekundärerscheinungen.
- In Endstadien fließende Übergänge zur Bronchitis.

Symptome

- Anfallsartige Luftnot, oft nachts.
- Zähes glasiges − graues Sputum.
- Exspiratorische Dyspnoe, in Intervall Eupnoe.
- In 10−20% Schmerzmittelüberempfindlichkeit (Asthma, Anaphylaxie) sowie Medikamentenunverträglichkeit (s. S. 54).
- In Einzelfällen nur Husten als Asthmaäquivalent.
- Oft Beginn mit Husten, der einen Asthmaanfall auslöst.

Diagnostik

- Klinische Befunde im Intervall oft normal. Ansonsten bei normaler bis hypersonorer Perkussion meist Giemen und Brummen.
- Stille Lunge („silent lung") im schweren Anfall, dann kaum Ventilation und kein Atemgeräusch.
- Blutsenkungsgeschwindigkeit und Blutbild normal. Gelegentlich Eosinophilie. Eosinophilie 5−10% sprechen für Allergie, höhere Eosinophilien oft bei endogenen Asthmaformen mit schlechter Prognose.
- *Allergieteste* (s. allergisches Asthma bronchiale) oft positiv, Durchführung daher obligat.
- *Röntgenaufnahme der Thoraxorgane:* normal bis Zeichen der Überblähung.
- *Lungenfunktion:* In Intervall normal, evtl. Zeichen der Überblähung oder „small airway disease" (s. S. 40). Zunehmende Obstruktion, die auf Broncholytika teilweise reversibel ist. Bei normalen Intervallwerten Auslösung eines Bronchospasmas (FEV_1-Abfall um mind. 20%, Anstieg der Resistance auf mind. 0,5 kPa · s/l und um 100%) durch chemische Reize (s. Provokationstestung S. 16) oder Anstrengung (Fahrradergometer, Laufband, bei Kindern freies Laufen).
- *Blutgasanalyse:* Im Intervall normal, im Anfall hyperventilatorisch erniedrigter P_{aCO_2}, im protrahierten Anfall Hypoxämie, im Endstadium und im langdauernden Status asthmaticus zusätzlich Hyperkapnie und Azidose.

Komplikationen

- Status asthmaticus (s. S. 47),
- akutes/chronisches Rechtsherzversagen,
- chronische Bronchitis.

Differentialdiagnose

Im Intervall: funktionelle Atembeschwerden.
Im Anfall: Asthma cardiale, Lungenembolie, Pneumothorax.

Therapie

- Generell gilt auch hier als Basistherapie die Elimination von bronchial relevanten Noxen. Ausschaltung von bronchialen Allergenen.
- Rauchverbot.
- Meidung von irritativen Einflüssen (z. B. Staubarbeiten).
- Grippeschutzimpfung.
- Meidung von Menschenansammlungen in Epidemiezeiten.
- Medikamentöse Therapie der Atemwegserkrankung (wie auf S. 62 beschrieben).
- Wichtig ist die Intervalltherapie, damit es nicht zu Asthmaattacken kommt.
- Zur Steuerung der Therapie ist neben der subjektiven Beschwerdefreiheit auch die Normalisierung einer pathologischen Lungenfunktion anzustreben (zur Vermeidung von Spätschäden) (Überwachung durch Selbstkontrolle mit Peak-flow-Geräten).

Status asthmaticus

Definition

Schwerer und/oder langandauernder Zustand von Atemnot, der auf die üblichen Bronchospasmolytika nicht anspricht.

Ätiologie

Meist (70%) Infektionen mit pneumotropen Viren oder Mykoplasma pneumoniae, gelegentlich bakterielle Infekte (erkennbar am eitrigen Sputum). Weitere mögliche Ursache sind Allergene und irritative Reize. Selten ohne erkennbare Ursache. Aktuelle psychische Konfliktsituation bei Asthmatikern. β-Blocker (Augentropfen), Analgetika.

Symptome

- Therapierefraktäre Atemnot bei meist bekannter Asthmaanamnese.

Diagnostik

- *Klinik:* Erhebliche Bronchospastik, teilweise aufgehobene Ventilation („silent lung").
- *Laboratoriumsuntersuchungen:* Standarduntersuchungen meist normal.
- *Lungenfunktionsprüfungen:* meist nicht durchführbar. Blutgase mit Normo-Hypoxämie bei Normo-Hyperkapnie. Azidose.
- *EKG:* Zeichen der Rechtsherzbelastung, oft reversibel.
- *Röntgenaufnahme des Thorax:* Zeichen der Überblähung.

Differentialdiagnose

- Pneumothorax: Röntgenaufnahme des Thorax.
- Pneumonie: Röntgenaufnahme des Thorax.
- Lungenödem: Röntgenaufnahme des Thorax.
- Herzinfarkt: EKG und herzspezifische Fermente.

Therapie

- Zunächst intensive broncholytische Behandlung, kombiniert mit Glukokortikoiden in höchster Dosierung (bis 3 g/die) (Tab. **15, 16,** S. 69, 70).
- Vorsichtige Sedierung mit Diazepam (10 mg i.m.) oder Promethazin.
- Beatmung (volumenkonstant) in Relaxationsnarkose bei
  − zunehmender Erschöpfung des Patienten,
  − zunehmender Azidose mit Anstieg des Kohlensäurepartialdrukkes,
  − Atemdepression unter O_2-Gabe,
  − respiratorischer Globalinsuffizienz.
- Bronchiale Lavage (s. S. 29).

Prognose

Bei adäquater Therapie günstig. Todesfälle durch verzögerte Therapie oder unterdosierte Glukocosteroide, selten schicksalhaft.

Allergisches Asthma bronchiale

Ätiologie

Typ-I-Allergie mit Sofort- oder gelegentlicher Spätreaktion, die über die Achse IgE-Mastzelle-Mediator zum Bronchospasmus führt. Synonym: exogenes oder extrinsic A. b.
Selten andere, teilweise noch unbekannte Mechanismen (IgG).

Symptome

- Anamnese: oft familiäre Belastung. Milchschorf oder Neurodermitis, häufig Heuschnupfen.
- Ganzjährige oder winterliche Symptomatik spricht für Hausstaubmilbenallergie.
- Saisonale Beschwerden meist bei Pollen (Frühjahr Bäume, Juni Gräser, anschließend Kräuter). Wichtigste Allergene s. Tab. 7.
- Berufsbezogene Allergene besonders in Bäckerei (Mehle), bei Friseuren (Bleichmittel) und im Futtermittelhandel.
- Erkrankungsalter oft Kindheit bis Jugend.

Tabelle 7   Wichtige Allergene, gegen die routinemäßig jeder Asthmatiker getestet werden sollte. Zusätzlich gezielte Testung nach anamnestischen Hinweisen

– Pollen (Gräser, Bäume, Kräuter)
– Tierepithelien (Hund, Katze)
– Milben und Hausstaub
– Stoffe, Kapok
– Schimmelpilze

Diagnostik

- *Klinischer Befund:* gelegentlich normal, gelegentlich Bronchospastik, selten fehlendes Atemgeräusch, vereinzelt Status asthmaticus.
- Im Blutbild meist leichte Eosinophilie.
- Allergieteste positiv (Tab. 7).
  - Prick-Test korreliert in 60–80% mit organbezogenem Provokationstest. Recht zuverlässig bei Pollen und Tierepithelien, unzuverlässig bei Schimmelpilzen.
  - Bestimmung des Immunglobulin E (80% erhöht bei Allergie, 5–10% falsch positiv) (Abb. 11).
  - Nachweis allergospezifischer Antikörper mittels RAST (Radio-allergo-sorbent-Test), vielfach heute auch immunologisch. Entspricht in Zuverlässigkeit Prick-Test.
  - Intrakutantestung; ergibt häufiger positive Teste als Prick-Testung, dadurch weniger falsch negative, jedoch mehr falsch positive Testergebnisse.
  - Organbezogene Provokationstestung letztlich beweisend, sofern durchführbar. Unbedingt durchzuführen bei fraglichen oder diskrepanten Befunden zwischen Anamnese, Prick- (oder Intrakutan-)Test und RAST sowie bei Schimmelpilzen, bei denen Haut- und Bluttestung häufig falsch positiv sind. Voraussetzung Fehlen stärkerer obstruktiver Ventilationsstörungen (Resistance < 0,5 kPa · s/l).

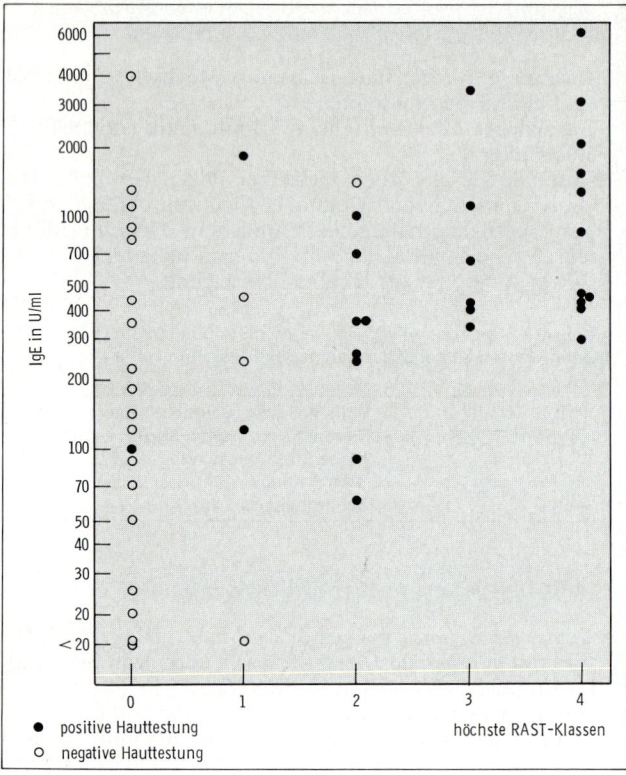

Abb. **11** Verhältnis zwischen RAST-Klassen und Gesamt-IgE unter Berücksichtigung der Hautallergieteste.

- Weitere In-vitro-Testungen (z. B. Histaminfreisetzung) in Entwicklung.
- *Lungenfunktion:* meist reversible Obstruktion. Im Intervall oft normal, jedoch meist positiver Provokationstest (s. S. 7, 16).

Prognose und Therapie

Durch konsequente Therapie meist gut zu kontrollieren. Spontan $1/3$ konstant, $1/3$ bessert sich und $1/3$ verschlimmert sich. Bei hormonellen Umstellungen Änderungen des Befindens möglich.
Neben der Therapie von Atemwegserkrankungen (s. S. 62) kommen folgende Maßnahmen zum Einsatz:

- Allergiekarenz,
- Hyposensibilisierung,
- Dinatriumcromoglycat,
- Antihistaminika.

Allergiekarenz: Meidung eines bekannten Allergens optimale Therapie. Bei Hausstaubmilbe praktisch nur sehr begrenzt durchführbar, da Wohnraumsanierung nur wenig effektiv ist. Sie sollte dennoch durchgeführt werden, um die Hauptquellen zu reduzieren. Reinigung der Wohnung (bes. Polstermöbel und Betten) mit Akariziden (Acarosan) wohl nicht so günstig (wirkungslos) wie erhofft. Bei Tierhaarallergie Karenz in 90% erfolgreich. Bei Pollenallergie auch wirksam; Warndienste daher nützlich, auch zur Intensivierung der medikamentösen Therapie.

Hyposensibilisierung:
- Voraussetzung eindeutiger Allergennachweis. Mit Ausnahme der Pollen somit meist inhalative Provokationstestung notwendig. Hyposensibilisierung nur aufgrund eines Hauttests obsolet.
- Weitere Voraussetzungen:
  - Alter unter 50 Jahre,
  - Fehlen einer dauerhaften stärkeren obstruktiven Ventilationsstörung,
  - Corticoiddosis unter 10 mg Prednisonaläquivalent,
  - begrenztes (−3) Allergenspektrum zur Hyposensibilisierung.
- Erfolgsaussichten: je stärker Asthma, um so schlechter:
  - Bei Pollen relativ gut (40% Heilung, 40% Besserung), je jünger Patient und je kürzer Anamnese, um so bessere Chancen.
  - Bei allen anderen isolierten Allergenen fraglich.
  - Bei Bakterien nicht vorhanden.
  - Bei Hausstaub nicht vorhanden, da Hausstaub kein definiertes Allergen; obsolete Therapie.
  - Bei Hausstaubmilben möglicherweise beschränkt vorhanden; Besserung der Patienten geringer als auf symptomatische Therapie.
  - Orale Hyposensibilisierung nicht besser als Placebo.
  - Allergoide ähnlich wirksam wie Standardhyposensibilisierung.
  - Übliche Hyposensibilisierung heute mit Depotpräparaten entsprechend Herstellerempfehlung lebenslänglich oder über 3 Jahre. Präsaisonal oder ganzjährig mit $1/2$ Dosierung in der Saison. Maximal 3 Allergene pro Lösung.
  - Allergische Reaktion auf Injektion möglich, daher Injektion durch Arzt und 30−60 Minuten Nachbeobachten. Jährlich einige Todesfälle in Deutschland.
- Bei Schock aus Schockapotheke (muß vorbereitet und gut verfügbar sein) Suprarenin, hochdosiertes Prednisolonpräparat, Infusion anlegen, ggf. Beatmung.

- Kontraindikationen der Hyposensibilisierung:
  - floride Infekte,
  - Schwangerschaft (relativ).

Dinatriumcromoglycat (DNCG) und Nedocromil (Tilade):
- Hemmung der allergieinduzierten Freisetzung von Mediatorsubstanzen (Histamin u. ä.) aus der Mastzelle („Mastzellstabilisator").
- Rein prophylaktisch wirksam, besonders bei nicht schweren Formen.
- Vereinzelt auch bei nicht allergischen Formen wirksam.
- Anwendung als
  - Pulver oder Dosieraerosol
  - Nasenspray
  - Augentropfen
    Dosierung: 2−4 × tägl.
- Bei bekannten Allergien auch gezielt prophylaktisch vor Exposition.

Antihistaminika und Ketotifen (Tab. 8):
- kompetitive Hemmung von Histamin,
- schwach wirksam, besonders bei Rhinitis und Konjunktivitis,
- gut wirksam bei Kindern,
- eher Zusatzpräparate,
- Nebenwirkungen:
  - Müdigkeit (einschleichend dosieren),
  - selten Unruhe,
  - Mundtrockenheit und Magen-Darm-Störungen,
  - Blasenentleerungsstörungen,
  - Interaktionen mit Alkohol (Straßenverkehr).

Kombinierte Behandlung:
In der Praxis bewährt es sich meistens, eines der gängigen β_2-Sympathikomimetika (s. S. 62) mit DNCG zu kombinieren. Bei unzureichender Wirkung zusätzlich Antihistaminikum, inhalatives Kortikoid (s. S. 63) und/oder Theophyllinpräparat (s. S. 65). Ultima ratio sind dann Glucocorticosteroide (s. S. 65).

Tabelle 8   Verschiedene Substanzen mit Antihistaminwirkung

Freiname	Handelsname	Bemerkungen
Astemizol	Hismanal	t/2 Tage
Terfenadin	Teldane	t/2 4−5 Stunden
Mequitazin	Metaplexan	t/2 Stunden
Clemastin	Tavegil	sedierend
Promethazin	Atosil	sedierend
Ketotifen	Zaditen	sedierend

Endogenes (intrinsic, kryptogenetisches) Asthma bronchiale

Pathogenese

Asthma bronchiale ohne bekannte Ursache. Vermutlich bedingt durch Störung des Leukotriene (Prostaglandine).

Symptome und Diagnostik

Wie bei Asthma bronchiale (s. S. 45), besonders
- häufig Frauen im mittleren Alter,
- häufig im Anschluß an Erkältungskrankheit,
- häufig starke Eosinophilie, auch in der Bronchialschleimhaut. Allergieteste negativ, Prick-Teste gelegentlich positiv, inhalative Testung jedoch negativ, oft Aspirinasthma.
- Bronchoskopisch: oft schwere Schleimhautveränderungen.

Prognose und Therapie

- Im Rahmen der Asthmaerkrankung häufig sehr therapierefraktär, meist glucocorticoidbedürftig, s. Atemwegstherapie (s. S. 62).
- Kombinierte medikamentöse Therapie. Sehr frühzeitig Einsatz der inhalativen Corticoide. Daneben β_2-Sympathikomimetika und Theophyllinpräparate (Dosis mit Plasmaspiegel optimiert). Zeitiger Einsatz von systemischen Corticosteroiden. Eine vorhandene Eosinophilie sollte sich unter adäquater Therapie zurückbilden (prognostisch günstiges Zeichen).

Irritatives Asthma bronchiale

Pathogenese

Meist sekundär bei allergischen oder endogenem Asthma. Auslösung von Asthma durch
- Rauch und Staub;
- organische Substanzen (z. B. Lösungsmittel, Isocyanate),
- anorganische Substanzen (z. B. Nitrosegase);
- Wärme und Kälte;
- Medikamente (Tab. **9**);
- psychische Belastung;
- körperliche Anstrengung (häufig bei allergischen Kindern).
Rein psychogenes Asthma extrem selten. Meist sekundär über Atemnot und die Angst.

Symptome und Diagnostik

Wie bei Asthma bronchiale (s. S. 45).

Tabelle **9**   Medikamente, die Asthma auslösen können

Antipyretika	Antihistaminika
Acetylsalicylsäure	Antiseren
Diclofenac	Vakzine
Indometacin	Allergenextrakte
Pyrazolone	β-Blocker – auch Augentropfen!
Dichlorphenal	sulfithaltige Medikamente
Antibiotika	ACTH
Penicilline	Pituitrin
Tetracycline	Trypsin
Cephalosporine	Eisendextran
Erythromycin	Bromsulfalein
Neomycin	Vitamin K
Polymyxin B	Suxamethonium
Streptomycin	N-Acetylcystein
Gentamycin	γ-Mimetika
Colistin	Dinatrium cromoglicicum
Kanamycin	Alkohol
Salazopyrin	Röntgenkontrastmittel
Ethionamid	

Therapie

- Wie bei Atemwegserkrankungen (s. S. 62).
- Bei bekannter Irritation Meidung derselben besonders wichtig; β_2-Sympathikomimetika und inhalative Glucocorticoide oder prophylaktisch 2 Hub eines β_2-Sympathikomimetikums aus einem Dosieraerosol.
- Bei starker psychischer Belastung Psychotherapie. Mitarbeit in Selbsthilfegruppen.

Infektiöses Asthma bronchiale

Pathogenese

Alle Atemwegserkrankungen neigen bei Superinfektionen durch Viren, Bakterien u. a. einer Verschlimmerung, die bis zum Status asthmaticus führen kann.

Symptome und Diagnostik

Wie bei Asthma bronchiale (s. S. 45). Häufig eitriger Auswurf, gelegentlich Fieber.

Therapie

Neben einer evtl. antibakteriellen Chemotherapie bei eitrigem Auswurf (s. S. 65) sind die broncholytische Therapie und der Corticosteroideinsatz zu intensivieren. So bewährt es sich, bei Patienten mit Dauerkortikoidmedikation bei den ersten Anzeichen des Infektes die Dosis der Corticosteroide deutlich zu erhöhen. Die Prednisondosen müssen meist um den Faktor 5−10 gesteigert werden. Während ein Infekt bei einem bronchial Normalen meist binnen 1−2 Wochen abklingt, erfordert er beim Asthmatiker 4−6 Wochen Therapieintensivierung.

Sinubronchiales Syndrom

Da Kieferhöhle, Mund und Rachenhöhle sowie das Bronchialsystem eine funktionelle Einheit von oberen und unteren Atemwegstrakt bilden, ist nicht verwunderlich, daß häufig gleichzeitige Erkrankungen vorkommen. Sie stellen die gemeinsame Antwort auf identische Reize dar. So führt die Allergie in den Kieferhöhlen zur Schwellung, an der Nase zur Rhinitis und im Bronchialsystem zum Asthma. Gleiches gilt für die endogenen Formen sowie virale und bakterielle Infektionen.

- Sinusitis ist nicht Ursache, sondern Teil der Atemwegserkrankung. Gleiches gilt für die häufigen Polypen.
- Die HNO-ärztliche operative Sanierung ist nur in seltenen Fällen erfolgreich. Nach Ansicht des Autors überwiegen die verschlechterten Fälle.
- Bei Operationswunsch seitens Patient und HNO-Kollegen Minimaleingriff anstreben. Obsolet sind Tonsillektomie und Operation nach Caldwell-Luc in diesem Zusammenhang.
- Eine Septumdeviation zu korrigieren ist indiziert bei behinderter Nasenatmung.
- Therapie beinhaltet konsequent lokale Maßnahme: Rotlicht, Nasentropfen inkl. lokale Corticosteroide (Pulmicort nasal, Beconase).

Definition

Lungenleiden mit irreversibler Erweiterung der distal der Bronchioli terminales befindlichen Lufträume.
Es gibt generalisierte und lokalisierte Emphyseme:
- Generalisierte Formen:
  - panlobuläres (panazinäres) Emphysem, Typ A, „pink puffer";
  - zentrilobuläres (bronchioloektatisches) Emphysem, Typ B, „blue bloater".
- Lokalisierte Formen:
  - bullöses Emphysem,
  - einseitig lobuläres Emphysem,
  - kongenitales Emphysem.

Pathogenese

- Dem panlobulären Emphysem liegt gelegentlich ein angeborener α_1-Antitrypsin-Proteaseinhibitormangel (unter 70 mg% im Serum) zugrunde. Viele Formen entstehen ohne erkennbare Ursache, während das zentrilobuläre Emphysem sich meist aus einer chronischen Bronchitis entwickelt. Die Existenz eines Altersemphysems als eigenständige Erkrankung wird generell in Frage gestellt.
- Bullöse Emphyseme haben wahrscheinlich verschiedene Ursachen: Angeborene, oft einseitig an der Lungenspitze gelegene Blasen manifestieren sich als jugendlicher Pneumothorax, während die disseminierten Blasen des Bronchitikers in hohem Alter entstehen.
- Das einseitig lobuläre Emphysem entsteht vermutlich bei kindlicher Bronchiolitis.
- Das kongenitale Emphysem, meist linker Oberlappen, ist mit Herzmißbildungen vergesellschaftet und durch eine Hypoplasie des Bronchialknorpels bedingt.

Generalisiertes Lungenemphysem

Symptome

- Das panlobuläre Emphysem (emphysematöser Typ, pink puffer, Typ A) zeigt klinisch zunehmende Belastungsdyspnoe bei hagerem Habitus.
- Beim zentrilobulären Emphysem (bronchitischer Typ, blue bloater, Typ B) kommt es nach langjähriger Bronchitis mit Husten und Auswurf erst relativ spät zur Belastungsdyspnoe bei stämmigem Habitus.

Diagnostik

- *Klinik:* Faßförmiger Thorax, weite Interkostalräume, BWS-Kyphose, kurzer Abstand Becken−Brustbein, Emphysemkissen. Unsichere Zeichen sind hypersonorer Klopfschall mit tiefstehenden, wenig verschieblichen Lungengrenzen, leises Atemgeräusch, leise Herztöne.

- *Röntgenaufnahme der Thoraxorgane:*
Tiefstehende abgeflachte, wenig atemverschiebliche Zwerchfellhälften, Vergrößerung des sagittalen Durchmessers des Thorax und des retrokardialen Raumes. Gegebenenfalls Hinweise für ein Cor pulmonale oder Bullae.
  - Panlobuläres Emphysem: Zeichen der Überblähung mit Reduktion der Lungengefäßstruktur, oft basale Schwärzung.
  - Zentrilobuläres Emphysem: Verstärkte Gefäßzeichnung ("schmutzige Lunge", peribronchitische Fibrosen).
  - Radiologische Diagnose nur in Spätstadien mit klinisch ausreichender Wahrscheinlichkeit möglich.

- *Laboruntersuchungen:* meist normal.
Bei α_1-Antitrypsin-Mangel schwache Bande der α_1-Globulinfraktion in der Elektrophorese (unter 2rel.%) (Abb. **12**); dann α_1-Antitrypsin-Bestimmung und Phänotypisierung (Speziallaboratorien). Nur starker Mangel (α_1-AT unter 60−80 mg%) mit Phänotyp ZZ, SZ, ZO und SO hat klinische Bedeutung, d. h., es kommt zum Lungenemphysem. Bei MZ- und MS-Typ ist bis heute nicht gesichert, ob diese Typen vermehrt mit Bronchitis und Emphysem vergesellschaftet sind.

- *Lungenfunktionsprüfung:*
Je nach Grad des Emphysems und der Atemwegsobstruktion wechselnd.

Tabelle **10**

	Emphysem A pink puffer panlobulär	Emphysem B blue bloater zentrilobulär
FEV1	↓	↓
Resistance	n	↑
RV	↑	↑
FRK	↑	↑
TK	↑	n
CO-Diff.	↓	n−↓
Compliance	↑	n−↑

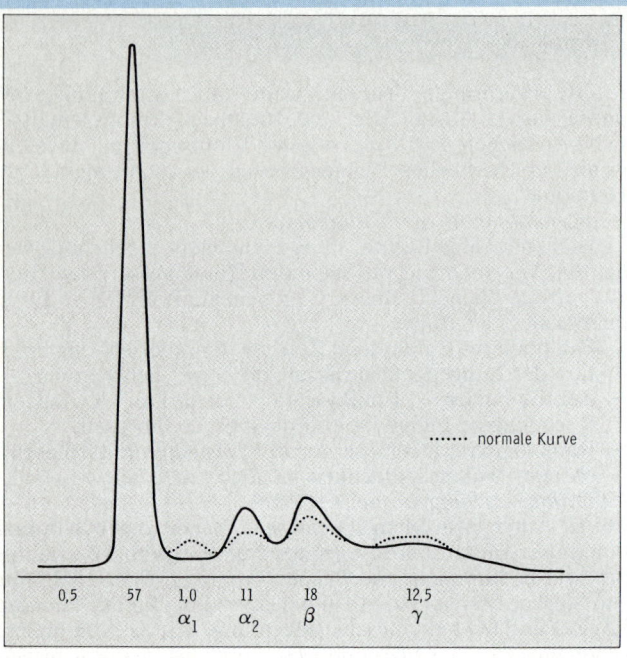

Abb. 12 Elektrophorese bei 45jährigem Patienten mit α_1-Antitrypsin-Mangel.

Panlobuläres Emphysem:
- FEV_1 vermindert bei normalem Atemwegswiderstand,
- Residualvolumen, funktionelle Residualkapazität und totale Lungenkapazität erhöht,
- CO-Diffusion vermindert,
- Elastizität vermindert, Compliance erhöht,
- arterielle Blutgase relativ lange normal.

Zentrilobuläres Emphysem:
- FEV_1 vermindert bei erhöhtem Atemwegswiderstand,
- Residualvolumen und funktionelle Residualkapazität erhöht bei normaler totaler Lungenkapazität,
- CO-Diffusion normal oder nur gering vermindert,
- Elastizität normal – vermindert, Compliance normal – erhöht,
- arterielle Blutgase relativ früh verändert im Sinne einer Hypoxämie, die unter Belastung schwindet (Verteilungsstörung), ebenfalls relativ früh respiratorische Globalinsuffizienz,
- frühzeitig Entwicklung einer pulmonalarteriellen Hypertonie und eines Cor pulmonale,
- häufig Polyglobulie als Reaktion auf die Hypoxämie.

Therapie

Das generalisierte Emphysem ist ein destruktiver Prozeß und nicht kausal zu behandeln. Wichtig ist auch die Prophylaxe (Meidung von bronchialen Noxen wie Zigarettenrauchen, Arbeiten in Staub etc.) sowie die symptomatische Behandlung mit Broncholytika und Chemotherapeutika (s. S.62, Therapie von Atemwegserkrankungen), Kardiaka (s. S.204, Cor pulmonale). Atemgymnastik und Inhalationsbehandlung mittels IPPB (intermittend positive pressure breathing) (s. S.71) werden oft eingesetzt.

Bei Proteaseninhibitormangel heute Versuch der Substitutionstherapie. Bei den Typen ZZ, SZ und ZO mit Lungenemphysem wird z.Zt. 1× wöchentlich α_1-Antitrypsin (Prolastin) substituiert, so daß Spiegel nicht unter 100 mg% sinkt. Effekt der Therapie noch nicht gesichert (angewandte Pathophysiologie). Indikation z.Zt. bei Patienten mit noch nicht zu weit fortgeschrittenem Emphysem. Bei Patienten mit MZ- und MS-Phänotypen besteht keine Behandlungsindikation. Verträglichkeit gut, Kosten hoch (ca. 40000,– DM/anno).

Sonderformen

- *Narbenemphysem:* Generalisierte oder lokalisierte Überdehnung von gesundem Gewebe bei schrumpfenden Prozessen. Sekundär oft zusätzliche bronchitische Zeichen. Bei allen chronisch fibrosierenden Lungenprozessen möglich.
- *Überdehnungsemphysem* nach Lungenresektion oder bei Wirbelsäulenmißbildungen. Diffuse Überdehnung von gesundem Gewebe mit konsekutiver Fibrosierung.
- *Akutes „Emphysem"* (reversibel, somit kein Emphysem): Akute Blähung bei bronchialem Schleimhautverschluß im schweren Asthmaanfall und Status asthmaticus.
- *Volumen pulmonum auctum* (reversibel, somit kein Emphysem): Akute Blähung bei Hyperventilation, fließende Übergänge zum Überdehnungsemphysem.

Lokalisiertes Lungenemphysem

Bullöses Lungenemphysem

Definition

Unter Bullae oder Blase versteht man einen emphysematösen Raum in der Lunge von mindestens 1 cm Durchmesser.

Pathogenese

Spontan oder im Rahmen von Atemwegserkrankungen entstehen einzelne oder multiple Blasen oberflächlich oder tief in der Lunge.

Symptome

- Oft Zufallsbefund bei Röntgenaufnahme des Thorax.
- Pneumothorax infolge defekter oberflächlicher Bullae.
- Infektion und Verdrängung bei großen Bullae.

Diagnostik

- Röntgenaufnahme der Thoraxorgane: typischer Hohlraum.
- Computertomographie des Thorax: heute Methode der Wahl.
- Pulmonalisangiographie: auch gut geeignet zur Darstellung.
- Bronchographie: eher obsolet wegen Gefahr von Pneumothorax und Retention mit Infektion.

Therapie

- *Konservative Therapie,* wenn operative Sanierung nicht möglich. Symptomatisch, s. S. 62, Atemwegstherapie.
- *Operative Therapie* bei Atemnot und
  - lokalisierten Riesenbullae (ca. 500 ml Inhalt) mit Verdrängung der Restlunge,
  - subpleuralen Bullae mit rezidivierenden Pneumothoraces,
  - Hämoptysen,
  - Infektion.
  - Verfahren: Übernähung, Resektion, evtl. Lob- oder Pneumektomie. Cave Rezidive.
  - In Problemfällen auch Einbringen einer Bülau-Drainage, Applikation von Talkumpuder und Absaugen.

Einseitiges lobuläres Emphysem

(Swyer-James-Syndrom, MacLeod-Syndrom) im Rahmen kindlicher Bronchiolitiden oder Pneumonien entstehend und im Kindes- oder Erwachsenenalter entdeckt.

Symptome

- Oft asymptomatisch.
- Später rezidivierende Infekte.

Diagnostik

- Röntgenaufnahme der Thoraxorgane: einseitig helle Lunge.
- Pulmonalisangiographie: einseitige Hypovaskularisation.

Therapie

Konservativ, infektbekämpfend, Operation bei Verdrängung.

Kongenitales Emphysem

Meist im linken Oberlappen lokalisiertes Emphysem mit Ventilstenose, angeboren, zusätzlich Herzvitien.

Symptome

- In den ersten Lebenswochen auftretende Atemnot, ganz selten nach 6. Monat.

Diagnostik

- *Röntgenaufnahme der Thoraxorgane:* lokalisierte Emphysemzeichen.
- Bronchoskopie: evtl. Bronchusstenose sichtbar, kein Fremdkörper.

Differentialdiagnose

- Aspiration (Bronchoskopie).
- Syndrom der hyalinen Membranen (Röntgenthorax).

Therapie

- Sofortige Operation (Lobektomie).

Bei chronischer Bronchitis, bei Asthma bronchiale und bei allen Lungenerkrankungen mit bronchialer Beteiligung kommt zusätzlich zu den bereits beschriebenen und teilweise kausalen Maßnahmen eine symptomatische Therapie zum Einsatz. Vor Einleitung einer derartigen Therapie sollte − von Notfällen abgesehen − mittels Lungenfunktionstestung die Funktionseinschränkung objektiviert worden sein. Nachdem früher die reinen Bronchodilatatoren im Vordergrund der Therapie standen, ist in den letzten Jahren ein Wandel eingetreten. Unter dem Einfluß einer Vorstellung der mehr entzündlichen Genese der Atemwegserkrankungen und dem Vorhandensein wirksamer und nebenwirkungsarmer Präparate, sind immer mehr die inhalativen Corticoide zu frühem Einsatz gekommen. Die bronchodilatatorisch nicht sehr potenten und nebenwirkungsreichen Theophyllinpräparate rücken bei der Langzeittherapie mehr und mehr in den Hintergrund. Neben reinen Bronchodilatanzien (Sympathikomimetika, Parasympathikolytika und Theophyllinkörper) kommen viele andere Substanzen (s. u.) und Verfahren zur Verwendung.

Sympathikomimetika

- Mittel der ersten Wahl zur Bronchospasmolyse in Form der modernen β_2-adrenerg wirksamen Substanzen. Adrenalin, Isoprenalin (Aludrin) und Orciprenalin (Alupent) wegen kardialer Wirkung überholt. Standardpräparate: Fenoterol (Berotec), Salbutamol (u. a. Sultanol) und Terbutalin (u. a. Bricanyl).
- Deutliche Bronchospasmolyse (β_2-Effekt), geringe kardiale Stimulation (β_1-Effekt mit Tachykardie und Anstieg des Herzminutenvolumens).
- Stimulation der mukoziliaren Clearance, antiallergisch wirksam.
- Nebenwirkungen:
  - β_1-Effekte: Tachykardie, Anstieg des Herzminutenvolumens.
  - Zittern, innere Unruhe.
  - Magenunverträglichkeit.
- Dosieraerosol: geringe Dosis, schnell einsetzende, allerdings oft nur kurze Wirkung (1 Stunde). In Entwicklung länger wirksame Präparate für die inhalative Applikation (Formoterol, Salbuterol). Häufig Schwierigkeiten bei der Handhabung der Geräte. Bei schwerer Obstruktion oft wenig wirksam, da Wirkort nicht erreicht wird. Übliche Dosis: 4mal 2 Hub/die, maximal 6 Hub pro 30 Minuten und 30 Hub pro 24 Stunden. Trockenpulverinhalation ähnlich Dosieraerosol.
- Tabletten, Säfte (Kinder) und Suppositorien (Kinder) länger wirksam, besonders als Retardpräparate, vermehrt Nebenwirkungen.
- Parental bei schwerer Obstruktion, cave Nebenwirkungen (Tachykardie), vorsichtige Dosierung: 4mal $1/2 − 1/4$ Ampulle Terbutalin (Bricanyl) s. c.

Parasympathikolytika

- Deutlich schwächer als Sympathikomimetika bronchospasmolytisch.
- Vorwiegend prophylaktisch wirksam.
- Nur als Dosieraerosol (4×2 Hub).
- Präparate Atrovent und Ventilat (Tropasäurederivate).
- In üblicher Dosierung keine kardiale Nebenwirkungen, daher günstig bei Tachykardie, Angina pectoris etc.
- In Kombination mit anderen Bronchodilatanzien.
- Nebenwirkung Mundtrockenheit.

Theophylline (Methylxanthine)

- Bronchospasmolyse besonders im Anfall, bei Langzeittherapie eher schwach wirksam als Bronchodilatator, ZNS-Erregung mit Atemstimulation, Förderung der Diurese, Gefäßerweiterung mit Änderung der pulmonalen Durchblutung, Förderung der mukoziliaren Clearance. Standardpräparate Bronchoretard, PulmiDur, Solosin, Uniphyllin, Aminophyllin (Theophyllin-Äthylendiamin) und Theophyllinmischpräparate überholt.
- Häufige Nebenwirkungen, besonders bei hoher Dosierung: Magen-Darm-Unverträglichkeit (Durchfall, Übelkeit), Kopfschmerzen, ZNS-Stimulation, Herzrhythmusstörungen.
- Dosierung nach Plasmaspiegel (8−20 mg/l). Tägl. Dosis von 0,6−1(−2) g pro die.
- Im Anfall 0,25−0,5 g i. v. über 10−20 Minuten, anschließend Dauertropfinfusion mit 2mal 0,5 g über 24 Stunden. Bei erfolgter oraler Therapie Dauertropfinfusion ohne Vortherapie.
- Trinken einer nicht retardierten Theophyllinlösung − auch einer i. v. Ampulle − annähernd gleich schnell wirksam wie die i. v. Therapie (wichtig zur Selbstbehandlung).
- Bei nächtlicher Atemnot abends Dosiserhöhung.
- Galenische Unterschiede zwischen den verschiedenen Präparaten.
- Theophyllinclearance erhöht bei Kindern, Rauchern, verzögert bei Leberschäden, Herzinsuffizienz und nach Erythromycin, Cimetidin sowie Allopurinol.

Glucocortikosteroide

- Exakter Wirkmechanismus unbekannt. Abschwellung der Schleimhaut, Verminderung der Schleimproduktion, permissiver Effekt für β_2-Sympathikomimetika, Wirkung dadurch verzögert nach $1/2−8$ Stunden.
- Kein Unterschied zwischen verschiedenen Derivaten unter Berücksichtigung der Äquivalenzdosen (Tab. **11**). Prednisolon gilt heute als Referenzsubstanz.

Therapie

Tabelle 11   Corticoide

Freiname	Handelspräparat (z. B.)	Therapeut. Äquivalenz- dosis [mg]	Multiplikator, um Prednisolondosis zu errechnen
Cortison	Cortison Ciba	50	0,2
Hydrocortison (Cortisol)	Diverse	40	0,25
Prednison	Diverse	10	1
Prednisolon	Diverse	10	1
Prednyliden	Decortilen	12	0,83
Fluocortolon	Ultralan	10	1
Methylprednisolon	Urbason, Medrate	8	1,25
Triamcinolon	Delphicort, Volon	4–8	2,5–1,25
Paramethason	Monocortin	4	2,5
Betamethason	Betnesol, Celestan	1,5	6,7
Dexamethason	Diverse	1,5	6,7

- Depotcorticoide obsolet (Stellungnahme des Bundesgesundheitsamtes), wegen fehlender Steuerung und lokalen Nekrosen. Gelegentlich noch bei kurzfristiger Pollinosis oder sehr schlechter Patientencompliance.
- ACTH und Derivate (z. B. Synacten) ebenfalls obsolet wegen Stimulation der Mineralocorticoide und Androgene. Allergische Reaktionen.
- Bei akuter schwerer Atemwegsobstruktion zusätzlich zu den anderen Bronchodilatanzien 100–250 mg Prednisonäquivalent alle 4 Stunden, maximal 3 g pro die. Nach Besserung täglich halbe Dosis des Vortages. Nach Stabilisierung orale Therapie wie bei chronischer Atemwegsobstruktion. Hohe Dosierung in schweren beatmeten Fällen oft über mehrere Tage nötig.
- Bei chronischer Atemwegsobstruktion zusätzlich zu den anderen Bronchialdilatanzien je nach Schwere der Erkrankung orale oder inhalative Corticosteroide. Beginn mit 40–60 mg Prednison täglich, Dosisreduktion zu Beginn in 5- bis 10-mg-Schritten und 1–3 Tagen Intervall. Später in 2,5-mg-Schritten in Intervallen von Wochen bis Monaten, langsamer Abbau sehr wichtig. Gleichzeitig dann auch inhalative Corticoide, vorzugsweise Budesonid = Pulmicort.
- Corticoidunterdosierung Hauptgrund von Todesfällen bei akuter Atemwegsobstruktion.
- Bei Streß (Operation, Unfall, Zweiterkrankung) 50 mg Prednison zusätzlich über einige Tage.
- Nebenwirkungen: stark dosisabhängig: Cushing, Osteoporose, aseptische Femurkopfnekrose, Diabetes mellitus, Katarakt u. v. a.; Magenbelastung umstritten.

Inhalative Corticoide:
Seit Entwicklung des Beclomethason zunehmende Bedeutung sowohl bei der Initialbehandlung als auch bei der Dauertherapie chronischer Atemwegserkrankungen. Günstiges Verhältnis zwischen guter topischer Wirkung und weitgehend fehlenden systemischen Nebenwirkungen. Wirkeintritt erst nach Tagen, daher im Anfall wirkungslos.

Nebenwirkungen: Heiserkeit, Mundsoor und gastrointestinale Candidiasis, die ggf. zum Absetzen der Therapie zwingen kann. Reduktion der Nebenwirkungen eventuell durch Inhalierhilfen.

Präparate und Dosierung: Beclomethason (Sanasthmax), Budenosid (Pulmicort) und Flunisolid (Inhacort), jeweils 2×2 Hub/Tag, die ersten 4 Wochen erscheint gelegentlich Verdoppelung sinnvoll.

Antibiotika und Chemotherapeutika

Indiziert nur bei eitrigem Sputum.

- Akute Exazerbation einer chronischen Atemwegserkrankung ohne antibiotische Vorbehandlung: Pneumokokken und Haemophilus influenzae sind Haupterreger neben Viren und virusähnlichen Erregern. Ohne mikrobiologische Diagnostik Doxycyclin 2mal 100 mg. Alternativen Cotrimoxazol, evtl. Amoxicillin oder Erythromycin, Gyrasehemmer. ungünstig (Pneumokokkenschwäche).

- Akute Exazerbation einer chronischen Atemwegserkrankung mit antibiotischer Vortherapie in den letzten 14 Tagen oder Therapieversager: häufig gramnegative nicht hämophile Stäbchen (fakultativ pathogene Keime). Nach Sputumgewinnung zur mikrobiologischen Diagnostik — bei Problempatienten ggf. bronchoskopisch — Einsatz eines anderen Präparates aus Tab. 12. Bei nicht zu schweren Krankheitsbildern Cefazolin. In Problemfällen Kombinationstherapie: Staphylex + Pipril oder Claforan + Gernebcin. Wert der neuen Substanzen noch offen. Später gezielte Therapie nach Antibiogramm.

- Langzeittherapie oder Prophylaxe zur Vermeidung von akuten Infekten meist ineffektiv (außer evtl. Mukoviszidose).

- Sanierung von chronischer Bakterienbesiedlung (Bronchiektasen) nur selten (10−20%) durch wochenlange (3−6 Wochen) Therapie von Kombinationen in Höchstdosierung erfolgreich. Daher meist nur Therapie im fieberhaften Schub angezeigt.

- Lokale Antibiotika weitgehend wirkungslos. Versuchsweise Nebacetinlösung (4mal 2 ml).

Tabelle **12** Chemotherapeutika zur Behandlung von Problemkeimen

Gruppe	Freiname	Dosis (g)
Penicillinasefeste Penicilline	Flucloxacillin	3 × 1 i.v.
Ureidopenicilline	Piperacillin	3 × 4 i.v.
Cephalosporine	Cefazolin	3 × 2 i.v.
	Cefotaxim	3 × 2–4 i.v.
	Cefsulodin[1]	3 × 2 i.v.
Aminoglykoside	Refobazin	3 × 0,001/kg KG

[1] Reines Pseudomonaspräparat

Immunstimulanzien

Versuch, die körpereigenen Abwehrkräfte zu stimulieren, indem Lysate von Extrakten von Bakterien inhaliert oder eingenommen werden. Verbreitet L.R.S. 19 und Bronchovaxom. Wert nicht definitiv gesichert, eher fraglich.
Bei Antikörpermangelsyndrom gezielte Substitution (100−400 mg Gammaglobulin/kg pro Monat i.v.) bis IgG-Spiegel bei 400 mg%. Keine Substitution bei IgA-Mangel (Antikörper).

Mukolytika und Expektoranzien

- Klinischer Wert sämtlicher Präparate (Tab. **13**) nicht gesichert; bei systemischer Gabe eher zweifelhaft, daher vorzugsweise bei zäher Verschleimung inhalative Applikation.
- Grundlage: ausreichende Flüssigkeitszufuhr und Anfeuchtung der Atemluft.
- Inhalationsbehandlung mit Kompressorgerät (z.B. Pariboy) oder IPPB(Intermittend positive pressure breathing)-Gerät (z.B. Portabird) ähnlich wirksam: 2%ige Kochsalzlösung, inhalierbare Präparate der Tab. **13** (cave Bronchospasmen, besonders nach Acetylcystein.
- Patienten mit Schwierigkeiten beim Abhusten profitieren in Einzelfällen auch von oraler oder parenteraler Therapie. Daher versuchsweise Einsatz nach individuellem Ansprechen, z.B. Acetylcystein 3 × 200 mg.
- Generell werden Mukolytika und Sekretolytika zu häufig und zu unkritisch eingesetzt.
- Jodpräparate wegen Allergie und thyreotoxischer Krise obsolet.
- β_2-Sympathikomimetika und Theophyllinderivate aktivieren mukoziliare Clearance und sind sehr wirksam.
- Bei hypersekretorischer Bronchitis Reduktion der Schleimproduktion durch Kortikoide und/oder Parasympathikolytika.

Tabelle **13**   Auswahl verschiedener Mukolytika und Expektoranzien

Freiname	Handels-präparate (z. B.)	Dosierung (g)
Bromhexin	Bisolvon	3 × 0,008 per os/i. v./inh.
Ambroxol	Mucosolvan	3 × 0,03 per os/i. v./inh.
Ammoniumchlorid		3 × 0,2 per os
Carbocistein	Transbronchin	3 × 0,375 per os
	Mucopront	3 × 0,375 per os
Acetylcystein	Mucolyticum	3 × 2 ml 10% inhal.
	Fluimucil, Mucret	3 × 0,2 per os
Mesna	Mistabronco	3 × 0,6–1,2 inhal.
Tyloxapol	Tacholiquin	3 × 2 ml 0,1–1% inhal.
Terpentinöloxidat	Ozothin	3 × 4 ml. i. m./i. v.
		3 × 2 ml 1–2% inhal.
div. Salze	Bestandteile	
Guajakol	vieler Kombi-	
div. Pflanzen	nations-, Inhalier-,	
Latschenkieferöl	Einreibemittel und	
Eukalyptusöl	Teezubereitungen	
Kamille		
Menthol		

Antitussiva

- Generell nur trockenen Husten dämpfen. Ausnahme: Bei schwerer Beeinträchtigung des Patienten oder bei Auslösung von Asthmaattacken durch den Husten.
- Cave: Lähmung des Atemzentrums.
- Präparate s. Tab. **14** (Listung entsprechend Wirksamkeit).
- Wenn Husten Asthmaäquivalent: β_2-Sympathikomimetika.

Atemanaleptika

- Stimulieren Atemzentrum und gesamtes ZNS, somit ungünstiger O_2-Mehrverbrauch.
- Sehr fraglicher Nutzen bei der Umstellung beatmeter Patienten auf Spontanatmung.
- Auf den Einsatz von Atemanaleptika sollte man verzichten.
- Präparate: Pentetrazol (z. B. Cardiazol), Coffein, Nicethamid (z. B. Coramin), Aminophenazol (z. B. Daptazile), Doxapram (z. B. Dopram), Bemegrid (z. B. Eukraton), Lobelin, Fominoben (z. B. Noleptan), Crotetamid + Cropropamid (z. B. Micoren), Kampfer, Methamphetamin (z. B. Pervitin), Strychnin.

Tabelle **14**   Antitussiva

Freiname	Handelspräparat (z. B.)	Einzeldosis [g]
Isoaminil	Peracon	0,04
Clobutinol	Silomat	0,04
Noscapin	Lyobex retard, Capval	0,05
Pipazetat	Selvigon	0,04
Dihydrocodein	Paracodin	0,02
Codein phosph.		0,03
Hydrocodon	Dicodid (BTM)	0,005

BTM Betäubungsmittel

● Almitrine (Vectarion) soll periphere Chemorezeptoren stimulieren und beeinflußt darüber die Blutgase günstig. Wirkt nur in Einzelfällen, daher bei grenzwertigem Sauerstoffpartialdruck Versuch über einige Tage. Bei Langzeittherapie Polyneuropathie, daher Therapiepausen erforderlich. Weitere Nebenwirkungen Gewichtsverlust, Leberschäden.

Kombinierte medikamentöse Behandlung

● Bei leichten Beschwerden allmähliche Steigerung.
● Bei stärkeren Beschwerden zunächst Überbehandeln, eventuell einschließlich Kortikoidsteroiden. Später rasch unter Kontrolle der Lungenfunktion reduzieren.
● Kombinationspräparate mit wenigen Ausnahmen obsolet. Einzelsubstanzen darin oft unterdosiert, überholt (Ephedrin) oder unerwünscht (Barbiturate, Analgetika, Papaverin, Atropin).
● Frühzeitig inhalative Kortikoidsteroide.
● Stufentherapie entsprechend den Empfehlungen der Liga bei chronischer Bronchitis und Asthma bronchiale.

Lagerungsdrainage

● Dient zur mechanischen Entfernung von Sekret.
● Gleichzeitige Klopfmassage unterstützend, wichtig besonders morgens und bei starkem Auswurf.

Atemgymnastik

● Ökonomisierung der Atmung, Expektorationsförderung.
● Bewußtes langsames Ausatmen.
● Muskulaturentspannungsübungen.
● Autogene Drainage bei Bronchiektasie.

Tabelle 15 Stufentherapie bei Asthma bronchiale

1. Stufe	2. Stufe	3. Stufe	4. Stufe
β_2-Sympathikomimetika oder inhalative Glucocorticoide oder DNCG/Ketotifen*	β_2-Sympathikomimetika plus inhalative Glucocorticoide oder β_2-Sympathikomimetika plus DNCG/Ketotifen*	β_2-Sympathikomimetika plus inhalative Glucocorticoide plus Theophyllin oder β_2-Sympathikomimetika plus DNCG plus Theophyllin	β_2-Sympathikomimetika plus Theophyllin plus inhalative Glucocorticoide plus orale Glucocorticoide

* bei Allergie

69

Tabelle **16** Stufentherapie bei chronischer Bronchitis

1. Stufe	2. Stufe	3. Stufe	4. Stufe
β₂-Sympathikomimetika	β₂-Sympathikomimetika plus Theophyllin oder β₂-Sympathikomimetika plus inhalative Glucocorticoide oder β₂-Sympathikomimetika plus Parasympathikolytika	β₂-Sympathikomimetika plus Theophyllin oder (und) Parasympathikolytika plus inhalative Glucocorticoide	β₂-Sympathikomimetika plus Theophyllin oder (und) Parasympathikolytika plus inhalative Glucocorticoide plus orale Glucocorticoide

* bei Allergie

Inhalationsbehandlung

Bei der Inhalation sollen kleinste Partikel von 1−6 μm Durchmesser lokal im Bronchialsystem wirken. Hierbei werden überwiegend Cortikoide, Sympathikomimetika und Parasympathikolytika eingesetzt.
Diese Substanzen werden vorzugsweise über Dosieraerosole appliziert und sind lokal wirksam. Dadurch liegen die Dosen meist um den Faktor 10 unter den systemischen Dosen. Die Inhalationstechnik muß geübt werden. Von verschiedenen Firmen liegen geeignete Hilfsgeräte vor, damit der Sprühstoß nicht die Mundschleimhaut trifft und mit dem Speichel geschluckt wird. Bei den inhalativen Kortikoiden soll durch die Inhalierhilfen die orale Deposition vermieden und somit auch die Gefahr der Candidiasis reduziert werden.
Lösungen von Salzen, Mukolytika und Expektoranzien dienen oft als Träger für o. a. Medikamente. Subjektiv angenehm, ist der klinische Wert nicht objektiviert. Die klinische Erfahrung spricht für einen gewissen Nutzen bei Patienten mit Schwierigkeiten bei der Expektoration und schwerer Obstruktion. Ob diese Lösungen dabei mittels Kompressor oder Ultraschall vernebelt und aktiv inhaliert werden oder passiv mittels intermittierender Überdruckbeatmung (IPPB) appliziert werden, ist wahrscheinlich gleichwertig, wenn auch der klinische Eindruck gerade in Problemfällen für eine Überlegenheit von IPPB spricht. Längerfristig soll gerade IPPB bei schweren Fällen die Lungenbelüftung mit pulmonalem Gesamtaustausch und die Hämodynamik des Lungenkreislaufes günstig beeinflussen. Durch Stenoseatmung wird insbesondere der exspiratorische Kollaps der Atemwege verhindert.

Operative Therapie

- Bei Atemwegserkrankungen ist weder durch Exstirpation des Glomus caroticum noch durch Nervenzerschneidung, noch durch irgendein anderes Verfahren eine langfristige Beeinflussung, die über einen Placeboeffekt hinausgeht, gesichert.

Kur- und Klimatherapie

- Atemwegsheilklima existiert nicht.
- Hauptwert in Therapieoptimierung, Erlernung von Drainage- und Atemübungen, Herausnahme aus häuslichem Milieu. Erlernung einer therapeutischen Disziplin.

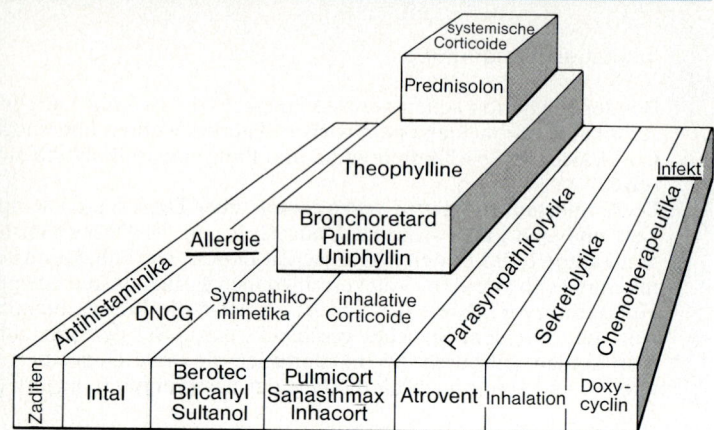

Abb. **13**   Kombinierte Atemwegstherapie (Beispiel).

Beatmung

- Beatmungsindikationen sind
  - Koma oder Apnoe,
  - zunehmende Erschöpfung,
  - Atemdepression unter Sauerstoffzufuhr,
  - Hypoxämie trotz Sauerstoffzufuhr.
  (S. a. Kapitel Respiratorisches Versagen S. 247.)

Sauerstofftherapie

- Bei akuter Hypoxämie (P_{aO_2} < 55 mmHG) Sauerstoff über Nasensonde (1–2–4 l/min). Dosierung nach subjektivem Empfinden und möglichst Blutgasanalyse (P_{aO_2} > 60 mmHg).
- Bei akuter Verschlechterung bereits vorher hypoxischer Patienten besteht eine rel. hohe Toleranz gegenüber niedrigen P_{aO_2}- und hohen P_{aCO_2}-Werten. Wichtig ist der Anstieg des P_{aO_2}, notfalls unter Inkaufnahme des P_{aCO_2}-Anstieges, wobei Anstiege von 10 mmHg P_{aCO_2} problemlos vertragen werden.
- Bei chronischer Hypoxämie s. Kap. Respiratorisches Versagen S. 247.

Definition

Akut verlaufende meist infektiöse Entzündung im Lungenparenchym mit Befall der Bronchioli respiratorii, Alveolärgänge, Alveolarsäcke und Alveolen. In Einzelfällen gibt es chronische Pneumonien (oft Fehldiagnose bei Bronchialkarzinom).

Pathogenese

Ursächlich für Pneumonie sind:
- Viren und virusähnliche Erreger,
- Bakterien,
- Pilze,
- sonstige Ursachen.

Nach ätiopathogenetischen Gesichtspunkten unterscheiden wir
- primäre von sekundären Pneumonien (primäre Pneumonien befallen zuvor gesunde Personen, während Pneumonien, die einen vorgeschädigten Organismus treffen, als sekundär bezeichnet werden);
- Pneumonien außerhalb des Krankenhauses − „häusliche Pneumonien" „community acquired" genannt − von solchen, die innerhalb des Krankenhauses „hospital acquired" erworben wurden.
- Das Erregerspektrum bei Pneumonien unterscheidet sich erheblich in Abhängigkeit von diesen Faktoren (Tab. 17).

Tabelle 17   Erregerspektrum bei Pneumonien

Form	Wahrscheinlicher Erreger
❶ Primäre Pneumonie zu Hause	Streptococcus pneumoniae Haemophilus influenzae
Lobär	Streptococcus pneumoniae Mycoplasma pneumoniae
❷ Sekundäre Pneumonie zu Hause (inklusive Grippepneumonie)	wie ❶ sowie Staphylococcus aureus und Klebsiella pneumoniae
❸ Primäre Pneumonie im Krankenhaus	wie ❷
❹ Pneumonie bei antibiotischer Vorbehandlung oder bei Risikopatienten im Krankenhaus	wie ❸ sowie zunehmend Pseudomonas aeruginosa, Enterobacter und Proteuskeime

- Gewisse Rückschlüsse über die Erreger läßt auch die röntgenmorphologische Ausdehnung zu: Lobärpneumonien sind häufig durch Streptococcus pneumoniae oder Mycoplasma pneumoniae bedingt. Flächenhafte Ausdehnung der Infiltrate spricht für virale Genese. Für abszedierende Pneumonien sind oft Staphylokokken, Klebsiellen oder Anaerobier ursächlich.

Symptome

- Fieber, Schüttelfrost,
- Husten, Auswurf,
- Luftnot, Thoraxschmerzen.

Diagnostik

(Tab. **18**)
- *Klinik:* Perkutorisch gedämpfte Lungenbezirke mit feuchten Rasselgeräuschen. Evtl. Hinweise für Erguß.
- *Laboratoriumsbefunde:* BSG-Beschleunigung, Leukozytose und Linksverschiebung.
- *Röntgenaufnahme* des Thorax: Mehr oder weniger ausgedehnte Infiltrate, die zu einer Volumenvermehrung des betroffenen Bereiches führen, während Atelektasen (meist tumorbedingt) durch eine Volumenverminderung gekennzeichnet sind. Dabei Verziehung des Mediastinums.
  Bei Infiltraten bleiben Bronchien luftgefüllt; positives Bronchopneumogramm auf der Schichtaufnahme, während Bronchien bei Atelektasen nicht sichtbar sind.
- Sputumdiagnostik, Untersuchungen von Komplementbindungsreaktionen sowie Bronchoskopie inkl. bronchoalveolärer Lavage, die zur Erregererfassung sehr wichtig ist, bei primären häuslichen Pneumonien nicht erforderlich, in allen anderen Fällen oft auch zur Abgrenzung gegen Tumor und Tb nötig.

Tabelle **18** Standarddiagnostik bei Pneumonien

1. Anamnese und klinischer Befund
2. Laboratoriumsuntersuchung: – Blutsenkungsgeschwindigkeit   – großes Blutbild   – bakteriologische Sputumuntersuchung bei eitrigem Sputum
3. Röntgenaufnahme der Thoraxorgane in 2 Ebenen
4. Spezialuntersuchungen: – Bronchoskopie in unklaren Fällen   – Kälteagglutinine bei Verdacht auf Viruspneumonie

Differentialdiagnose

- Bei therapierefraktärem Verlauf liegt oft ein Karzinom oder eine Tuberkulose zugrunde, radiologisch Volumenvermehrung bie bronchioloalveolärem Karzinom möglich.
- Chronische Pneumonie überwiegend Fehldiagnose (Karzinom). Diagnose erst zulässig nach operativer Entfernung des Herdes und histologischer Untersuchung. Begriff fälschlich allerdings auch benutzt für fibrosierende Alveolitis (s. S. 141).

Therapie

(Allgemeine Richtlinien)

- *Primäre „häusliche" Pneumonie:* meist durch Streptococcus pneumoniae, Haemophilus influenzae, Viren oder Mycoplasma pneumoniae: Tetracycline (z. B. 2mal 100 mg Doxycyclin) (alternativ Erythromycin, Cotrimoxazol, Amoxicillin).
- *Sekundäre „häusliche" Pneumonie:* zusätzlich Staphylococcus aureus und Klebsiella pneumoniae als Erreger: orales Cephalosporin (z. B. 1,5 g Panoral oder Zinnat) (alternativ wie oben).
- *Primäre Krankenhauspneumonie:* Erreger wie zuvor: i.v. Cephazolin (z. B. 3mal 2 g Gramaxin oder Elzogram) (alternativ wie oben).
- *Sekundäre Krankenhauspneumonie:* nach antibiotischer Vorbehandlung oder bei Risikopatient, Erreger zunehmend Staphylococcus aureus, Pseudomonas aeruginosa, Enterobacter und Proteus: Ureidopenicillin (z. B. Pipril) oder modernes Cephalosporin (z. B. Claforan) + Staphylokokkenpenicillin (z. B. Staphylex) + Aminoglycosid (z. B. Refobazin).
- *Pneumonie bei immungeschwächten Patienten* (s. S. 117).
- *Pneumonie mit bekanntem Erreger:* gezielte Therapie, keine Monotherapie mit Aminoglykosiden.
- *Symptomatische Behandlung:* Bettruhe, Atemgymnastik, ggf. Schockbehandlung und Beatmung. Broncholytische Therapie (s. S. 62).

Prognose

Abhängig vom Alter, Allgemeinzustand, Keim und Schwere der Erkrankung. 80% Letalität bei alten Patienten mit ausgedehnten Pneumonien durch „Hospitalkeime".
4% Letalität bei Patienten unter 40. Lebensjahr mit Pneumokokkenpneumonie.

Definition und Pathogenese

Pneumonie durch Viren und virusähnliche Erreger, im Gegensatz zu den typischen Pneumokokkenpneumonien. Haupterreger s. Tab. 19.

Symptome

- oft endemisch.
- jüngere Personen in Gemeinschaftsunterkünften,
- Fieber ohne Schüttelfrost,
- Husten und Thoraxschmerzen,
- Kopfschmerzen.

Diagnose

- *Klinik:* oft normal, gelegentlich Hinweise für Lungeninfiltrat oder Erguß.
- *Laboratoriumsuntersuchungen:* BSG und Leukozytenzahl sehr uncharakteristisch von normal bis hochpathologisch. Oft Kälteagglutinine nachweisbar, KBR in 50% positiv. Wichtig KBR auf Mycoplasma pneumoniae, Influenza und Parainfluenza. Untersuchungen unterbleiben meist aus Kostengründen.
- *Röntgenaufnahme* des Thorax:
  - Diffuse oder lokalisierte retikulonoduläre Zeichnungsvermehrung,
  - selten Rundherde, gelegentlich lobärer Befall,
  - Hilusschwellung,
  - Pleuraergüsse,
  - Atelektasen.
- Diagnose meist aufgrund des klinischen Bildes.

Tabelle **19** Erreger atypischer Pneumonien

❶	Mycoplasma pneumoniae	30–60% (endemisch)
❷	Viren	25–70% (epidemisch)
	Adenoviren	5% (sporadisch) bis 50% (epidemisch) besonders bei Heranwachsenden
	Grippeviren (Influenza)	selten primär viral, meist sekundär bakteriell
	Parainfluenzaviren	0–5%, bei Kindern bis 20%
	RS-Viren	nicht bei Erwachsenen, bis 30% bei Kleinkindern
❸	Ornithose	selten, endemisch
❹	Q-Fieber	selten, endemisch
❺	Ungeklärt	40–50%

Pneumonien
Primär atypische Pneumonien

Differentialdiagnose

in Abhängigkeit von Röntgenbild und Klinik:
- Miliartuberkulose, Sarkoidose,
- bakterielle Lobärpneumonie,
- fibrosierende und allergische Alveolitis.

Mykoplasmenpneumonie

Definition

Pneumonie durch Mycoplasma pneumoniae, recht häufig, besonders im Winter.

Symptome

- Nach 4−10 Tagen erkranken etwa 5−30% der meist jugendlichen Kontaktpersonen in Endemiegebieten mit Husten und Auswurf.
- Kontinuafieber über 39 °C für einige Tage, Schüttelfrost.
- Beschwerden wie bei Infekt der oberen Luftwege („Erkältung").

Diagnostik

- *Klinik:* Meist unauffällig, s. a. primär atypische Pneumonie.
- *Laboratoriumsuntersuchung:* Wie primär atypische Pneumonie.
- *Röntgen*veränderungen wie o. a., gegenüber Klinik radiologische Veränderungen verzögert. Abklingen in einigen Tagen bis Wochen.
- Diagnose durch KBR mit 4fachem Titeranstieg in 1−2 Wochen. Titer über 1:256 ist sehr suspekt. Direkter Nachweis im Rachenspülwasser.

Komplikationen

Enzephalitis, Hämolyse, Thrombozytopenie, Myo-Pankarditis. Gelenkschwellungen mit Erythema multiforme (Stevens-Johnsson).

Therapie

Tetracycline oder Erythromycin.

Pneumonien durch Adeno-, Influenza-, Parainfluenza- und RS-Viren

Definition

Pneumonien durch verschiedene Viren, sehr häufig in der Praxis, oft im Einzelfall nicht nachgewiesen.
Adeno- und Grippeviren beim Erwachsenen, Parainfluenza- und RS-Viren bei Kindern. Grippeviruspneumonie oft sekundär bakteriell superinfiziert und gelegentlich von hoher Letalität in den typischen Grippejahren.

Symptome

- S. primär atypische Pneumonie

Diagnostik

- Diagnose Viruspneumonie häufig Verdachtsdiagnose (Fieber, pathologisches Röntgenthoraxbild, Besserung in wenigen Tagen). Komplementbindungsreaktionen leider recht teuer, daher selten untersucht.

Therapie

Rein symptomatisch, prophylaktisch Amantadin (Influenza A) und Grippeschutzimpfung.

Zytomegalievirus-Pneumonie

Serologische Untersuchungen auf Zytomegalieviren (CMV) sind bei 80% aller Menschen positiv. Bei Erwachsenen mit Störungen des Immunsystems (Leukose, Immunsuppression, AIDs u. a.) kann es zu einer akuten interstitiellen Pneumonie durch diese Viren kommen. Recht häufig nach Nierentransplantation.

Symptome

- Dyspnoe, Zyanose, Husten, Auswurf.

Diagnostik

- *Klinik:* Fieber, Hepatomegalie, Lymphknotenvergrößerung.
- *Laboratorium:* Lymphozytose, gelegentlich Eosinophilie, Anämie.
- *Röntgenaufnahme* des Thorax: Ausgedehnte weiche Zeichnungen mit Verlust der Parenchymstrukturen. Selten Pleuraergüsse.
- *Serologische Teste* sind positiv (Titeranstieg).
  Daher Titerbestimmung vor Transplantation üblich.

- Diagnose auch über Histologie und Zytologie bei Bronchoskopie (unzuverlässig).

Differentialdiagnose

Bei immungeschwächten Patienten Abgrenzung gegenüber Pneumonien anderer Erreger (Pneumocystis carinii, Mykobakteriosen, Pilzen).

Therapie

Symptomatisch, evtl. Ganciclovir.

Andere Viruspneumonien

Neben den bereits erwähnten Krankheitsbildern gibt es auch bei folgenden Viruskrankheiten Pneumonien:
- Masern, meist bakterielle Superinfektion,
- Coxsackie (Bornholmer Krankheit = Pleurodynie und Erkältung),
- ECHO-Viren,
- Varizellen, gerade bei Erwachsenen,
- Variola,
- Epstein-Barr-Mononukleose.

Q-Fieber

Definition

Q-Fieber (Query oder Queensland fever) durch Rickettsia burneti, in Haaren von Rindern und Schafen.

Symptome

- Nach Verarbeiten von infizierten Fellen oder Trinken infizierter Milch 2−3 Wopchen später meist endemisch; rascher Fieberanstieg und Kopfschmerzen. Teilweise Husten/Auswurf, teilweise Erbrechen, Durchfall.

Diagnostik

- *Klinik:* oft unauffällig. Leber in 30% befallen, Splenomegalie, Karditis, Enzephalitis möglich.
- *Röntgenaufnahme* des Thorax: homogene milchglasartige Trübung
- KBR positiv ab 2. Woche.

Prognose

Sehr protrahierte Rekonvaleszenz, ansonsten meist gute Prognose.

Therapie

Tetracycline.

Ornithose (Psittakose)

Definition

Pneumonie durch Chlamydia psittaci, von Vögeln übertragen.

Symptome

- 1–2 Wochen nach Kontakt Kopfschmerzen mit meningitischen Zeichen, Gliederschmerzen, typhöse Zustände möglich. Leber- und Milzbeteiligung, periphere Lymphome.

Diagnostik

- *Röntgenbild* der Thoraxorgane: meist milchglasartige Verdichtungen im Sinne einer Wanderpneumonie.
- KBR positiv mit Titeranstieg.
- Erregernachweis im Sputum nach 2 Wochen, im Blut in den ersten Tagen.

Prognose

Kritisch, Letalität zwischen 5–40%.

Therapie

- Tetracycline.

Definition

Infektiöse Lungenparenchymerkrankungen durch grampositive und gramnegative Bakterien.

Klassische lobäre Pneumokokkenpneumonie

Definition und Pathogenese

Möglicherweise nach viralen Infekten als Wegbereiter kann aus den überall vorhandenen Streptococcus pneumoniae ein pathogener Keim werden, der zu einer auf einen Lappen begrenzten Pneumonie führt.

Symptome

- Plötzlich Schüttelfrost und Fieber, oft Jugendliche.
- Husten, oft mit blutigem Auswurf, Atemnot. Pleuraschmerzen, abdominelle Spannungen.
- Herpes labialis.

Diagnostik

- *Klinik:* lokalisierte Dämpfung, Rasselgeräusche.
- *Laboratoriumsuntersuchung:* hohe BSG-Beschleunigung und Leukozytose, Linksverschiebung.
- *Röntgenaufnahme* des Thorax: lobäre Verschattung, segmentaler Befall.
- Bakteriennachweis im Sputum und Blut (40% positiv).
- Serologischer Nachweis möglich.

Differentialdiagnose

Lobäre Pneumonie durch Mykoplasmen und Klebsiellen mit meist protrahiertem Verlauf.

Therapie

Penicillin, alternativ Cephalosporine, Erythromycin.

Prognose

Früher Sterblichkeit bei 70%, heute zwischen 3% (jüngere Patienten) und 15% (über 65. Lebensjahr).

Staphylokokkenpneumonie

Oft durch moderne Antibiotika selektionierter Keim, der zunehmend Erreger von Hospitalpneumonien wird, selten primärer Erreger einer Pneumonie.

Symptome und Diagnostik

- Wie klassische Pneumokokkenpneumonie.
- Auffällige Neigung zu Abszedierung.

Therapie

Nach Antibiogramm. Bei Abszeß konservativ über Wochen, dann evtl. chirurgische Sanierung.

Streptococcus-pyogenes-Pneumonie

Gelegentlich Bronchopneumonie oder Lobärpneumonien durch diesen Keim.

Diagnostik und Therapie

Wie bei Pneumokokkenpneumonie.

Haemophilus-influenzae-Pneumonie

Wichtiger Erreger primärer und sekundärer (chronische Bronchitis) Pneumonie, die klinisch das Bild einer Bronchopneumonie bieten.

Symptome

- Fieber, Husten, Atemnot.

Diagnostik

- *Klinik:* Basale Rasselgeräusche.
- *Röntgenaufnahme* des Thorax: Breite peribronchiale Infiltrationen.
- *Laboratoriumsuntersuchungen:* BSG-Beschleunigung. Leukozytose, Linksverschiebung.
- Diagnose durch bakteriologische Sputumuntersuchung.

Therapie

- Amoxicillin, Tetracyclin oder Cotrimoxazol.

Legionärskrankheit

Pneumonie durch Legionella-Spezies. Angeblich zunehmende Bedeutung als primäre und sekundäre Pneumonie.

Symptome

- Ähnlich atypische Pneumonie (s. S. 77) − oft auch Durchfälle. Thorax- und Gliederschmerzen.
- Gelegentlich endemische Situation.

Diagnostik

- *Klinik:* stark beeinträchtigter Patient, oft an Durchfällen leidend.
- *Röntgenaufnahme der Thoraxorgane:* lobäre oder großflächige Infiltrationen.
- *Labor:* Entzündungszeichen.
- *Diagnose:* Schwierig, da direkter Nachweis problematisch. Positive KBR. Antigennachweis im Bronchialsekret und/oder im Urin.

Differentialdiagnose

Pneumonien anderer Genese.

Therapie

Erythromycin.

Prognose

40% Letalität.

Sonderform: Pontiac-Fieber

Wahrscheinlich häufige, jedoch mitigierte Form der Legionärskrankheit.

Pneumonie durch gramnegative Stäbchen

Pathogenese

Pseudomonas aeruginosa, Escherichia coli, Serratia, Klebsiellen, Enterobacter und Proteusgruppe sind heute die typischen Erreger von sekundären Pneumonien zu Hause und im Krankenhaus, insbesondere nach einer antibiotischen Vorbehandlung.

Symptome

- Häufig ältere hospitalisierte Patienten unter Antibiotika, schwerwiegende andere Krankheiten.
- Zunehmender Husten, Fieber, Pleuraschmerzen, Hämoptyse.

Diagnostik

- *Klinik:* Meist uncharakteristisch, gelegentlich umschriebene Dämpfung (basal) über der Lunge mit Rasselgeräuschen.
- *Laboratoriumsuntersuchungen:* BSG-Beschleunigung und Leukozytose, Linksverschiebung.
- *Röntgenaufnahme* bei Thorax: Meist basal bronchopneumonische Infiltrate.
- *Mikrobiologische Untersuchung* von Sputum: Unzuverlässig: Untersuchung von transtrachealem Sekret oder bronchoskopisch gewonnenem Sekret diagnostisch wesentlich hilfreicher und oft entscheidend für gezielte Therapie.
  Wichtig ist reproduzierter Keimnachweis im Sputum oder Bronchialsekret sowie Keimnachweis im Blut.

Differentialdiagnose

Initial Pneumonien durch Staphylokokken und Anaerobier oft nicht ausschließbar, daher Therapie auch diese umfassend.

Therapie

- Initiale „blinde" Kombinationsbehandlung mit Ureidopenicillin (Pipril) oder Cephalosporin (Claforan, Fortum) + Aminoglykosid (Gernebcin) + evtl. Metronidazol (Clont) bei Anaerobierverdacht. Später gezielte Therapie nach Antibiogramm.
- Intensive symptomatische Behandlung.

Besonderheiten

- Klebsiellen, Serratia und Enterobacter: Neigung zu Abszedierung und Empyembildung.
- Pseudomonas aeruginosa: häufig nach Ampicillintherapie.
- Proteus: selten.
- E. coli: extrem selten, positives Sputum, mit E. coli meist irrelevant.
- Bacteroides-Spezies (Anaerobier): Perakute Lungengangrän oder chronisch abszedierende Aspirationspneumonien, sekundäre Pneumonien, oft nach Abszeß oder Emphyem. Meist in Bedeutung überschätzt und durch primäre Antibiotikatherapie ausheilend.

Weitere seltene bakterielle Pneumonien

- *Tularämie,* mit Lungenbefall nach Inhalation.
- Brucellen, selten mit Pneumonie (Husten, Hämoptoe, homogene ovale Herde).
- *Neisserien,* vereinzelt publiziert.
- *Leptospirosen* befallen im Rahmen der generalisierten Erkrankung auch Lunge.
- *Pertussis:* Bei Keuchhusten Bronchopneumonie.

Diagnostik

Mikrobiologisch (Erregernachweis, KBR).

Alle in Europa vorkommenden Pilzerkrankungen sind dadurch gekennzeichnet, daß parasitär überall vorkommende Pilze pathogen werden. Außereuropäische Pilze sind teilweise obligat pathogen. Vorkommende Pilzerkrankungen:

- Candidamykose
- Kryptokokkose
- Aspergillose
- Histoplasmose
- Kokzidioidomykose
- Blastomykose

Bei den europäischen Pilzen ist Voraussetzung, daß das Immunsystem durch Erkrankung oder Therapie (Zytostatika, Strahlen, Breitbandantibiotika, Corticoide) gestört ist. Primäre Pilzpneumonien kommen in Europa praktisch nicht vor.

Candidamykose (Moniliasis)

Pilz bei etwa 20% der Normalbevölkerung und 50% aller Corticoidbehandelten Personen im Sputum nachweisbar, ohne daß klinische Relevanz besteht. Echte Pneumonien sehr selten, meist Fehldiagnose durch Überbewertung von Sputumbefunden.

Symptome

- Beschwerden primär vorwiegend in Mundhöhle und Rachen lokalisiert, später Fieber, Atemnot, Husten.
- Zuvor erfolgte Corticosteroid- oder Antibiotikatherapie.
- Schweres neurologisches Leiden.

Diagnostik

- Mehrfacher Nachweis von Candida im Sputum (mindestens 10^6 Keime/ml Sputum), Candidanachweis im Bronchialsekret. Meistens handelt es sich um eine Kolonisation und nicht um eine Infektion, d. h., Candidapilze leben im Atemtrakt, ohne daß ihnen eine pathogene Bedeutung zukommt.
- Immuninkompetenter Patient (Systemerkrankung, Zytostase, AIDS, neurologische Erkrankung).
- Röntgenaufnahme der Thoraxorgane: segmentale inhomogene Infiltrationen.
- Positive Blutkulturen und Nachweis von Antikörpern (sehr wichtig).

Prognose

Schwere Pilzpneumonien werden nur selten überlebt.

Therapie

Amphotericin B und Flucytosin (Ancotil) in Kombination. Amphotericin nephrotoxisch, vorsichtig einschleichend dosieren, nach Testdosis von 1 mg $1/2-1/3$ der üblichen Dosis (0,1–0,3 mg/kg pro die) bei Kombinationen mit Ancotil, das normal dosiert wird (150 mg/kg pro die in 4 Dosen bei normaler Nierenfunktion). Im Zweifelsfalle Plasmaspiegelbestimmung. Bei Kreatininwerten über 2 mg% Dosisintervall verlängern.
Reservemittel Miconazol (Daktar), Ketonazol (Nizoral).

Kryptokokkose

Seltene, häufig klinisch stumme Erkrankung durch Cryptococcus neoformans. Bietet Bild wie Tb, Karzinom oder chronische Pneumonie; wird im Rahmen der *Diagnostik* (mikrobiologischer Nachweis von Cryptococcus neoformans im Bronchialsekret) erfaßt. Extrem selten.
Unbehandelt binnen 1 Jahr letal.
Therapie operativ und anschließend Amphotericin B mit Flucytosin (s. o.).

Aspergillose

Der Schimmelpilz Aspergillus – vorzugsweise Aspergillus fumigatus – kann in der Lunge als Saprophyt, als Allergen (Typ I und Typ III) und als invasiver Erreger auftreten. Die Pilzhyphen können sich dabei in präformierten Höhlen (z. B. Tb-Kavernen) zu einem *Aspergillom* versammeln oder bei immuninkompetenten Patienten multiple Granulome *(invasive Aspergillose)* bilden, die zu einem rasch progredienten Leiden führen und in die *Aspergillenpneumonie* übergehen können. Der Schimmelpilz kann des weiteren als Allergen ein Typ I *allergisches Asthma* (s. dort) und eine Typ III *allergische Alveolitis* (s. S. 144) auslösen. Die Kombination einer Typ-I und -III-Allergie bedingt das Krankheitsbild der *allergischen bronchopulmonalen Aspergillose (ABPA)* (s. S. 148). Die verschiedenen Aspergillen assoziierten Erkrankungen unterscheiden sich labormäßig durch spezielle Testmuster (Tab. 20).

Aspergillenpneumonie

Symptome

- Langsamer Beginn mit Fieber, Atemnot, Husten.
- Schwerkranke Patienten mit Zeichen des pulmonalen Infektes.

Tabelle **20** Krankheiten mit Aspergillenbeteiligung (Gesamt-IgE [IgE], allergospezifische IgE-Antikörper [RAST], IgG-spezifische Antikörper [GAK] und präzipitierende Antikörper der IgG-Klasse vom verzögerten Typ [III])

	IgE	RAST	GAK	III
Aspergillom	–	–	+	+
Pneumonie	+	–	+	+
Asthma	+	+	+	–
Alveolitis	–	–	+	+
ABPA	++	++	+	+

- Typ bei septischer Granulomatose: angeborene Leukozytenunterfunktion mit rezidivierenden bakteriellen Pneumonien. Therapie und Prophylaxe mit Langzeittherapie von Cotrimoxazol.

Diagnostik

- *Röntgenaufnahme des Thorax:* uncharakteristisch fleckförmige Infiltrate.
- Sputum- und Bronchialsekretuntersuchung mit Aspergillennachweis sichern Diagnose.
- Nachweis gelegentlich in transbronchialer oder offener Biopsie.
- Oft positive serologische Teste.

Therapie

- Amphotericin B mit Flucytosin (s. o.), evtl. lokal Nystatin.

Aspergillom

Hyphenansammlung in präformierten Höhlen (Tb, Abszeß, Karzinom, Emphysemblasen).

Symptome

- Häufig keine, gelegentlich Hämoptoe.

Diagnostik

- Röntgenaufnahme des Thorax zeigt einen beweglichen runden Körper in einer Höhle (fast pathognomonisch).
- Bronchoskopie ergibt gelegentlich den Hyphennachweis.

Therapie

- Drainagebehandlung. Ein Teil der Myzetome wird spontan abgehustet.
- Operative Sanierung (Therapie der Wahl), wenn möglich.
- Therapie mit Amphotericin B und Flucytosin ist wirkungslos.

Außereuropäische Pilzpneumonien

Heute durch Reisende möglich.

Histoplasmose

Erkrankung an Histoplasma capsulatum, vorzugsweise in Nordamerika.

Symptome

- Oft uncharakteristisch, ähnlich Tuberkulose.

Diagnostik

- *Klinik und Laboratoriumsuntersuchungen:* Je nach Ausdehnung und Aktivität:
  - Lymphknotenbefall aller Stationen möglich, inkl. Mediastinum.
  - Perikarditis, Ösophagusverschluß, Vena-cava-superior-Verschluß, Verschluß der Lungengefäße.
- *Röntgenaufnahme des Thorax:*
  - Benigne Form: kalzifizierter Knoten als Zufallsbefund.
  - Pneumonische Form mit homogenen Verdichtungen, Herdbildung (Histoplasmoma) in Unterlappen.
  - Akutes noduläres Krankheitsbild ähnlich Miliartuberkulose.
  - Multiple umschriebene Herde besonders in den Oberlappen.
  - Höhlenbildung bei Männern mit Emphysem.
- Die Histoplasmose ist in vielem der Tb sehr ähnlich, daher gleichsinnige Diagnostik.
- Direkter Erregernachweis in Sputum und Knochenmark.
- Auch Histologie oft hilfreich.
- Basis der exakten Diagnose ist bei der Vielfältigkeit des Krankheitsbildes die Serologie mit verschiedenen Testen. Auch existiert ein Hauttest ähnlich den Tuberkulintesten.

Therapie

Amphotericin B.

Kokzidioidomykose

Definition

Infektion mit Coccidioides immitis. Vorkommen in USA und Sizilien.

Symptome

- Fieber, Husten, Atemnot, Hämoptoe.
- Hinweise für extrapulmonale Manifestationen (Hirn, Knochen).

Diagnostik

- *Klinik:* uncharakteristisch − Lymphknotenschwellungen, Meningitis, Osteomyelitis.
- *Röntgenaufnahme des Thorax:* Infiltrate in Unterlappen, z. T. Höhlenbildung, Pleuritis.
- Positive Sputumkultur, Hauttest.
- Typische Lungenbiopsie.
- Pathologische serologische Teste.

Therapie

Amphotericin B.

Blastomykose

Definition

Infektion des Blastomyces dermatitidis in Nordamerika oder Blastomyces brasiliensis in Südamerika.

Symptome

- Husten, Atemnot, genitourinale Reizungen.

Diagnostik

- *Klinik* und *Laboruntersuchungen:* uncharakteristisch, Hautveränderungen.
- *Röntgenaufnahme des Thorax:* Infiltrate und Knoten, Pleuraerguß.
- Positiver Sputumnachweis.
- Positive Lungenbiopsie.

Therapie

Amphotericin B, Rifampicin gegen nordamerikanische Form, Sulfonamide gegen südamerikanische Form.

Seltene Pilzpneumonien

Pilzpneumonien durch eine Reihe weiterer Pilze möglich, wie
- Mukormykose
- Geotrichose
- Sporotrichose
- Allescheriasis
- Monosporose

Aktinomykose

Definition

Actinomyces israeli als Leitkeim kann unter anaeroben Bedingungen mit Hilfe eines Begleitkeimes nach Extraktion kariöser Zähne oder bei sehr schlechter Mundhygiene zur Lungenaktinomykose führen, sehr selten. Vorkommen als zervikofasziale (häufig), pulmonale und abdominale Form.

Symptome

- Husten mit blutigem Auswurf,
- leichtes Fieber − schwere Beeinträchtigung,
- Pleuraschmerzen,
- kontinuierliches Fortschreiten ohne Halt an den anatomischen Grenzen,
- Entwicklung eines Empyems.

Diagnostik

- *Klinik:* Entsprechend der Ausdehnung mit Dämpfung über Lungen.
- *Röntgenaufnahme* des Thorax: homogene Infiltrate, Abszesse, Empyem.
- *Osteomyelitis.*
- *Laboratoriumsuntersuchungen:* BSG mäßig beschleunigt. Blutbild nur diskret verändert (Leukozytose, Anämie).
- Diagnose über histologische Befunde und/oder Erregernachweis in Empyem, Fisteleiter oder Bronchialsekret.

Therapie

Penicillin 10−20 Mio.E über 6−8 Wochen, später für weitere 6 Wochen ½ Dosis. Alternativ Tetracyclin, Erythromycin und Clindamycin. Oft auch operative Sanierung.

Prognose

Unbehandelt: Entwicklung vieler Thoraxwandfisteln, tödlicher Verlauf über 2−3 Jahre.
Behandelt: meist zu kontrollieren.

Nokardiose

Monoinfektion. Symptome und Diagnose ähnlich Aktinomykose. Therapie mit Sulfonamiden. Extrem selten.

Pneumocystis-carinii-Pneumonie

Pneumocystis carinii wird überwiegend zu den Protozoen gerechnet, in vielen Eigenschaften ist er den Pilzen ähnlich. Heute häufigster Erreger von akuten Pneumonien bei immunsupprimierten Patienten (s. S. 117), früher Erkrankung des Säuglingsalters. Klassische Pneumonie bei AIDS-Patienten.

Symptome

- Husten, Dyspnoe, Fieber, Nachtschweiß, Lymphknotenschwellung.
- Progrediente Pneumonie bei immunosupprimierten Patienten, häufig Homosexuelle, Drogenabhängige, gelegentlich Hämophiliekranke (AIDS).
- Milde bis starke Beeinträchtigung (besonders bei Säuglingen).

Diagnostik

- *Klinik:* meist uncharakteristischer Beginn, Fieber unklarer Genese bei HIV-positivem Patienten, später stärkste Beeinträchtigung mit Zyanose und Hypoxämie.
- *Röntgenaufnahme des Thorax:* perihiläre, noduläre oder retikulonoduläre Verdichtungen, später lobäre Verdichtungen.
- *Laboratoriumsbefunde:* Lymphozytopenie, oft Leukozytopenie (prognostisch sehr ungünstig), KBR positiv.
- BAL heute Standarduntersuchung. Zytologie und Lungenhistologie (transbronchiale Biopsie, offene Biopsie) erbringen Diagnose.
- In entsprechenden Fällen Befunde des AIDS (Lymphozytenunterfunktion, Antikörper), HIV (human immune deficiency virus).

Differentialdiagnose

Andere Pneumonien.

Prognose und Therapie

Ungünstig, hohe Letalität, bereits im Verdachtsfall behandeln.
Therapieempfehlung sehr stark im Fluß (Stand Frühjahr 1991).
In leichten bis mittelschweren Fällen 2×300 mg Pentamidin täglich 3 Wochen inhalieren (Erfolgsquote 60−80%, Nebenwirkung Schäden an Leber und Blutbild, Husten, Dyspnoe, metallischer Geschmack). Falls binnen 1 Woche keine Besserung sowie in schweren Fällen 4×2 g Cotrimoxazol (Erfolgsquote 75−90%). Häufig auch Sekundärinfektionen mit bakteriellen Erregern (Pneumokokken, Haemophilus influenzae).

Prophylaxe

Zur Primär- (T-Helfer-Zellen <200) und Sekundärprophylaxe (durchgemachte Pneumocystis-Pneumonie) 200 mg Pentamidin alle 2 Wochen oder 300 mg Pentamidin alle 3−4 Wochen einmal inhalieren. Senkt Inzidenzquote um 75%. Auch die Azidothymidin-Therapie (4 Wochen 1000 mg/die, 4 Wochen Pause usw.) wird empfohlen. Studien mit unterschiedlichen Dosierungen im Gange.

Toxoplasmose

Toxoplasma gondii, ein Protozoon, führt beim Erwachsenen meist nicht zu Krankheitserscheinungen, gelegentlich fieberhafte Lymphknotenschwellungen oder Hirnhautentzündung. Infektion früher meist über Katzenhaltung oder Genuß rohen Fleisches. Neuerdings häufig bei AIDS.

Symptome

- Akutes Krankheitsbild: Fieber, Lymphknotenschwellungen und evtl. Hirnhautentzündung.
- Chronisch: Lymphknotenschwellung.

Diagnostik

- *Klinik:* Lymphknotenschwellungen.
- *Laboratoriumsuntersuchungen:* meist uncharakteristisch.
- *Röntgenuntersuchung der Thoraxorgane:* diskrete interstitielle Gerüstvermehrung.
- Diagnose meist über KBR, gelegentlich über Lymphknoten-PE.

Therapie und Prognose

Nur in symptomatischen, d. h. überwiegend akuten Fällen 3−4 Wochen 25 mg Pyrimethamin (Daraprim). Ab 4. Tag zusätzlich Sulfonamide. Gelegentlich Verlauf über Jahre mit diskreten Beschwerden, meist Ausheilung.

Amöbiasis

Entamoeba histolytica als Erreger der Ruhr kann aus der Leber per continuitatem in die Lunge wandern.

Symptome

- Schmerzhafter Leberabszeß mit Fieber und Schüttelfrost.
- Pleurareiben mit Reizhusten, Pleuraempyem.
- Schokoladenartiger Auswurf.

Diagnostik

- Aufenthalt in Amöbengebiet.
- Leukozytose, BSG-Beschleunigung.
- Röntgenaufnahme des Thorax: Zwerchfellhochstand rechts, Pleuraerguß rechts, diffuse Verdichtung des rechten Unterfeldes.
- Nachweis der Amöben im Sputum oder Pleuraexsudat.
- Latenz zur Ruhr kann 30 Jahre betragen.

Differentialdiagnose

Alle konsumierenden Erkrankungen, in erster Linie Tb und Karzinom.

Therapie

Abszesse werden kombiniert durch Drainage und chirurgische Maßnahmen behandelt. Zusätzlich Emetin 1 g maximal. 1 mg/kg in 2 Dosen täglich i.m. in der 1. Woche; in der 2. Woche nur jeden 2. Tag.
Alternativ Chloroquin und Oxytetracyclin.

Pneumonien
Lipidpneumonien

Neben den endogen bedingten Cholesterin-Lipidpneumonien (idiopathisch oder bei Karzinomen, Abszessen, Infarkten) (s. S. 166) gibt es auch eine exogene Form der Lipidpneumonie, die durch Aspiration von Ölen und Fetten bedingt ist (z. B. ölige Nasentropfen, beinahe Ertrunkene).

Das Bild kann reichen von der reizlosen Einlagerung der Fette bis zur schweren hämorrhagischen Bronchopneumonie, z. T. sekundär bakteriell superinfiziert.

Symptome

- Abhängigkeit von Art und Menge des aspirierten Fettes, Husten, Fieber, häufig keine großen Beschwerden.

Diagnostik

- Röntgenaufnahmen des Thorax: diffuse herdförmige Verdichtungen in den Unterfeldern.
- Bronchoskopisch wird meist ausreichend Material zur histologischen Untersuchung gewonnen.

Differentialdiagnose

Oft sehr schwierig zu entscheiden, ob lipidspeichernde Zellen im Bronchialsekret zu endogenen oder exogenen Formen gehören. Meistens sind lipidspeichernde Zellen unspezifische sekundäre Erscheinungen ohne große klinische Bedeutung, oft im Rahmen chronischer Lungenerkrankungen (somit endogene Form).

Therapie

- Neben Reinigung mittels bronchialer Lavage nur symptomatische Behandlung möglich.

Prognose

- Abhängig vom Grad der Aspiration.

Pathogenese

Bestrahlung der Lunge führt selten zu echten Schäden. Diese hängen ab vom Lungenvolumen und von der Strahlendosis (über 20 Gy), Zeit-Dosis-Faktor (Fraktionierung führt zu besserer Verträglichkeit).
Andere hemmende Faktoren sind Corticosteroid- oder Immunsuppressivagabe.

- Strahlenschäden zunächst als akute Reaktion mit Alveolitis und interstitieller Reaktion. Später Stadium mit kompletter Fibrosierung.
- Strahlenschäden 1−6 Monate nach Bestrahlungsbeginn im Röntgenbild des Thorax auffällig.

Symptome

- Asymptomatisch.
- Langsam beginnender Husten mit Atemnot, Fieber, Dauer bis 6 Monate.

Diagnostik

- *Klinik:* meist uncharakteristisch.
- *Laboruntersuchung:* In akuten Formen Entzündungszeichen, sonst o. B.
- *Lungenfunktion:* Restriktion und Diffusionsstörung.
- *Röntgenaufnahmen der Thoraxorgane:*
  − Infiltration des bestrahlten Gebietes:
  − Später Fibrosezeichen mit Schrumpfungen.
  − Selten Pleuraergüsse.
  − Gelegentlich Perikardergüsse − oft erst mit jahrelanger Latenz.
- Diagnose meist aufgrund der Anamnese, gelegentlich endoskopische Sicherung nötig.

Differentialdiagnose

Pneumonie, maligne Grundkrankheit.

Therapie

- In akuter Phase Corticosteroide in mittlerer Dosierung (50 mg Prednison pro die, alle 3−8 Tage abbauen auf etwa 10 mg/die). Später bei Fibrose nur symptomatische Maßnahmen.

Je nach Art und Grad der Aspiration verschiedene Formen. Unterlappen rechts am häufigsten betroffen.

Aspirationsanamnese — auch bei Erwachsenen — oft stumm. Richtungweisendes Symptom dann chronischer Husten oder pathologisches Röntgenbild mit Atelektase. Oft bewährt es sich, den Fremdkörper mittels Fogarty-Katheter zu passieren, den Ballon aufzublasen und den häufig weichen Fremdkörper vor das Bronchoskop zu ziehen. Anschließend Extubation von Fogarty-Katheter, Fremdkörper und Bronchoskop in einem.

- **Feste Fremdkörper** (Zahnteile, Geflügelknochen) mit Atelektase und Retentionspneumonie.
  Therapie: sofortige Bronchoskopie mit Entfernung der Fremdkörper. Bronchoskopie mit starren Rohr in Narkose.

- **Organische Fremdkörper** (z. B. Erdnüsse, Erbsen; meist bei Kindern) geben keinen Röntgenkontrast. Röntgenaufnahme des Thorax zeigt weniger Pneumonie als Überblähung, im Spätstadium Schrumpfung (Atelektase).
  Therapie: Bronchoskopie.

- **Magensaftaspiration** (Mendelson-Syndrom): akutes toxisches Ödem durch die Magensäure in der Lunge (s. Lungenödem S. 208).

- **Große Wassermengen** führen akut ebenfalls zum Lungenödem (s. S. 208).

- **Übliche Aspirationspneumonie** unterscheidet sich von dem Lungenödem (Mendelson-Syndrom) dadurch, daß sich durch die Aspiration von nicht saurem Mageninhalt kein Ödem entwickelt, sondern im betroffenen Bereich eine Pneumonie auftritt, die zur Abszedierung neigt. Meist Mischbesiedelung.
  Diagnostik: mittels Röntgenaufnahmen und Bronchoskopie.
  Therapie: bronchoskopische Reinigung und Antibiotika (Mefoxitin als Anaerobier wirksames Cephalosporin).

- **Pneumonien nach Narkosen** sind stets aspirationsverdächtig; auch bei Alkoholisierten oder anderweitig Bewußtseinsgestörten ist davon auszugehen. Diese Aspirationen betreffen oft das apikale Unterlappensegment, das auf den normalen p.-a. Aufnahmen beim Röntgen nur schlecht beurteilt werden kann. Daher stets bei derartigen Fällen eine Seitaufnahme veranlassen.

Echinokokkus

Allgemeines

Der Hundebandwurm ist im Mittelmeerraum verbreitet. Die Eier des Hundebandwurms gelangen durch die Nahrung in den Magen-Darm-Kanal des Menschen, wo die Larven schlüpfen und via Pfortader in die Leber kommen. Von der Leber hämatogen in die Lungen als zweiten Filter. In den Organen typische Zysten. Der Echinococcus granularis (cysticus) verursacht recht große isolierte Zysten in der Lunge, während der Echinococcus multilocularis oft per continuitatem aus der Leber in die Lunge wandert und viele kleine Zysten bedingt.

Symptome

- Asymptomatisch.
- Häufig Bewohner des Mittelmeerraumes.
- Bei Ruptur über Histaminausschüttung Flush mit Dyspnoe.

Diagnostik

- *Röntgenaufnahme des Thorax:* scharfe tischtennisballgroße Rundherde.
- Vor irgendwelchen Biopsien KBR, anschließend Hauttest nach Casoni.
- Gelegentlich Nachweis im Sputum.
- Lebersonographie mit Zeichen weiterer Zysten möglich.
- Computertomographie: Zysten.

Prognose

Zysten wachsen und können spontan rupturieren, wodurch gelegentlich Selbstheilung resultiert.

Therapie

Operative Entfernung in toto, da sonst höchste Rezidivgefahr.

Andere Wurmerkrankungen

Zystizerkose, Paragonimiasis, Schistosomiasis, Pentastomiasis, Askarisinfektionen sind bei uns selten geworden. Früher häufig Ursache für eosinophile Infiltrate (S. 163).

Definition

Eitrige Einschmelzung von Lungengewebe, soweit durch pyogene Bakterien und Amöben bedingt. Tuberkulöse Nekrosen fallen nicht unter den Begriff (Kaverne).

Pathogenese

- Pneumonie (Staphylokokken, Klebsiella, Anaerobier, Retention bei zentraler Okklusion),
- Aspiration,
- Lungeninfarkt,
- zerfallender Tumor (Bronchialkarzinom),
- Trauma,
- per continuitatem von Leberabszessen,
- superinfizierte Lungenzyste oder Emphysemblase.

Symptome

- je nach Grundkrankheit,
- Fieber, Husten, Thoraxschmerzen,
- Abhusten von großen Eitermengen.

Diagnostik

- *Klinik:* uncharakteristisch.
- *Laboratoriumsuntersuchungen:* Entzündungszeichen (BSG-Beschleunigung, Leukozytose).
- *Röntgenaufnahme des Thorax,* evtl. Thorax-CT: zunächst Verschattung im befallenden Bereich, nach Kontakt mit Bronchus Hohlraum mit Spiegelbildung.
- Bronchoskopie mit gezieltem Absaugen und Probeentnahmen oft richtungsweisend.

Differentialdiagnose

- Hauptproblem ist, die Ursache des Abszesses zu ermitteln. Hier konkurrieren entzündliche Vorgänge − vorzugsweise bei jüngeren − mit mitotischen Veränderungen bei den Älteren.

Therapie und Prognose

Je nach Grundkrankheit. Bei entzündlichen Abszessen neben lokaler bronchoskopischer Reinigung langandauernde (bis zu 3 Monate) antibiotische Behandlung mit wirksamem Präparat (Antibiogramm, bei negativem Antibiogramm vorzugsweise anaerobier-
wirksames Cephalosporine (Mefoxitin oder bei oraler Therapie
Kombination eines Cephalosporins [3×0,5 g Panoral oder Zinnat]
mit Metronidazol, evtl. Staphylokokkenpenicillin). Erfolgsbeurtei-
lung der antibiotischen Therapie nach 4−6 Wochen. Chirurgische
Entfernung bei refraktärer Therapie. Prognose früher sehr schlecht
(bakterielle Metastasierung), heute meist Heilung.

Definition

Die Tuberkulose ist eine Infektionskrankheit durch Mycobacterium tuberculosis. Nach Ausrottung der Rindertuberkulose in der Bundesrepublik Deutschland spielt der bovine Typ keine Rolle bei der Primärinfektion.
Infektion meist durch Tröpfchen, selten Schmierinfektion (Laborpersonal), boviner Typ früher durch Milch.

Allgemeines

Die Tuberkulose (Schwindsucht) war um die Jahrhundertwende die Seuche ihrer Zeit und forderte jährlich 200000 Todesfälle, wobei die Hälfte der Patienten zwischen 20 und 40 Jahre war. Durch Verbesserung der Lebensbedingungen und der Hygiene ist es zur Selbsteradikulation gekommen. Die besonders empfindliche Population der 20- bis 30jährigen starb, bevor sie sich vermehren konnte. Die Chemotherapie der letzten 30 Jahre hat nur einen geringen Einfluß auf die Abnahme. Heute rechnen wir in der BRD mit jährlich 25000 Neuerkrankungen und etwa 1500 Todesfällen, die überwiegend 65 Jahre und älter sind. In Europa kommen 25−50 Erkrankungen auf 100000 Einwohner im Jahr, während in Afrika teilweise die Zahl bei 300 pro 100000 liegt.
- Nach Bundesseuchengesetz meldepflichtig bei Erkrankung und Todesfall, nicht jedoch Verdachtsfall. Lt. WHO gilt nur der Patient als infektiös und seuchenhygienisch bedenklich, bei dem im Direktpräparat säurefeste Stäbchen nachgewiesen werden. Dazu müssen etwa 5000 Bakterien pro ml Sputum vorhanden sein.
- Bei Dys- oder Asozialen vorsorgliche Meldung auch im Verdachtsfall empfehlenswert.

Pathogenese

- Nach Inhalation einer bestimmten Menge Tuberkelbakterien (ca. 5000) kommt es zur Infektion im bronchopulmonalen Bereich.
- Orale Ingestion spielte früher bei der Milch von tuberkulosekranken Kühen eine große Rolle und verursachte Tuberkulosen im Hals- und Darmbereich.
- Inokulationstuberkulose nur bei Haut- und Schleimhautverletzungen (Laboratoriumspersonal).
- Primärinfiltrat (gelegentlich mit Fieber, „Initialfieber") = Erstinfektion im Respirationstrakt durch Tropfeninfektion mit zartem Infiltrat.
- Primärkomplex: Die regionären Lymphknoten schwellen und bilden ihn mit dem Primärinfiltrat zusammen.

Tabelle 21   Neuere Geschichte der Tuberkulose

1856	Heilstättenbehandlung
24. 3. 1882	Robert Koch: Entdeckung des Mycobacterium tuberculosis. Zuvor schicksalhafte Seuche ohne rationale Diagnostik und Therapie
1894	Forlanini: Pneumothorax
1907	Pirquet: Tuberkulinprobe, Mantoux-Probe, Milchpasteurisierung
1908	Brauer und Friedrich: Thoraxplastik
1912	Sauerbruch: extrapleurale Thorakoplastik
1913	Stuertz: Phrenikusparese
1913	Tuffier und Baer: Thoraxplombe
1916	Einteilung nach Ranke
1920	Calmette und Gúerin: BCG-Impfung
1923	Röntgenreihenuntersuchung
1930	Lübecker Katastrophe. 72 Tote nach Impfung mit aktivem Keim
1938	Monaldi: Kavernendrainage – Nissen: Pneumektomie
1944	Streptomycin
1946	Paraaminosalicylsäure und Thiosemicarbozon
1950	Maurer: Kavernentamponade
1952	Isoniazid und Pyrazinamid
1952	Medikamentöse Kombinationstherapie
1955	Cycloserin
1957	Protionamid und Ethionamid
1961	Ethambutol
1968	Rifampicin

● Tuberkulinreaktion – als Zeichen der körpereigenen Abwehr – wird positiv (etwa 5–6 Wochen nach Erstinfektion) und das Primärinfiltrat bildet sich zurück. Parallel dazu kann ein Erythema und ein Initialrheumatoid auftreten.

● Diese sog. Primärtuberkulose verläuft meist asymptomatisch und wurde früher von praktisch jedem durchgemacht.

● Durch Erstinfektion mit Tuberkulinkonversion entsteht weitgehende Immunität. Somit sind spätere Tb-Erkrankungen Tuberkulinpositiver meist Exazerbationen der Erstinfektion und keine Superinfektionen, die nur bei massiver Exposition möglich ist.

● Unter Reinfektion versteht man die erneute Erkrankung eines zwischenzeitlich tuberkulinnegativ gewordenen Patienten.

● Im Anschluß an die Primärtuberkulose erfolgt die postprimäre Tb. Fortschreiten der Tb
    – hämatogen-lymphogen,
    – per continuitatem,
    – bronchogen.

● Die hämatogen-lymphogene Frühgeneralisation kann stumm verlaufen oder äußert sich als
    – Meningitis tuberculosa (ganz früh – 4 Monate),
    – Miliartuberkulose (ganz früh), oft mit Meningitis tuberculosa kombiniert,
    – Pleuritis exsudativa (3–12 Monate).

- Spätere Zeichen der Generalisation der postprimären Tuberkulose sind Befall von
- Knochen und Gelenken (1 Jahr),
- Lunge (1 Jahr)
  - kleine Flecken im Bereich der Klavikula − subprimäre Initialherde nach Malmros und Hedvall, im Rahmen der Frühgeneralisation angelegt,
  - größere Trübungen als Assmann-Frühinfiltrat,
  - in Lungenoberfeldern Simon-Herde,
- Niere (10 Jahre).
- Ausbreitung per continuitatem: vorwiegend bei schlechter Abwehrlage. Rasche Kavernenentwicklung im Bereich des Primärinfiltrats.
- Bronchogene Aussaat durch Einbruch tuberkulöser Lymphknoten in das Bronchialsystem, ebenfalls vorwiegend bei reduziertem Allgemeinzustand.

Symptome

- Je nach Organbefall und Ausdehnung.
- Lungentuberkulose häufig mit Müdigkeit, Appetitlosigkeit, Hüsteln, Gewichtsverlust, Nachtschweißen.

Diagnostik

- *Klinik:* meist uncharakteristisch.
- *Laboratoriumsuntersuchungen:* Blutbild und BSG meist normal.
- *Röntgenuntersuchung des Thorax:*
  - Primärinfiltrat,
  - Primärkomplex,
  - isolierte Lymphknotenschwellung,
  - Obstruktivinfiltrat (Epituberkulose) mit Dystelektase durch eingebrochenen Lymphknoten,
  - Schneegestöber der Miliartuberkulose,
  - Pleuraerguß bei Pleuritis,
  - Infiltrate in den Oberfeldern,
  - Rundherde bis zu 3 cm mit Kalkeinlagerung,
  - harte Streifen infolge Schrumpfung, Kavernen,
  - häufig Mischbilder von infiltrativen, exsudativen, kavernösen, produktiven und zirrhotischen Prozessen.
- Tuberkulintestung außer bei Anergie praktisch immer positiv. Ein negativer Mendel-Mantoux 1:100 macht eine Tb unwahrscheinlich. 98−99% aller Patienten mit Tuberkulose haben einen positiven MMx 1:100.
  Bei Jugendlichen ohne BCG-Impfung ist ein positiver Tuberkulintest tuberkuloseverdächtig, da spontan 80−90% negativ sind. Mit zunehmendem Alter wird die Quote der positiven höher (Abb. **14**).

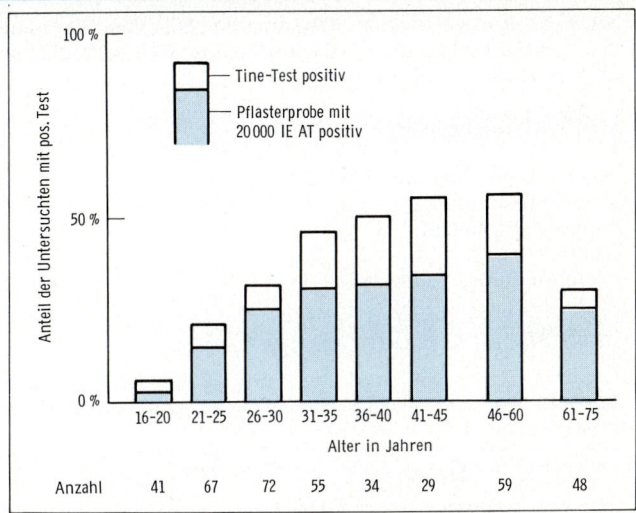

Abb. **14**   Häufigkeit positiver Tuberkulinteste in Abhängigkeit vom Alter.

Tabelle **22**   Mengenangabe (nach Gaffky)

I	1–4 Tb-Bakt. pro Präparat
II	1 Tb-Bakt. in mehreren Gesichtsfeldern
III	1 Tb-Bakt. in jedem Gesichtsfeld
IV	2–3 Tb-Bakt. in jedem Gesichtsfeld
V	4–6 Tb-Bakt. in jedem Gesichtsfeld
VI	7–12 Tb-Bakt. in jedem Gesichtsfeld
VII	viele in jedem Gesichtsfeld
VIII	zahlreich, in jedem Gesichtsfeld
IX	sehr zahlreich, in jedem Gesichtsfeld
X	enorme Zahl, in jedem Gesichtsfeld

- Nachweis von Mycobacterium tuberculosis sichert die Verdachtsdiagnose durch Untersuchung von Sputum und/oder Magensaft (Mengenangabe nach *Gaffky*) (Tab. 22).
- Falls Sputum und/oder Magensaft negativ, Bronchialsekret untersuchen.
- Bei Pleuraerguß mehrfach punktieren, um Kultur anzulegen (Ausbeute etwa 50 %). In Zweifelsfällen Thorakoskopie/Pleurabiopsie.
- Zur Sicherung der Diagnose Tuberkulose gehört der bakeriologische Nachweis.
- Histologischer Nachweis epitheloidzelliger Granulome mit Verkäsung (Bronchoskopie, Thorakoskopie bei Ergüssen), meist bei Tb.
- Diagnose anderer Organtuberkulosen (Niere, Knochen etc.) bakteriologisch und histologisch.

105

● Nur ausnahmsweise ohne Sicherung der Diagnose Therapie einlei-
ten, um aus Verlauf die Verdachtsdiagnose wahrscheinlicher zu machen (Diagnose ex juvantibus).

Differentialdiagnose

● Unspezifische Pneumonien,
● Bronchialkarzinome,
● Lungenmetastasen,
● Sarkoidose,
● Pneumokoniose (Silikose).

Therapie

Tabelle **23**   Gängige Antituberkulotika (Auswahl). Dosierung für Kinder und
Erwachsene bei täglicher Einnahme

Antituberkulotikum	Kinder und Erwachsene mg/kg KG	Erwachsene Tagesdosis	
Isoniazid	5		300 mg
Rifampicin	10	<50 kg	450 mg
		>50 kg	600 mg
Pyrazinamid	25–35	<50 kg	1,5 g
		>50 kg	2,0 g
		>75 kg	2,5 g
Streptomycin	15–20	<50 kg	0,75 g
		>50 kg	1,0 g
Ethambutol*	25 zwei Monate später 20		0,8–2,0 g
Protionamid	5–15		0,5–1 g
Terizidon			0,75–1 g

* Nicht für Kinder unter 10 Jahren

Dosierung der Antituberkulotika für Kinder und Erwachsene, deren Dosierung
bei intermittierender Gabe von der bei täglicher Gabe abweicht

Antituberkulotikum	Kinder mg/kg KG	Erwachsene mg/kg KG	Tagesdosis mg
Isoniazid	15	15	900
Rifampicin	15	10	450–600 (600–900)

RMP soll 1 Stunde vor dem Frühstück, EMB nach dem Frühstück eingenommen
werden. INH soll nach dem Essen genommen werden.

- Initialphase über 2−3 Monate als Dreier- oder Viererkombination von Antituberkulotika, anschließend Stabilisierungsphase $1/2$−1 Jahr.
  Mögliche Behandlungsregime s. Tab. **24, 25**. Bei der frisch entdeckten unkomplizierten Tuberkulose reicht die 6 Monate lange Therapie.

Tabelle **24**   6-Monats-Regime

Initialphase 2 (−3) Monate	Stabilisierungsphase 4 Monate
INH, RMP, PZA, SM oder EMB tägl. INH, RMP, PZA, SM oder EMB tägl.	INH, RMP tägl. INH, RMP 2−3mal pro Woche

Tabelle **25**   9-(−12)Monats-Regime

Initialphase 2 (−3) Monate	Stabilisierungsphase 7 (−10) Monate
INH, RMP, EMB tägl. INH, RMP, SM tägl. INH, RMP, EMB oder SM tägl.	INH, RMP tägl. INH, RMP tägl. INH, RMP 2−3mal pro Woche

- Initialbehandlung mit Zweierkombination obsolet.
- Auch Verdachtsfälle müssen mit Dreierkombinationsbehandlung über mindestens 6 Monate behandelt werden.
- Stationäre Behandlung bei beeinträchtigten Patienten und bei offenen Patienten (Direktpräparat), da diese seuchenhygienisch bedenklich.
  Auch zur intensiven i.v. Initialtherapie über 4−6 Wochen.
- Ansteckungsfähigkeit (= positives Direktpräparat) unter Therapie nach 4−6 Wochen meist beendet.
- Asoziale und Problempatienten (häufig Alkoholiker) sollten in der Regel langfristig stationär in Sanatorien behandelt werden.
- Behandlungsbedürftigkeit bedeutet nicht Arbeitsunfähigkeit, die bei neg. Sputumdirektpräparat meist nicht gegeben ist. Arbeitsunfähigkeit vom Allgemeinbefinden abhängig, in der Regel nicht länger als 2 Wochen nach Entlassung aus stationärer Therapie. Schwere körperliche Arbeiten bedingen keine längeren Arbeitsunfähigkeiten.
- Schulfähigkeit (Lehrer, Schüler) verlangt 3 negative Kulturen im Abstand von 2 Wochen, so daß ca. 3 Monate Schulbesuch unterbrochen ist, da Ergebnis erst nach 8 Wochen.
  Für Personen in Gemeinschaftsunterkünften (Lagerinsassen, Bundeswehr) empfiehlt sich gleichsinniges Verhalten bis zu Rückkehr in Gemeinschaft.

Tabelle 26   Nebenwirkungen

	häufig	selten	sehr selten
INH	Akne (bei Jugendlichen)	Transaminasenanstieg Hepatitis periphere Neuropathie (spricht auf Pyridoxinbehandlung an) allergische Hautreaktionen	Schwindelgefühl Krämpfe Optikusneuritis psychische Veränderungen hämolytische Anämie aplastische Anämie Agranulozytose lupoide Reaktionen Arthralgien Gynäkomastie
RMP		Transaminasenanstieg Hepatitis allergische Hautreaktionen thrombozytische Purpura „Flu-Syndrome" (nur bei intermittierender oder unregelmäßiger Einnahme)	(nur bei intermittierender oder unregelmäßiger Einnahme): akutes Nierenversagen hämolytische Anämie Schock
PZA	Hyperurikämie Anorexie Brechreiz Flush	Transaminasenanstieg Hepatitis (dosisabhängig) Erbrechen Arthralgie allergische Hautreaktionen	sideroblastische Anämie Photosensibilisierung
SM	allergische Hautreaktionen Schwindelgefühl Tinnitus	Drehschwindel Ataxie Hörverlust	Nephropathie aplastische Anämie Agranulozytose
EMB		Retrobulbärneuritis (dosisabhängig) Arthralgien	allergische Hautreaktionen Transaminasenanstieg periphere Neuropathie
PTH	gastrointestinale Störungen	Transaminasenanstieg Hepatitis	

Tabelle **27**   Vorsichtsmaßnahmen resp. Kontrollen

Abkürzung	Symptom	
INH	Polyneuritis	Reflexstatus, Vitamin B$_6$ (100 mg) bei Verdacht
	Exantheme	Absetzen
	Allergien	Absetzen
	Leberschäden	Absetzen bei Transaminasen über 200 U/l
	Fieberschübe	
RMP	Leberschäden	s. INH
	Fieber (Flu Syndrom)	Absetzen
	Allergien	Absetzen
	Roter Urin	Aufklärung über Harmlosigkeit
	Ovulation trotz Ovulations- hemmer	Aufklärung, andere Konzeptionsver- hütung
EMB	Sehstörungen	Augenarzt vor Therapie, bei Sehstö- rungen und alle 4–12 Wochen
SM	Hör- und Gleichgewichts- störungen	HNO-Untersuchungen vor und nach Therapie
	Nierenschäden	Urinkontrollen
PZA	Leberschäden	Australia-Antigen vor Therapie, sonst s. INH
	Magen – Darm	Absetzen
	Gelenkbeschwerden mit Gichtanfällen (Harnsäure- anstieg)	Bei Harnsäureanstieg (wöchentl.) Allopurinol
	Photosensibilisierung	
CS	Depressionen	Überwiegend stationäre Behand- lung Fahrverbot
	Benommenheit	

- Verträglichkeitsprobleme in der Initialphase der Therapie bei 10–20% der Patienten, daher initial wöchentliche Kontrollen, später alle 4–8–12 Wochen (Tab. **29**) (Laboratorium, Röntgen).
  - Leberschäden: meist PZA, gelegentlich RMP oder INH be- dingt. Therapiepause mit allen 3 Präparaten bei raschem Trans- aminasenanstieg oder Werten über 200 U/l. Nach Normalisie- rung der Transaminasen zur Reexposition zunächst INH, dann RMP. PZA nicht mehr einsetzen.
  - Sehstörungen: EMB-bedingt, EMB absetzen.
  - Fieber, gelegentlich INH-bedingt. Kein weiterer INH-Einsatz. Oft auch Tb-bedingt.
  - Gicht (PZA): Therapie mit Allopurinol bei Fortsetzung der PZA-Therapie.
  - Hautallergien (PZA).
- Wechselwirkungen mit anderen Medikamenten: s. Tab. **28**.

Tabelle **28** Wechselwirkungen von Antituberkulotika mit anderen Medikamenten

Antituberkulotikum	Wechselwirkungen
Isoniazid	Phenytoin Carbamazepin, Phenobarbital Salicylate
Rifampicin	Antikoagulanzien Verapamil orale Kontrazeptiva Corticoide und Cyclosporin A Digitalis Barbiturate Tolbutamid Methadon, Phenytoin Dapson Theophyllin Ketoconazol Chinidin
Pyrazinamid	urikosurische Pharmaka Ascorbinsäure Probenecid
Streptomycin	Aminoglykoside
Protionamid	Phenotiazine

- Dapsonhaltige Präparate obsolet.
- Corticosteroidzusatz wahrscheinlich wirksam bei exsudativen Formen wie Pleuritis exsudativa und Miliartuberkulose. Beginn mit 40−60 mg Prednison/die, Abbau über 4−8 Wochen.
- Therapie von Tuberkulose an anderen Organen entspricht der bei Lungentuberkulose. Außer bei Meningitis (12 Monate) wird eine 6 Monate lange Therapie im Regelfall als ausreichend angesehen.
- Chemoprophylaxe = antituberkulöse Behandlung tuberkulinnegativer Personen mit vermehrtem Tb-Kontakt. Wert umstritten, BCG-Impfung vorzuziehen.
- Präventive Chemotherapie = antituberkulöse Behandlung von Tuberkulinkonvertoren. Durch 6 Monate INH-Monotherapie wird die Quote manifest Erkrankter (ca. 5% der Konvertoren erkranken) im Rahmen der Konversion halbiert − geviertelt.
- BCG-Impfung bedingt einen relativen Schutz und ist heute in Mitteleuropa noch bei Risikogruppen angezeigt.
  Ob Säuglinge geimpft werden sollen, ist umstritten. Tendenz: nicht impfen.
- Chirurgische Therapie (Lobektomie, Schwarten) heute nur noch in Einzelfällen.

Tabelle 29 Standardvorgehen bei unkomplizierter Lungentuberkulose (Klammern bei fakultativ)

Zeit (Monate)	0	1	2	3	4	5	6	7	8	9	(10	11	12)
Röntgen-Thorax	x	x	x		x			x			x		
Leberwerte	x	4x	2x	x	x	x	x	x	x	x	x	x	x
Nierenwerte	x	4x	2x	x	x	x	x	x	x	x	x	x	x
BB	x	4x	2x	x	x	x	x	x	x	x	x	x	x
HNO	+	+	+										
Augen	–	+	(+)	(+)									
Stationäre Behandlung	+	+	(+)	Entlassung, wenn Sputum 2mal neg. Direktpräparat									
Arbeitsunfähig	+	+	(+)	Arbeit ca. 14 Tage nach stationärer Entlassung									
INH	0	+	+	+	+	+	+	(+	+	+	+	+	+)
RMP	0	+	+	+	+	+	+	(+	+	+	+	+	+)
SM	0	+	(+)										
PZA	0	+	+										
EMB	0	0	(+	+	+)								

111

Prognose

Bei frühzeitiger Erkennung und konsequenter Behandlung ist mit einer Rezidivquote von 0−3% in 5 Jahren zu rechnen, die meisten Rezidive im 1. Jahr. Regimen mit PZA und RMP sind anderen Kombinationen überlegen.
Die Überwachungsdauer ist in der Regel auf 2 Jahre zu beschränken. Im Einzelfall Errechnung der Überwachungsdauer entsprechend der Tab. 30. Prognostisch ungünstiger sind die Altfälle aus den 60er Jahren mit nicht sanierbarem Empyem, Riesenschwarten und Deformitäten durch Operationen, hier lebenslange Überwachung.

Besonderheiten

Tb und Diabetes mellitus: Nach 10−20 Jahren Diabetes mellitus kommt es vermehrt zu hilusnahen Kavernenbildung. Ansonsten bestehen in bezug auf Diagnose und Therapie keine Unterschiede zu Nichtdiabetikern.
Tb und Schwangerschaft: Für die gängigen Antituberkulotika ist beim Menschen kein teratogener Effekt beschrieben, so daß eine Schwangerschaft trotz antituberkulöser Therapie fortgesetzt werden kann. Eine erhöhte Mißbildungsquote bei Kindern, deren Mutter antituberkulös behandelt wurde, wurde nicht beobachtet. Aufgrund von Rattenversuchen sollte Rifampicin in der Frühschwangerschaft gemieden werden. Ähnliche Bedenken bestehen auch bei Streptomycin. Bei Pyrazinamid fehlen genauere Kenntnisse. Die Therapie Schwangerer beinhaltet daher vorzugsweise Isoniazid und Ethambutol.
Tritt unter einer antituberkulösen Therapie eine Schwangerschaft auf − durch verminderte Wirkung der Ovulationshemmer möglich −, so ist die antituberkulöse Therapie als solche kein Grund für eine Schwangerschaftsunterbrechung.
Während der Stillperiode können die antituberkulösen Medikamente bedenkenlos weiter genommen werden.
Tb und Leber: Trotz der Hepatotoxizität der meisten Antituberkulotika sollte mit der Standardtherapie (s. oben) begonnen werden. Bei Entgleisung der Leberwerte Pause, später evtl. Terizidon, Streptomycin (SM), Ethambutol (EMB) und vorsichtig Isoniazid (INH). Therapie vorzugsweise in diesen Fällen stationär.
Tb und AIDS: Standardtherapie wie oben angegeben; wahrscheinlich länger erforderlich als bei HIV-Negativen.
Tb und Niereninsuffizienz: Bei Niereninsuffizienz vermehrtes Auftreten von Tuberkulose durch Immunschwäche. Es werden die üblichen Schemata eingesetzt, wobei renal eliminierte Medikamente normal dosiert, jedoch die Applikationsintervalle vergrößert werden.

INH: 150−300 mg/die mit 2 Tagen Pause in der Woche.
RMP: wie bei Gesunden: < 50 kg 450 mg, > 50 kg 600 mg.
PZA: 1,5−2,0 g/die 2−3mal wöchentlich.
EMB: 25 mg/kg/die 2−3mal wöchentlich.
SM: 0,7−1,0 g/die 2−3mal wöchentlich.
Bei Dialysepatienten Medikamente 6 Stunden vor der Dialyse.

Tabelle **30** Punkttabelle für Überwachungsdauer

Kategorie	Punkte
1. Ausdehnung des Restbefundes	
minimal (= bis zu 1 Segment)	0
mittel (= bis zu 3 Segmenten)	1
weit (> 3 Segmente)	3
2. Dauer der beobachteten Inaktivität	
0−2 Jahre	2
3−5 Jahre	1
> 5 Jahre	0
3. Chemotherapie	
keine	2
korrekte	0
sonstige	1
4. soziale Verhältnisse	0−3
5. bisherige Aufenthaltsdauer von Ausländern/Asylanten	
0−2 Jahre	3
3−5 Jahre	1
> 5 Jahre	0
6. Nebenerkrankungen	
Silikose	3
Diabetes mellitus	2
Magenresektion, Ulcus ventriculi oder duodeni	2
Immunmangelsyndrom	15
sonstige Erkrankungen	1−3

Punkte	Überwachungsdauer
− 6	− 2 Jahre
7−10	− 5 Jahre
11−15	6−10 Jahre
> 15	> 10 Jahre

Miliartuberkulose

Akute Frühgeneralisation mit hirsekornartigem Lungenbefall.
Manchmal gleichzeitig Befall von Lunge, Niere, Pleura, Meningen, Nebenniere.

Symptome

- Oft symptomarm.
- Mattigkeit bei Älteren, stärker ausgeprägte Schwäche bei Jüngeren, Fieber.

Diagnostik

- *Klinik:* oft unauffällig, gelegentlich Milztumor.
- *Laboratoriumsuntersuchungen:* BSG normal bis leicht erhöht.
- *Röntgenaufnahme des Thorax:* diffuse Flecken von 1−3 mm Durchmesser.
- Bakteriologischer Tb-Nachweis nur in ca. 50% (Sputum, Magensaft, Bronchialsekret, Urin, Liquor).
- Frühzeitige Liquorpunktion wegen häufiger Begleitmeningitis.

Differentialdiagnose

- Atypische Pneumonie,
- Sarkoidose und andere Gerüsterkrankungen,
- Bluterkrankungen,
- Klärung unter laufender antituberkulöser Therapie.

Therapie

Bei Verdacht (typisches Röntgenbild des Thorax) sofort antituberkulös mit Viererkombinationen behandeln (s. o.) inkl. Corticosteroiden.

Prognose

Ohne Therapie meist rasch tödlich. Mit Therapie Besserung der röntgenologischen Herde in 4 Wochen, Schwinden der Herde nach 3−4 Monaten.

Komplikationen

Beteiligung der anderen Organe, besonders Meningen und Pleura.

Pleuritis exsudativa

Bei jugendlichen Patienten mit positivem Tuberkulintest tuberkulöse Pleuritis nach wie vor die häufigste Ursache von Pleuraergüssen (s. S. 228).

Symptome

- Asymptomatisch, eventuell Luftnot, Fieber, reduzierter AZ, Appetitlosigkeit, Schwächegefühl.

Diagnostik

- *Klinik:* Hinweis für Pleuraerguß (Dämpfung).
- *Laboratoriumsuntersuchungen:* meist BSG-Beschleunigung, sonst o. B.
- *Röntgenbild des Thorax:* Erguß.
- Im Erguß Lymphozytose bis 70%, Glucosegehalt unter 25 mg%.
- Positive Tuberkulintestung.
- Bakteriologischer Nachweis nur in 30−50%. Falls Direktpräparat negativ Pleurabiopsie, dadurch histologische Diagnose. Thorakoskopisch meist Verdachtsdiagnose makroskopisch möglich (rasche stark fibrinöse Strangbildung), histologisch epitheloidzellige Granulome mit Verkäsung.

Therapie

- Konsequente Entleerung des Pleuraergusses, damit keine großen Schwarten entstehen. Tuberkulöse Ergüsse neigen zu rascher und intensiver Verschwielung. Frühzeitige und intensive Atemgymnastik.
- 3−4fach-Kombinationen von Antituberkulotika (s. o.), Corticosteroide zusätzlich für ca. 6 Wochen, beginnend mit 50 mg Prednisolon/die, wöchentlicher Abbau um 10−5 mg.

Organtuberkulosen

Tuberkulöse Erkrankungen von Lymphknoten (besonders Hals und Mediastinum) oft nur histologisch erfaßt. Bei Knochen- und Nierentuberkulosen (Tb im Urin) Diagnostik gelegentlich nur anhand von Röntgenbildern möglich.

All diese Fälle müssen daher oft als Verdachtsfälle behandelt werden, wobei Auswahl, Dosierung und Dauer der antituberkulösen Therapie den o. a. Richtlinien entspricht. Bei Knochen-Tb wird man sich zusätzlich auch an die radiologischen Stabilitätsbeurteilungen halten, die oft längere Therapiedauer bedingen.

Grundsätzlich ist davon auszugehen, daß nach konsequenter Behandlung von Frühfällen durch eine Verlängerung der Therapie über 1 Jahr kein zusätzlicher Nutzen resultiert.

Atypische Mykobakteriosen

Definition

Tuberkuloseähnliche Erkrankungen die durch nichttuberkulöse Mykobakterien ausgelöst werden (Häufigkeit unter 1%), bei AIDS zunehmend.
Menschenpathogen sind:
- Mycobacterium kansasii
- Mycobacterium intracellulare
- Mycobacterium xenopi

Suspekt sind:
- Mycobacterium chelonae
- Mycobacterium abscessus
- Mycobacterium fortuitum
- Mycobacterium szulgai
- Mycobacterium simiae
- Mycobacterium marinum
- Mycobacterium avium
- Mycobacterium ulcerans

  Mycobacterium scrofulaceum

Die vielen anderen atypischen Mykobakterien gelten als apathogen.

Symptome und Diagnostik

- Entsprechen der Tuberkulose. Zur sicheren Diagnose werden 3 positive Kulturen gefordert.
- Möglichst Untersuchung von bronchoskopisch gewonnenem Material.

Therapie

Durch eine hohe Resistenzquote aller Antituberkulotika erschwert, die dennoch eingesetzt werden. Auswahl der Präparate möglichst nach Resistenzprüfung. Fünferkombination oft bevorzugt. Bei lokalisiertem Befall auch Operation.

Definition

Erkrankung der Lunge bei Störung der spezifischen und unspezifischen Abwehrmechanismen. Als Ursachen kommen in Frage:
1. Infektionen, häufigste Ursache (75%) von Lungenbeteiligung bei Immunschwäche, z. B. Pneumocystis-carinii-Pneumonie bei AIDS s. S. 93.
2. Medikamentöse Schäden, z. B. Bleomycinlunge.
3. Befall der Lunge durch Grundkrankheit, z. B. leukämische Infiltrate.
4. Zusatzerkrankungen, z. B. Lungenembolie.

Pathogenese

1. Zelluläre Immunschwäche mit Granulozytenunterfunktion, vorzugsweise myeloproliferative Erkrankungen mit Granulozyten $< 1000/mm^3$. Haupterreger gramnegative Stäbchen, Aspergillus und Pilze.
2. Zelluläre Immunschwäche bei T-Lymphozyten-Unterfunktion, vorzugsweise erworben bei HIV, Malignomen und div. Erkrankungen; T-Lymphozyten $< 200/mm^3$. Haupterreger Pneumocystis carinii, Pilze, Mykobakterien, Viren (CMV), Toxoplasma, Legionella.
3. Humorale Immunschwäche bei B-Lymphozyten-Unterfunktion, vorzugsweise Antikörpermangelsyndrome (IgG < 150 mg%) bei lymphoproliferativen Erkrankungen. Haupterreger Streptococcus pneumoniae und gramnegative Stäbchen. Gemischte Immunitätsstörungen auch nach Corticoiden und Zytostatika.

Symptome

Abhängig von den vielfältigen Erkrankungen.

Ursache	Krankheitsbild
Granulozytopenie div. Genese	septische Pneumonien mit gramneg. Stäbchen
sept. Granulomatose	Bakt. Pneumonie, Aspergillenpneumonie
Hyperimmunglobulin-E-Syndrom	rec. Pleuraempyem und eitrige Bronchitiden
Antikörpermangelsyndrome	bakterielle Pneumonien
Zytostatika und Radiatio	Lungengerüsterkrankungen
Lymphome	diffuse Durchsetzung der Lunge
Transplantatabstoßung	lymphozytäre Bronchitis mit Alveolitis
Zusatzerkrankungen	Lungenembolie, Herzinsuffizienz, allergische Reaktionen, Aspiration
AIDS, Lymphome, Malignome, Niereninsuffizienz, Transplantationen	Infektionen mit opportunistischen Keimen

Diagnostik

Abhängig von den vielfältigen Erkrankungen. Federführend meist Röntgenbild der Thoraxorgane und soweit durchführbar endoskopische Untersuchungen, wobei bei Infektionen der bronchoalveolären Lavage (BAL) entscheidende Bedeutung zukommt.

Differentialdiagnostik

In erster Linie Abgrenzung der infektiösen Lungenerkrankungen gegen nicht infektiöse (s. auch Definition), wobei dies aufgrund der Klinik oft nicht möglich.

Therapie

Muß sich bei klarer Diagnose an der Erkrankung orientieren, ansonsten Vorgehen s. Abb. 15.

Prognose

Abhängig von Grundkrankheit und Sekundärkrankheit. Generell eher ungünstig.

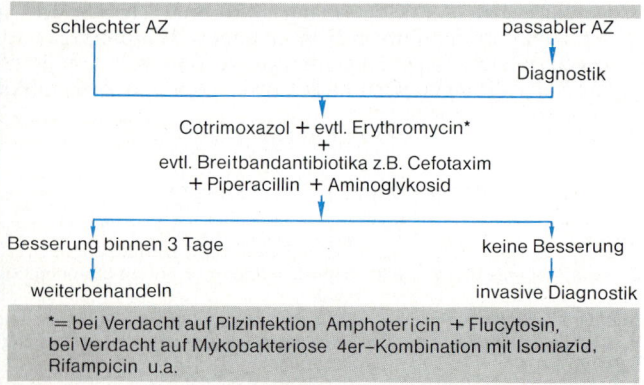

Abb. **15** Vorgehen bei immungeschwächten Patienten mit fieberhafter Lungenerkrankung.

Bei den Lungentumoren (Tab. 31) handelt es sich heute fast aus-
schließlich um Bronchialkarzinome. Alle anderen Tumoren sind
selten.

Tabelle **31**   Einteilung der Lungentumoren (WHO)

1. Plattenepithelkarzinom (epidermoides Karzinom)
   Variante: Spindelzellkarzinom

2. Kleinzelliges Karzinom
   a) Haferkornkarzinom (oat cell)
   b) Karzinom mit intermediärem Zelltyp
   c) kombiniertes Haferkornkarzinom

3. Adenokarzinom
   a) azinäres Adenokarzinom
   b) papilläres Bronchialkarzinom
   c) bronchioloalveoläres Karzinom
   d) solides Karzinom mit Schleimbildung

4. Großzelliges Karzinom
   Varianten:
   a) Riesenzellkarzinom
   b) Klarzellkarzinom

5. Adenosquamöses Karzinom

6. Karzinoid

7. Bronchialdrüsenkarzinom
   a) adenoid zystisch
   b) mukoepidermoid
   c) andere

8. Andere

Bronchialkarzinom

Definition

Bösartige Geschwulst des Lungen- und Bronchialsystems. Lungenkrebs im eigentlichen Sinne ist das Alveolarzellkarzinom.

● Pancoast-Tumor: klinisch-morphologischer Begriff für alle Tumoren, die von der Lungenspitze ausgehen. Überwiegend handelt es sich um Bronchialkarzinome.

Pathogenese

30−50% aller Bronchialkarzinome sind Plattenepithelkarzinome, fast ausnahmslos durch inhalatives Zigarettenrauchen bedingt. Auch die 20−30% kleinzelligen Karzinome sind annähernd 100%ig mit dem Rauchen vergesellschaftet. Ähnliches gilt auch für die großzelligen Bronchialkarzinome (Häufigkeit 10%), während bei den Adenokarzinomen (20%) neben dem Rauchen auch andere Mechanismen (alte Tb-Narben, Granatsplitter) eine Rolle spielen. In ca. 20% aller Bronchialkarzinome liegen histologisch Mischformen vor, wobei meist kleinzellige Formen mit nicht kleinzelligen gleichzeitig vorkommen. Z. Zt. rd. 25000 Bronchialkarzinome pro Jahr in der Bundesrepublik Deutschland. Jährlich 50 von 100000 Männer und 5 von 100000 Frauen (zunehmende Tendenz). Nur 0,5% aller Bronchialkrebskranken waren Nichtraucher.

● 5% aller starken Raucher (rd. 300000 Zigaretten kumulativ) sterben an Bronchialkarzinomen, die anderen Starkraucher überwiegend an Herz- und Gefäßleiden.

● 20 Zigaretten täglich über 20 Jahre verzehnfachen das Risiko gegenüber dem Nichtraucher. Pfeifen-, Zigarren- und evtl. Passivrauchen etwas schädlicher als Nichtrauchen (Risikofaktor um 2, Nichtraucher 1).

● Narbenkarzinome − meist Adenokarzinome − können sich in alten Lungenherden entwickeln.

● Das Risiko der allgemeinen Umweltverschmutzung ist noch nicht zahlenmäßig erfaßt. Für folgende Substanzen ist das Risiko bekannt:

− Asbest (meist zusammen mit Rauchen) hat einen Risikofaktor 6−10 gegenüber Nichtrauchern.

− Nickel: Risikofaktor 30.

− Chrom (6wertiges): Risikofaktor 40

− Arsen: Risikofaktor 5−15, früher viel in Landwirtschaft (Pflanzenschutzmittel, Schwefelsäureherstellung).

− Pechblende und Uranerze: Risikofaktor 30.

Symptome

- Abhängig von Art, Sitz und Ausdehnung.
- Häufig Zufallsbefund bei Röntgenaufnahme des Thorax.
- Langjährige Zigarettenanamnese (20 „pack years", rd. 150 000 Zigaretten).
- Chronischer Husten und Auswurf, oft zunehmend.
- Altersgipfel um 70 Jahre, meist Männer. Durch Änderung der Rauchgewohnheiten zunehmend jüngere Patienten und Frauen.
- Gewichtsverlust, Leistungsknick, Nachtschweiß.
- Hämoptoe − Frühsymptom in 5% der Fälle, Spätsymptom bei jedem zweiten Kranken.
- Retentionspneumonie.
- Metastasensymptome:
  - Pleurakarzinose und Ergüsse,
  - Rippendestruktionen,
  - Parese des N. recurrens oder phrenicus,
  - Einflußstauung,
  - Fernmetastasen (Knochen, Gehirn, Leber, Nebenniere).
- Paraneoplasien:
  - hypertrophische Osteopathie (Trommelschlegelfinger und Uhrglasnägel),
  - Morbus Cushing, Hyperkalzämie, Diabetes insipidus, Hyperthyreose,
  - Thrombophlebitis und Akanthosis,
  - Zentrale Ausfälle wie Anosmie.

Diagnostik (Flußschema s. S. 122)

- *Klinik:* Je nach Ausdehnung des Karzinoms, meist in Frühfällen normaler klinischer Befund.
- *Laboratoriumsuntersuchungen:* keine Entzündungszeichen (normale BSG). Übliche routinemäßige Laboratoriumsuntersuchungen normal, sofern keine Metastasen. Tumormarker nicht richtungweisend.
- *Röntgenthoraxaufnahme* in zwei Ebenen: Bei Husten über 3 Wochen oder Husten von Blut oder sonstigen Pathologika im Bereich der Lunge. Auf die 2. Ebene kann nicht verzichtet werden, da ein Teil der Bronchialkarzinome nur auf der Seitaufnahme sichtbar. Gleichzeitig Durchleuchtung, damit der N. phrenicus geprüft werden kann, da eine Zwerchfellähmung Inoperabilität bedeutet.
- Bei ungeklärtem pathologischem Röntgenbefund, der mit einem mehr oder weniger ausgedehnten Bronchialkarzinom vereinbar ist, abwartendes Verhalten über mehr als 2 Wochen im Sinne der Verlaufskontrolle nicht zulässig, ein primär operabler Befund kann zwischenzeitlich inoperabel werden.

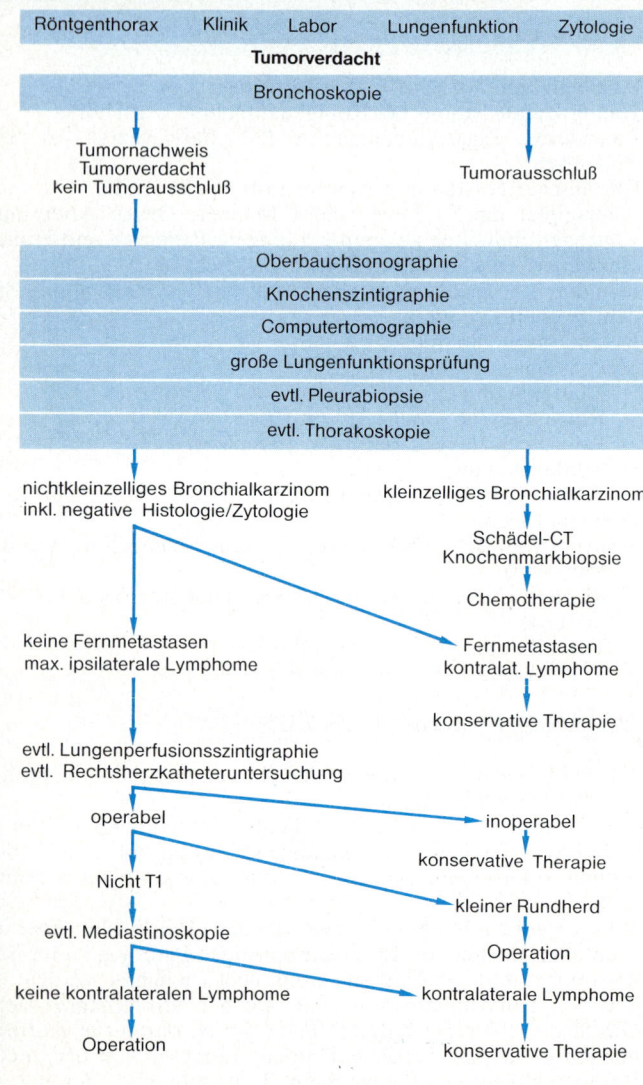

Röntgenthorax Klinik Labor Lungenfunktion Zytologie

Tumorverdacht

Bronchoskopie

Tumornachweis
Tumorverdacht
kein Tumorausschluß

Tumorausschluß

Oberbauchsonographie

Knochenszintigraphie

Computertomographie

große Lungenfunktionsprüfung

evtl. Pleurabiopsie

evtl. Thorakoskopie

nichtkleinzelliges Bronchialkarzinom
inkl. negative Histologie/Zytologie

kleinzelliges Bronchialkarzinom

Schädel-CT
Knochenmarkbiopsie

Chemotherapie

keine Fernmetastasen
max. ipsilaterale Lymphome

Fernmetastasen
kontralat. Lymphome

konservative Therapie

evtl. Lungenperfusionsszintigraphie
evtl. Rechtsherzkatheteruntersuchung

operabel

inoperabel

konservative Therapie

Nicht T1

kleiner Rundherd

evtl. Mediastinoskopie

Operation

keine kontralateralen Lymphome

kontralaterale Lymphome

Operation

konservative Therapie

Abb. **16**

122

- *Sputumzytologie* nur im pathologischen Fall verwertbar, eine negative Sputumzytologie ist ohne Beweiskraft.
- In allen ungeklärten Fällen ist der Patient der *weiterführenden Diagnostik* zuzuführen. Auch bei primär inoperablen Patienten ist das Wissen über das Vorliegen eines Krebsleidens für den betreuenden Arzt oft von großer therapeutischer Konsequenz; auf eine Diagnostik sollte daher nur in desolaten Fällen verzichtet werden.
- Die *Bronchoskopie* mit Biopsie ist in allen unklaren Fällen angezeigt. Sie ist essentiell zur Diagnostik und anatomischen Operabilitätsbeurteilung, da hier durch Biopsien der Absetzungsstellen im Bronchialsystem und Punktion der kontralateralen Hiluslymphknoten mit langen Punktionskanülen die Ausdehnung des Tumorleidens beurteilt wird. Die Absetzungsstellen müssen frei sein, und in den mediastinalen und kontralateralen Lymphknoten sollen keine Metastasen vorliegen.
- *Thorakale Computertomographie:* zur genauen Tumorerfassung und zur Suche von kontralateralen Lymphomen. Bei Nachweis von Lymphomen im CT erübrigt sich meist eine Mediastinoskopie, falls bronchoskopisch die Diagnose histologisch gesichert wurde. Bei negativem Befund des CT und peripherem Rundherd kann primär operiert werden.
- *Mediastinoskopie:* In Grenzfällen, dabei Biopsie der sowohl ipsi- als auch kontralateralen Lymphknoten, auch wenn diese dem Operateur makroskopisch unauffällig erscheinen.
- Gezielte *Tumorpunktionen* sollten wegen der Gefahr der Zellverschleppung (Stichkanal) im Regelfall nicht durchgeführt werden. Bei inoperablen Fällen erlaubt zur histologischen Untersuchung und Diagnosestellung. Siehe auch perkutane Nadelbiopsie S. 32.
- Bei Pleuraergüssen muß durch Punktion und/oder Thorakoskopie mit Pleurabiopsie eine Pleurakarzinose ausgeschlossen sein, da in der überwiegenden Anzahl aller Fälle Pleuraergüsse Zeichen einer pleuralen Metastasierung und somit der Inoperabilität sind.
- *Lungenfunktionsprüfung* und evtl. die Anfertigung eines Lungenszintigramms dienen zusammen mit den bereits vorliegenden Röntgenthoraxaufnahmen zur funktionellen Operabilitätsbeurteilung. Die verbleibende Lunge sollte radiologisch und ggf. szintigraphisch unauffällig sein, und die Einsekundenkapazität soll präoperativ über 1,5−2 Liter betragen.
- Mittels quantitativer *Lungenperfusionsszintigraphie* läßt sich in Grenzfällen die erwartete postoperative Einsekundenkapazität errechnen, die in der Regel nicht unter einem Liter liegen sollte.
- Die *Blutgasanalyse* sollte ebenfalls regelrecht sein.
- *Rechtsherzkatheteruntersuchung* in Zweifelsfällen. Dabei soll ein mittlerer Pulmonalisdruck von 45 mm Hg unter mittlerer Belastung (1 W/kg Körpergewicht) nicht überschritten werden.

- Bei Überschreitung der hier angegebenen Grenzwerte ist mit einer deutlich erhöhten perioperativen Sterblichkeit zu rechnen, außerdem wird sich postoperativ ein Cor pulmonale entwickeln. Im Regelfall somit Inoperabilität.
- Berechnung der *postoperativen Lungenfunktion:*

$$FEV_{1\ postop.} = FEV_{1\ präop.} \cdot \frac{100 - A - k \cdot B}{100}$$

$FEV_{1\ postop.}$ = für die frühe postoperative Phase errechneter Atemstoß

$FEV_{1\ präop.}$ = präoperativ gemessener Atemstoß

A = Perfusion des Resektats in % der Gesamtlunge

B = Perfusion des Rests der zu operierenden Seite in % der Gesamtlunge

k = 0,37 (Konstante für die frühe postoperative Phase)

Der präoperative FEV_1 wird spirometrisch bestimmt, A und B lungenszintigraphisch über „areas of interests" berechnet.

- *Metastasensuche:*
  - Knochenszintigraphie, da häufig Knochenmetastasen,
  - abdominelle Sonographie zur Erfassung der Lebermetastasen,
  - Computertomographie des Schädels (obligat bei kleinzelligen Karzinomen), des Thorax und des Abdomens bei suspekten Befunden,
  - Knochenmarkbiopsie – vorzugsweise als Beckenstanze – bei kleinzelligen Karzinomen, da in 40% Knochenmetastasen bei Diagnosestellung,
  - HNO-Konsiliaruntersuchung bei Heiserkeit wegen Parese des N. recurrens (bedeutet Inoperabilität).
- *Probethorakotomie:* Ist mit o. a. Untersuchungen die Dignität eines Lungenprozesses nicht zu sichern, so muß bei operablen Patienten probethorakotomiert werden.
- *Staging (Einteilung nach Ausdehnung):* Aufgrund der o. a. Untersuchung ist eine exakte Einteilung des Bronchialkarzinoms nach dem TNM-System möglich (Tab. **32**). Bei den operativen Fällen sollte dies prä- und intraoperativ erfolgen. Bei den inoperablen Fällen sollte ebenfalls möglichst dieses Schema genutzt werden. Oft muß man sich aber auch auf die Unterscheidung zwischen begrenztem (limited) und ausgedehntem (extensive) Tumorleiden beschränken (Tab. **33**). Diese Einteilung hat sich beim kleinzelligen Bronchialkarzinom bewährt und wird heute routinemäßig angewendet.
- *Grading (Einteilung nach histologischen Kriterien):* Die histologische Untersuchung des Bronchialkarzinoms unterscheidet nach Grad der Differenzierung die Stufen G_{1-3} und G_x. Diese Einteilung spielt z. Zt. bei der Patientenbetreuung keine wesentliche Rolle, sofern nicht kleinzellig.

Tabelle **32**   TNM-Einteilung

T	=	Primärtumor
T_0	=	Kein Primärtumor nachzuweisen
T_x	=	Tumor allein nachgewiesen durch maligne Zellen im Sputum, aber nicht erkennbar auf Röntgenbild oder durch Bronchoskopie
T_1	=	Tumor 3 cm oder kleiner, umgeben von Lungengewebe oder viszeraler Pleura, proximaler Lappenbronchus bei Bronchoskopie tumorfrei
T_2	=	Tumor größer als 3 cm Tumor jeder Größe mit Atelektase oder obstruktiver Entzündung bis Hilus, jedoch weniger als eine ganze Lunge befallen Bronchoskopie: Tumor mindestens 2 cm distal der Karina
T_3	=	Tumor jeder Größe mit Übergriff auf benachbarte Strukturen (Thoraxwand, Zwerchfell) Tumor weniger als 2 cm distal der Karina, Tumor mit Atelektase oder obstruktiver Pneumonie einer ganzen Lunge
T_4	=	Befall von Mediastinum, Herz, Trachea, Ösophagus, maligner Pleuraerguß
N	=	Regionale Lymphknoten
N_0	=	Keine regionalen Lymphknoten
N_1	=	Lymphknoten auf derselben Hilusseite (einschließlich Ausdehnung des Primärtumors bis zum Hilus)
N_2	=	Ipsilaterale Lymphknoten im Mediastinum (Bifurkation, tracheobronchial)
N_3	=	Kontralaterale Lymphknoten
M	=	Metastasen
M_0	=	Keine Fernmetastasen
M_1	=	Fernmetastasen einschließlich Lymphknoten am M. scalenus, Hals oder gegenüberliegenden Hilus, Metastasen in Gehirn oder Knochen.

Stadien anhand des TNM:

I	=	$T_1N_0M_0$, $T_1N_1M_0$, $T_2N_0M_0$
II	=	$T_2N_1M_0$
III	=	alle anderen

Tabelle **33**   Einteilung in limited und extensive Disease

1. *Limited Disease:*

Einseitiges Tumorleiden mit oder ohne Mediastinalbefall, keine große Bronchusstenose, keine Einflußstauung, keine Rekurrensparese, kein Befall supraklavikulärer Lymphknoten

2. *Extensive Disease:*

Beidseitiges Tumorleiden und/oder maligner Pleuraerguß
und/oder Atelektase
und/oder Befall des N. recurrens
und/oder supraklavikulärer Lymphknoten
und/oder Nachweis von Fernmetastasen

Therapie

Chirurgische Therapie:
- Die einzig kurative Maßnahme ist die Operation. Da die Mehrzahl aller Fälle bei der Operation bereits inoperabel ist, beträgt seit Jahrzehnten die 5-Jahres-Überlebensquote 5%.
- 25−40% der Patienten sind resezierbar.
- Operation möglichst als Lobektomie, da perioperative Mortalität kleiner als 5% und genügend Restfunktion. Pneumektomie bei Befall des Hauptbronchus oder wichtiger Gefäße mit erhöhtem Risiko (> 5%).
- Keine palliative Chirurgie, da weder Lebensqualität noch Überlebenszeit verbessert wird.
- Chirurgisches Vorgehen auch bei kleinem lokalisiertem kleinzelligem Bronchialkarzinom möglich und erfolgreich, meist als Operation eines kleinen peripheren Rundherdes. Postoperativ zytostatische Therapie unbedingt erforderlich (s. S. 128). Generell gilt kleinzelliges Bronchialkarzinom als primär metastasiert und somit inoperabel. Dennoch heute versuchsweise operative Entfernung des Tumorgebietes nach zytostatisch oder radiotherapeutisch erreichter Remission.
- Patient muß in mehrfacher Sicht operabel sein:
  - Vom Gesamtzustand (biologisches Alter unter 70 Jahre), kein frischer Herzinfarkt.
  - Anatomie: Der Tumor soll mindestens 2 Spangen unterhalb der Bifurkation lokalisiert sein, damit ein Stumpfverschluß möglich ist.
  - Lungenfunktion: Die verbleibende postoperative Lungenfunktion muß ausreichend sein, d. h. postoperative FEV_1 rd. 800−1000 ml (s. Diagnostik).
  - Maximal dürfen die ipsilateralen hilären Lymphknoten befallen sein. Es dürfen keine Fernmetastasen vorliegen.
  - Kein kleinzelliges Bronchialkarzinom, evtl. jedoch nach Chemotherapie.
- Erfolgsaussichten der Operation (vgl. Tab. 32):
  Stadium I ($T_1N_0M_0$, $T_1N_1M_0$, $T_2N_0M_0$): 40−80% der operierten Patienten überleben 5 Jahre.
  Stadium II ($T_2N_1M_0$): 10−20% der operierten Patienten überleben 5 Jahre.
  Stadium III (alle anderen): 5% der operierten Patienten überleben 5 Jahre.

Radiotherapie:
Strahlentherapie − vorzugsweise mit dem Linearbeschleuniger und unter computertomographischer Steuerung − überwiegend symptomatisch.

- Bei einzelnen kleinen Tumoren (T_1), die aus anderen Gründen nicht operiert werden, gelegentlich angeblich kurative Wirkung.
- Keine Lebensverlängerung im allgemeinen durch Bestrahlung, nur palliativ, daher zurückhaltende Indikation sinnvoll.
- Unumstrittene Indikationen sind heute:
  - Einflußstauung,
  - Atelektase,
  - Schmerzen,
  - Erguß.
- Umstrittene Indikationen:
  - Inoperables Bronchialkarzinom ohne Beschwerden. Wert dieser Bestrahlung nicht gesichert. Problem ist, daß anschließend keine symptomatische Bestrahlung mehr möglich ist.
  - Präoperative Bestrahlung hat sich nicht bewährt.
  - Prophylaktische Schädelbestrahlung und Mediastinalbestrahlung (nach Chemotherapie) bei kleinzelligem Bronchialkarzinom unterschiedlich beurteilt. Schädelbestrahlung soll Hirnmetastasen reduzieren. Mediastinalbestrahlung soll Rezidive mindern (möglicherweise auf Kosten der Verträglichkeit).
  - Postoperative Bestrahlung: bei nicht kurativ operierten Patienten heute vielfach üblich, Effektivität nicht überzeugend gesichert.

Chemotherapie:
Bei allen *nicht kleinzelligen Bronchialkarzinomen* besteht Übereinstimmung, daß die Chemotherapie keinen entscheidenden Einfluß auf das Tumorleiden hat. Sie führt zu keiner Lebensverlängerung, sondern hat palliativen Charakter.
Bei symptomatischen Patienten und bei ausgeprägtem Behandlungswunsch kann man versuchsweise eines der u. a. Schemata einsetzen, z. Zt. bevorzugt vom Autor Ifosfamid/Etoposid (oral). Ansprechquoten allgemein nur bei 20−40%; sehr wichtig daher gute Verträglichkeit. Auch Monotherapie möglich:
Monotherapie bei nicht kleinzelligem Bronchialkarzinom:
- Ifosfamid (1,2 g/m^2 i.v. Infusion, Tag 1−5;
  bei Erfolg nach 3 Wochen 1× wöchentlich 1,2 g/m^3),
- Etoposid (270 mg/m^2 i.v., Tag 1−3,
  Wiederholung nach 3−4 Wochen),
- Carboplatin (400 mg/m^2 i.v., Tag 1, alle 4 Wochen)

oder

- Vindesin (3 mg/m^2 i.v. wöchentlich)

Tabelle **34** Therapieschemata bei nicht kleinzelligen Bronchialkarzinomen

EI

Ifosfamid	2 g/m² Kurzinfusion	} Wiederholung
Etoposid	45 mg/m² oral Tg 1–5	alle 4 Wochen

alternativ

Ifosfamid	2 g/m² Kurzinfusion Tg 1–5	} Wiederholung
Etoposid	120 mg/m² Kurzinfusion Tg 1–3	alle 4 Wochen

IV

Ifosfamid	2 g/m² i.v. 2–3 Std. Infusion Tg 1–3	} Wiederholung:
Vindesin	3 mg/m² i.v. Tg 1	3 Zyklen alle 4 Wochen (Induktion) danach alle 6 Wochen

EP

Etoposid	45 mg/m² oral Tg 1–5	} Wiederholung
Cis-Platin	50 mg/m² i.v. alle 3 Wochen	alle 4 Wochen

CAMP

Cyclophosphamid	300 mg/m² i.v. Tg 1+ 8	}
Adriamycin	20 mg/m² i.v. Tg 1+ 8 (max. 450 mg/m²)	Wiederholung
Methotrexat	15 mg/m² i.v. Tg 1+ 8	alle 4 Wochen
Procarbazin	100 mg/m² i.v. Tg 1–10	

Beim *kleinzelligen Bronchialkarzinom* Auswahl der Chemotherapie nach Tumorausdehnung und Allgemeinzustand des Patienten.
Limited Disease: aggressive Chemotherapie mit kurativer Zielsetzung. Zwischen den Schemata (s. u.) ACO, ACE (= ACO, wobei Onkovin durch Etoposid ersetzt ist) und den andern Schemata besteht kein grundsätzlicher Unterschied. Auch die Kombination verschiedener Schemata (alternierend) ist nicht gesichert wirksamer als Standardschema ACO, das vielfältig eingesetzt wird. Studien zur Zeit meist mit Platinsalzen (Carboplatin).
Extensive Disease: Therapie unter palliativer Zielsetzung. Daher nur ausnahmsweise aggressive Schemata (s. oben). Gerade bei älteren Patienten oder schlechtem Allgemeinzustand milde Schemata in Form einer Zweierkombination oder auch als Monotherapie.
Monotherapie bei kleinzelligem Bronchialkarzinom:
– Etoposid (170 mg/m² i.v. Tag 1, 3, 5, alle 4 Wochen),
– Cyclophosphamid (650 mg/m² i.v. Tag 1 u. 2,
  alle 3–4 Wochen)
oder

– Carboplatin (400 mg/m² i.v. Tag 1, alle 4 Wochen)

- Bei allen Schemata nach 1−2 Zyklen Effektivität überprüfen (Klinik, Röntgenbild oder Thoraxorgane, evtl. Bronchoskopie).
- Bei Remission 1−2 Zyklen mehr als Sicherheitsbehandlung, d. h. im Mittel meist 4 Zyklen Gesamtbehandlung.
- Bei Mißerfolg frühzeitig auf alternatives Schema wechseln.
- Zur Rezidivbehandlung sind alle Schemata geeignet, wobei Therapie mehr unter palliativer Zielsetzung erfolgt, d. h. Einsatz milderer Therapien (CEM, Etoposid, Monotherapie).
- Schädelbestrahlung und Mediastinalbestrahlung oder Tumorherdbestrahlung nach Chemotherapie (s. S. 127) umstritten.
- Resektion des ehemaligen Herdes nach induzierter Chemotherapie derzeit Ziel laufender Studien.

Sonstige therapeutische Maßnahmen:
- Laserkoagulation: zunehmende klinische Bedeutung bei endobronchial wachsenden okkludierenden Tumoren zur symptomatischen Therapie (s. S. 27). Vereinzelt auch in Kombination mit lokaler Bestrahlung (Afterloading) versuchsweise eingesetzt.
- Außenseitermethoden wie Wobe-Mugos, Iscador etc. gleich wirksam wie Placebo.

Tabelle 35   Therapieschema bei kleinzelligen Bronchialkarzinomen

ACO (= ACO II − RT) modifiziert		
Adriamycin	60 mg/m² i.v. alle 3 Wochen	3−6 Zyklen,
Cyclophosphamid	500 mg/m² i.v. alle 3 Wochen	nach 1.−3. Zyklus
Vincristin	1 mg absolut	prophylaktisch
	1mal jede Woche	Schädelbestrahlung
EV		
Vindesin	3 mg/m² i.v.	Wiederholung alle 3 Wochen
Etoposid	120 mg/m² i.v. Tag 1−3	Wiederholung alle 3 Wochen
CEM		
CCNU	50 mg/m² oral	Wiederholung alle 6 Wochen
Etoposid	100 mg/m² i.v.	Wiederholung alle 3 Wochen
Methotrexat	15 mg/m² i.v.	Wiederholung jede Woche
CEO		
Carboplatin	300 mg/m² i.v. Tag 1	Wiederholung
Etoposid	140 mg/m² i.v. Tag 1−3	alle
Vincristin	1,4 mg/m² i.v. wöchentlich	3−4 Wochen

- Niedrig dosierte Corticoide (10 mg Prednison) klinisch oft günstig bei reduziertem Allgemeinzustand.
- Spezielle Ernährungen oder Diäten beinhalten Gefahr der Unterernährung bei Wirkungslosigkeit.
- Soziale Maßnahmen (häusliche Pflege, Schwerbehindertenausweis etc.) unbedingt bedenken.
- Bei Komplikationen symptomatische Therapie (Bronchitis, Pneumonie), Sauerstoff bei Atemnot.

Schmerztherapie
Angestrebtes Ziel: Konstanter Wirkspiegel, den Schmerzen angepaßt.

Schwach bis mittelstarke Analgetika

Acetylsalicylsäure	alle 3 Stunden
Paracetamol	alle 3 Stunden
Indometacin	alle 4 Stunden
Codein	alle 3−4 Stunden

Kombination von 2 oder 3 Komponenten, bei 3er-Kombination inkl. Codein.

Opioide und Opiate

Tramadol (Tramal)	alle 5−6 Stunden
Tilidin (Valoron)	alle 3−4 Stunden
Pentazozin (Fortral)	alle 2−3 Stunden
Buprenorphin (Temgesic)	alle 6−7 Stunden
Morphin ret (MST 30)	alle 10 Stunden
Pethidin (Dolantin)	alle 3−4 Stunden
Polamidon (Methadon)	alle 6−7 Stunden
Hydromorphin (Dilaudid)	alle 3−4 Stunden
Morphin	alle 5−6 Stunden

Kombination von schwach bis mittelstarken Analgetika mit Opioiden und Opiaten.
Kombination mit Neurocil oder Haldol möglich.
Bei extremen Schmerzen Periduralanalgesie mit Dauerinfusion.

Prognose

- Nicht kleinzellige Bronchialkarzinome: Mediane Überlebenszeit 6−12 Monate. Langzeitüberleber (2−5 Jahre) durch Bestrahlung und/oder Chemotherapie um 5% (ähnlich wie bei unbehandelten). Operationsfolge: Stadium 1 = 40−80%, Stadium 2 = 10−20%, Stadium 3 = 5−10% Langzeitüberleber (5 Jahre u. m.).
- Kleinzellige Bronchialkarzinome sterben binnen Wochen (extensive disease) bis 3 Monate (limited disease) ohne Therapie. Mit Therapie mediane Überlebenszeit bei 1 Jahr. 10−20% überleben 3 und mehr Jahre (Langzeitüberleber).

Tabelle **36**   Praktisches Vorgehen

A. Nicht kleinzelliges Bronchialkarzinom (Abb. **17**):
    I. Operabler Tumor → Operation
    II. Inoperabler Tumor T_{1-2} → Radiatio
    III. Inoperabler Tumor asymptomatisch → Abwarten bis IV
    IV. – lokalisierte Beschwerden → Strahlentherapie
        – diffuse Beschwerden → Ifosfamid mit Vindesin
    V. Bei Mißerfolg CAMP- oder VP-Schema

B. Kleinzelliges Bronchialkarzinom:
    I. Sehr lokalisiert → Operation oder Strahlentherapie anschließend
    II. CEO oder ACO bis zur Remission (Röntgenbild, Bronchoskopie)
    III. Bei Mißerfolg → CEM- oder VV-Schema
    IV. Evtl. lokale Strahlentherapie oder Operation nach CEO oder ACO mit Remission (experimentelle Medizin)

C. Gemischter Tumor von A und B
    I. Operabler Tumor → Operation, anschließend B II
    II. Inoperabler Tumor → B II, III, IV

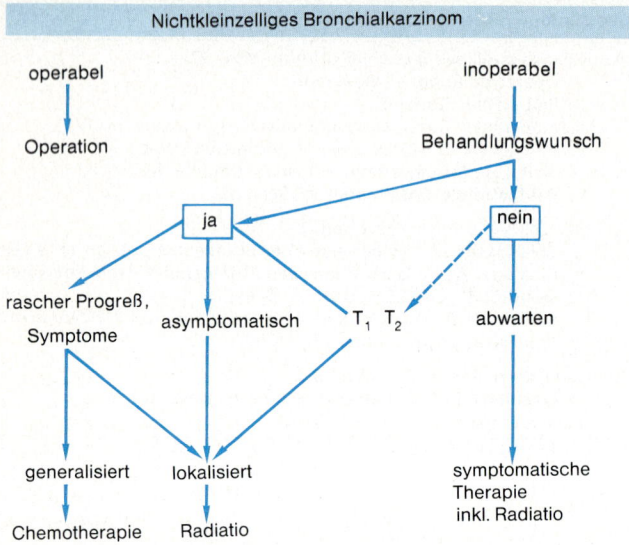

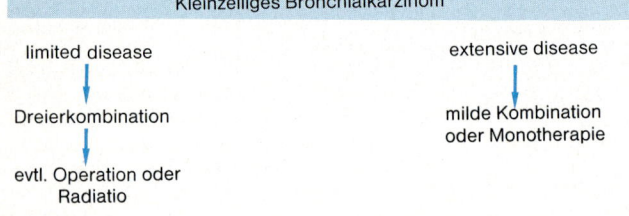

Abb. **17**   Therapeutisches Vorgehen.

Werden meist im Rahmen der Bronchialkarzinomdiagnostik operativ entfernt (s. Einteilung der WHO, Tab. **31**, S. 119).

- *Bronchialadenome:* meist benigne oder niedrig maligne Tumoren.
  - Bronchuskarzinoid 85%,
    a) typisch 80−90%,
    b) atypisch als neuroendokrines Karzinoid oder als Kulschitzky-Zell-Karzinom mit Übergang zum kleinzelligen Bronchialkarzinom,
  - adenoid-zystisches Karzinom 10−15%,
  - mukoepidermoidaler Tumor 0−5%.

Symptome

- Husten und Hämoptoe.
- Bei einzelnen Karzinoiden Flushanfälle mit Erhöhung der 5-Hydroxyindolessigsäure-Ausscheidung im Urin.

Diagnostik und Therapie

Wie beim Bronchialkarzinom (s. o.). Lokale Rezidive kommen postoperativ vor, Metastasierung möglich bei Karzinoiden.

Spezielle Tumoren

Symptome, Diagnostik und Therapie

Wie bei Bronchialkarzinom.
- *Hamartom:* Mischtumor aus unterschiedlich reifen Gewebspartien. Meist Männer um 50. Lebensjahr. Gutartig.
- *Papillom,* vorwiegend in Kehlkopf und Trachea, gutartig.
- *Leiomyom,* gutartig, zum Teil metastasierend.
- *Leiomyosarkome* bösartig: periphere Lungenrundherde.
- *Fibrom, Fibrosarkom* mit peripheren Rundherden oder endobronchialem Wachstum.
- *Lipom,* meist endobronchial, Ursache von Atelektasen, gutartig, zum Teil bronchoskopisch operabel.
- *Chondrom,* benigne, selten.
- *Hämangiom,* gutartig, periphere Rundherde.
- *Hämangioperizytom,* relativ groß und oft maligne. Zentrale Rundherde.
- *Neurogener Tumor,* in Lunge selten, häufig mediastinal. Benigne und maligne Formen (Sarkome).
- *Chemodektom:* großer solitärer Einzeltumor, verwandt dem Phäochromozytom.
- *Granularzellmyoblastom:* seltener, benigner Tumor, eher endobronchial.

Sonstige Lungentumoren

- Karzinosarkom: peripherer gemischter Tumor mit schlechter Prognose.
- *Teratom:* benigne, meist mediastinal.
- *Pseudolymphom:* Benigner Tumor unter dem histologischen Bild eines malignen Lymphoms, schwierige Abgrenzung auch gegenüber lymphoider interstitieller Pneumonie (Unterformen des Morbus Wegener) (s. S. 160) und anderen Lymphomen. Einteilung und Terminologie in Literatur sehr diskrepant. Nach operativer Entfernung oft Rezidive. Sprechen auf Glucocorticoide an, als Ultima ratio auch Radiatio. Zytostatische Therapie nicht indiziert.
- *Entzündlicher Pseudotumor:* benigner peripherer Tumor. Synonyme:
  - Plasmazellgranulom,
  - Histiozytom,
  - Fibroxanthom,
  - Pseudosarkom,
  - Xanthogranulom.
- Histiozytom: Rundherd, maligne und benigne.
- Pneumozytom: ähnlich IVSBAT.
- Blastome = Embryome, maligne Rundherde.
- Amyloidose: häufiger Befall der Atemwege im Rahmen generalisierter Amyloidose als alveolar-septale Amyloidose unter Bild einer Lungenfibrose, besonders bei Myelom. Lokalisiert bei eigenständiger Erkrankung in Form einer tracheobronchialen Amyloidose mit asthmatischen Beschwerden. Bei der lokalisiert nodulären Form Bild des Tumorleidens; Therapie: Operation und Laser.
- *IVSBAT* (= intravaskulärer sklerosierender bronchioloalveolärer Tumor): sklerosierendes epitheloidzelliges Angiosarkom. Niedrigmalignes Tumorleiden mit multiplen Rundherden. Keine wirksame Therapie.
- Lungenadenomatose: älterer Begriff für bronchioalveoläres Karzinom, einer Unterform des Adenokarzinoms.
- Tracheobronchopathia osteoplastica: tumorähnliche Hyperplasie von Knorpelanteilen in Trachea und Bronchien.

Definition

Maligne Systemerkrankungen, bei denen Thoraxbefall und Hals-lymphknotenstationen wichtige Manifestationen sind.

Formen (meist nach Ann-Arbor-Klassifikation):
- Hodgkin-Lymphome,
- Non-Hodgkin-Lymphome,
- Leukämien,
- Myelome u. a.

Einteilung in 4 Stadien:
- I: Eine Lymphknotengruppe befallen.
- II: Mehrere benachbarte Lymphknotenstationen befallen.
- III: Lymphknoten ober- und unterhalb des Zwerchfelles befallen.
- IV: Organbefall (Milz zählt als Lymphknoten).
- A: Ohne klinische Symptome.
- B: Mit Symptomen (Fieber, reduzierter AZ).

Diagnostik

- *Klinik:* Halslymphome, Splenomegalie, evtl. Leistenlymphome (meist uncharakteristisch mit negativer Histologie).
- *Laboratoriumsuntersuchungen:* meist Entzündungszeichen.
- *Röntgenaufnehme des Thorax:*
  - einseitige oder beidseitige Hiluslymphome,
  - schornsteinförmige Verbreitung des Mediastinums,
  - diffuse Gerüstvermehrung,
  - mehr oder weniger große Flecken oder Rundherde,
  - Pleuraergüsse.
- Diagnose durch PE eines Lymphknotens, oft Mediastinoskopie.
- Computertomographie zur Erfassung der Ausdehnung (Staging). Selten Lymphographie.
- Diagnostische Milzexstirpation bei therapeutischen Konsequenzen (Strahlen, Zytostase).

Therapie

Hodgkin-Lymphome Stadium I und II werden überwiegend bestrahlt, während Stadium III und IV zytostatisch behandelt werden. Non-Hodgkin-Lymphome sind mehr durch ihre extrathorakalen Prozesse gekennzeichnet, die die Therapie bestimmen. Gleiches gilt für die anderen malignen Prozesse mit Thoraxbeteiligung. Bezüglich der Therapie wird auf die entsprechende Literatur verwiesen.

Lungenmetastasen

Allgemeines

- Tochtergeschwülste der verschiedensten Tumorleiden bieten oft vielfältige diagnostische Probleme, treten sie häufig erst Jahre nach der Ersterkrankung auf.
- Oft schwer von Bronchialkarzinomen abzugrenzen.
- Etwa 30% aller Krebsleiden weisen Lungenmetastasen auf.
- 80% entstammen Brust, Knochen oder Urogenitalsystem, vorwiegend durch hämatogene Streuung.

Diagnostik

- Röntgenbild des Thorax in Verbindung mit der Grundkrankheit legt Diagnose nahe.
- Sicherung der Diagnose durch Nadelbiopsie, Bronchoskopie und ggf. andere endoskopische Eingriffe. In Zweifelsfällen Vorgehen wie bei Bronchialkarzinom bis zur Probethorakotomie.

Therapie

- Eine Metastasenchirurgie ist dann erfolgversprechend, wenn das Intervall zwischen Ersttumor und Metastase groß (Jahre) ist. Abhängig auch vom Primärtumor.
- Die zytostatische Therapie sowie die Radiotherapie wird nach den gleichen Grundsätzen wie beim Primärtumor durchgeführt.
- Die Strahlentherapie wird darüber hinaus auch bei Einflußstauung oder Retentionspneumonien verwandt.
- Bei Pleurakarzinosen und Ergüssen bewährt sich eine verödende Behandlung mit starken Laugen oder Säuren und/oder Fibrinkleber (s. S. 31).
- Lungenmetastasen bei Hypernephrom (Nierenzellkarzinom) bilden sich in 1% nach Resektion des Primärtumors zurück.

● Störungen des Immunsystems und viele unbekannte Mechanismen bedingen Erkrankungen, bei denen die Lunge entweder isoliert oder zusammen mit anderen Organen befallen ist. In späteren Stadien entwickeln sich Lungenfibrosen. Gemeinsam ist den meisten Formen, daß sie radiologisch mehr oder weniger ausgeprägte diffuse oder lokalisierte retikulonoduläre Lungengerüstverdichtungen bedingen, wobei in erster Linie Alveolen und Interstitium betroffen sind. Davon teilweise abzugrenzen sind die seltenen Erkrankungen, bei denen eine Eosinophilie mit oder ohne Vaskulitis oder eine Fettspeicherung Leitsymptom sind. Daneben gibt es noch einzelne extrem seltene eigenständige Erkrankungen (Tab. 37).

Tabelle **37** Lungenerkrankungen auf immunologischer oder unbekannter Basis

Lungengerüsterkrankungen in engerem Sinne:
– idiopathisch fibrosierende Alveolitis
– allergische Alveolitis
– Sarkoidose
– Lungenfibrose bei Kollagenerkrankungen

Lungenerkrankungen mit Eosinophilie:
– eosinophile Infiltrate
– chronische, eosinophile Pneumonie
– hypereosinophiles Syndrom
– Wegener-Granulomatose
– Panarteriititis nodosa

Lungenerkrankungen mit Speicherung:
– Cholesterinpneumonie
– Fettembolie
– Alveolarproteinose
– Histiozytosis X
– Morbus Gaucher

Sonstige:
– Neurofibromatose
– Morbus Bechterew
– Lymphangiomyomatose
– tuberöse Sklerose

Symptome

● Je nach Grundkrankheit (s. dort).
● Bei vielen Formen meistens zunehmende Dyspnoe, Reizhusten und reduzierter Allgemeinzustand.
● In Spätstadien Trommelschlegelfinger, Uhrglasnägel, Cor pulmonale.

Allgemeines

Diagnostik

- (Tab. 38)
- *Klinik:* normal bis Knisterrasseln über der Lunge.
- *Röntgenaufnahme* des Thorax: diffuse oder lokalisierte Zeichnungsvermehrung mit retikulonodulärem Muster.
- *Lungenfunktion:* zunehmende restriktive Ventilationsstörung, Diffusionsstörung bis zur respiratorischen Insuffizienz.
- *Laboratoriumsuntersuchungen:* meist uncharakteristisch, s. a. einzelne Krankheiten.
- *Bronchoskopie* mit transbronchialer Lungenbiopsie: makroskopisch unauffällig, histologisch und zytologisch teilweise charakteristisch, teilweise nur in Zusammenhang mit der ganzen Klinik zu interpretieren, teilweise auch erst im Verlauf.

Typische Befunde sind Veränderungen im Sinne einer Alveolitis sowie die Reaktionen des umgebenden Gewebes (Granulome, Fibrose).

OTTO beschreibt die Alveolitis mit den Nachbarreaktionen, während LIEBOW u. CARRINGTON 5 verschiedene definierte Krankheitsbilder sahen (Tab. 39).

UIP und DIP sind die häufigsten Formen. Die relativ seltene BIP kommt vor nach Inhalation toxischer Gase, bei Infektionen und nach Medikamenten. LIP wurde bei Kollagenosen gesehen, während die sehr seltene GIP wie die beiden ersten IP zu den idiopathischen Erkrankungen gerechnet wird.

Es finden sich Bindegewebsverhärtungen, meist als alveolar-septale Fibrose. Daneben kann das Bindegewebe auch peribronchial, peri-

Tabelle **38** Diagnostik bei Lungengerüsterkrankungen

- Röntgenaufnahme des Thorax
- Spirometrie
- Ganzkörperplethysmographie
- CO-Diffusion (Transferfaktor)
- Compliance
- Blutgase in Ruhe und unter Belastung
- Blutsenkungsgeschwindigkeit
- Elektrophorese
- Rheumaserologie, evtl. antinukleäre und antimitochondriale AK
- Angiotensin converting enzym (ACE)
- Teste auf Typ-III-Allergien (allergische Alveolitis)
- evtl. Galliumszintigraphie
- Bronchoskopie mit transbronchialer Lungenbiopsie,
    pertrachealer Lymphknotenbiopsie und
    bronchoalveolärer Lavage
- evtl. Lungenbiopsie per Thorakoskopie
- evtl. Mediastinoskopie (Sarkoidoseverdacht)
- evtl. Minithorakotomie
- evtl. Verlauf, spontan oder unter Therapie (meist Corticoide)

Tabelle **39**   Einteilung idiopathischer interstitieller Lungenerkrankungen (IP.)

	nach Liebow	nach Otto
UIP:	Usual interstitial pneumonia	Alveolitis Mesenchymknospen
BIP:	UIP und Bronchiolitis obliterans	Alveolitis Mesenchymknospen Bronchiolitis obliterans
DIP:	Desquamative interstitial pneumonia	Alveolitis und Alveolarzelldesquamation
LIP:	Lymphoid interstitial pneumonia	lymphofollikuläre interstitielle Pneumonie (oft mit Alveolitis)
GIP:	Interstitial pneumonia with giant cells	tuberkuloid granulomatöse interstitielle Pneumonie (meist in Alveolitis)

vaskulär und interbronchial fibrosieren. Alveolarkollaps mit intra-
und peribronchialer Vernarbung ist typisch für die bronchiolosteno-
tische Fibrosierung.
Die histologischen Befunde sind in aller Regel nur in Zusammenhang mit den anderen Symptomen und Befunden zu interpretieren,
so daß die klinische Diagnose stets auf einer Mosaikdiagnostik be-
ruht.

● *Bronchoalveoläre Lavage (BAL)* im Rahmen der Bronchoskopie:
Unterscheidung der Alveolitis in lymphozytäre und granulozytäre
Formen. Auch die Eosinophilie wird dabei gut erfaßt. Die bronchoalveoläre Lavage hat sich leider nicht als zuverlässiger Parameter
zur Aktivitätsbeurteilung bewährt. Höhere Zellzahlen (über 10%
Granulozyten, über 28% Lymphozyten) sollten für eine hohe Aktivität, respektive eine schlechte Prognose sprechen. Exakte Angaben in der Literatur sind spärlich; vielleicht stimmt Aussage stati-
stisch, im Einzelfall jedoch nicht. Bedeutung einer Eosinophilie
(schlechte Prognose) noch offen.

Differentialdiagnose

Ausgangspunkt aller differentialdiagnostischen Überlegungen ist
meist das Thoraxröntgenbild mit den Zeichen der Gerüsterkrankung. Diesem können u. a. folgende Krankheiten zugrunde liegen
(Tab. **40**).

Therapie

● Trotz der Fülle von Erkrankungen gibt es nur relativ wenig therapeutische Grundsätze (Tab. **41**). Die speziellen Maßnahmen finden
sich in den einzelnen Kapiteln.

Tabelle **40**   Krankheitsbilder mit radiologischen Veränderungen im Sinne einer Lungengerüsterkrankung

Infektiös	Viren, Rickettsien, Chlamydien, Tuberkulose
Inhalativ	Pneumokoniosen, chemische Dämpfe
Immunologisch	Allergische Alveolitis, Kollagenose, Sarkoidose
Neoplastisch	Lymphangiosis carcinomatosa
Angeboren	Zystische Fibrose (Mukoviszidose), α_1-AT-Mangel
Metabolisch	Urämie, Schocklunge
Zirkulatorisch	Rezidivierende Lungenembolien, Stauungslunge
Physikalisch	Strahlenlunge
Medikamentös	Bleomycin, Myleran, Nitrofurantoin
Unbekannt	Histiozytosis, Morbus Celen, Sideroelastose, Proteinose, fibrosierende Alveolitis, idiopathische Fibrose

Tabelle **41**   Therapie bei verschiedenen Erkrankungen

I. Karenz	Allergische Alveolitis, Medikamente, Pneumokoniosen
II. Therapie der Grundkrankheit	Infektionen, Kollagenosen, Neoplasien, metabolische und zirkulatorische Erkrankungen
III. Corticosteroide	fast alle floriden Formen immunologischer, physikalischer und unbekannter Genese
IV. Immunsuppressiva	bei Versagen der Steroide zusätzlich
V. D-Penicilliamin	verlassen, gelegentlich versuchsweise
VI. Symptomatisch	Bronchyolyse, Inhalationen, Bettruhe, Kardiaka, Sauerstoff

Tabelle **42**   Objektive Kriterien zur Therapiekontrolle

1. Humorale Parameter
   (BSG, Elektrophorese)
2. Funktionsparameter
   (VK, TK, DLCO, P_{aO_2} in Ruhe und nach Belastung)
3. Röntgenbild
4. Histologie
   Bronchoalveoläre Lavage
5. Pulmonalisdruck

● Die Therapiekontrolle umfaßt zum einen die subjektiven Parameter und zum andern auch objektive Kriterien (Tab. **42**).

Definition

- Lungenparenchymerkrankung, durch zelluläre Verdickung der Alveolarwand und die Abschilferung von Zellen in den Alveolarraum gekennzeichnet.
- Synonyme: chronisch interstitielle Pneumonie, floride oder aktive oder idiopathische oder kryptogenetische Lungenfibrose oder Alveolitis.
- Hamman-Rich-Syndrom: akute Verlaufsform.
- Endstadium: generalisierte Fibrose, Wabenlunge, Vanishing lung.
- Ursache unklar.

Symptome

- Trockener Reizhusten und zunehmende Dyspnoe.
- Später − oder bei hoher Aktivität − Fieber, Gewichtsabnahme.
- Trommelschlegelfinger, Uhrglasnägel − gelegentlich Erstsymptom.
- Zyanose, pulmonale Kachexie, Rechtsherzinsuffizienz.
- Akute, intermittierend exazerbierte sowie chronische Verlaufsform möglich. Symptome daher von Aktivität und Ausdehnung abhängig.
- Altersgipfel um 50. Lebensjahr, möglicherweise geringfügige Bevorzugung des weiblichen Geschlechtes.

Diagnostik

- *Klinik:* auskultatorisch Knisterrasseln, dem Öffnen eines Klettverschlusses ähnlich (engl. „velcro rales"). Gelegentlich Fibrosequietschen (Sklerosiphonie). Keine Hinweise für Systemerkrankung.
- *Röntgenaufnahme* der Thoraxorgane: selten zu Beginn normal, später zunehmende retikuläre, noduläre − retikulonoduläre Verdichtungen, häufig die Unterfelder bevorzugend. Milchglasartige Trübungen, diffuse Fibrosierung, Wabenlunge.
- *Lungenfunktionsprüfung:* Gelegentlich stärkere Einschränkungen, als die Thoraxaufnahme vermuten läßt.
  Zunehmende Restriktion, meist fehlende Obstruktion − besonders zu Beginn. Zunehmender Elastizitätsverlust, zunehmende Diffusionsstörung. Hypoxämie, zunächst nur unter Belastung (empfindlichste Untersuchungsmethode von allen hier erwähnten Testen), später auch in Ruhe.
  Terminal schwerste Hypoxie.
- Zur Frühdiagnostik und zur Verlaufsbeurteilung sind am empfindlichsten die Bestimmung der Vitalkapazität, des CO-Transferfaktors sowie die Blutgasanalyse unter Belastung.

- *Laboratoriumsuntersuchungen:*
  - Entzündungszeichen wie BSG-Beschleunigung, Gammaglobulinvermehrung, Vermehrung anderer Eiweißkörper sowie Leukozytose sind in akuten Schüben meist vorhanden, fehlen ansonsten.
  - Rheumaserologie und immunologische Teste (antimitochondriale Antikörper, antinukleäre Antikörper sowie Antikörper gegen glatte Muskulatur) sind gelegentlich leicht pathologisch (z. B. ANA-Titer größer 1:80).
- *Endoskopie:* Transbronchiale Lungenbiopsie und bronchoalveoläre Lavage ergeben meist das Bild einer granulozytären Alveolitis mit Mesenchymknospen („Usual interstitial pneumonia" nach Liebow). Andere Bilder selten. BAL gelegentlich auch lymphozytär. Bei negativer Bronchoskopie histologische Sicherung mittels thorakoskopischer oder offener Lungenbiopsie.

Differentialdiagnose

- Funktionelle Atembeschwerden und hyperreagibles Bronchialsystem sind anhand einer normalen Röntgenaufnahme sowie des normalen Ausfalls der Lungenfunktionstestung (s. S. 12) auszuschließen.
- Bei pathologischem Röntgenbild Abgrenzung zu anderen Parenchymerkrankungen (s. Tab. 37, S. 137), gelegentlich auch erst Verlaufskontrolle bei nicht eindeutigen endoskopischen Befunden.
- In Spätstadien mit sehr schlechter Lungenfunktion (FEV_1 unter 1,5 l, P_{aO_2} unter 60 mm Hg) kaum invasive Diagnostik mittels transbronchialer Lungenbiopsie möglich (relativ große Gefahr eines iatrogenen therapierefraktären Pneumothorax durch hohe Lungenstarre). Zytologische Untersuchungen inklusive bronchoalveolärer Lavage hier hilfreich. Ansonsten bleibt nur Therapieversuch mit Corticosteroiden (Dosierung s. u.) und/oder Zytostatika/Immunosuppressiva. In Einzelfällen auch offene Lungenbiopsie.

Therapie

- Bei allen Formen außer ausgebrannten Fibrosen Corticosteroide meist wirksam.
- Therapieschema: 6 Wochen 1 mg Prednisonäquivalent/kg KG, wöchentliche Reduktion um 2,5 mg auf 0,25 mg/kg KG, vierteljährlicher langsamer weiterer Abbau.
- Steuerung der Therapie mittels klinischem Befund:
  - Röntgenaufnahme des Thorax,
  - Lungenfunktionstestung incl. CO-Transferfaktor,
  - Blutgase in Ruhe und unter Belastung,

- zur Beurteilung einer Remission Kontrolle der bronchoalveolären Lavage (unter Steroiden und bei Remission Suppression der Granulozytose in der BAL).
- Therapiedauer meist Jahre mit relativ hohen Dosen Corticosteroiden (um 10 mg Prednison täglich).
- *Immunosuppressiva/Zytostatika:* Azathioprin, Cyclophosphamid, Penicillamin und Vincristin in üblicher Dosierung meist in Kombination mit den Corticosteroiden in verzweifelten Fällen versucht (neuerdings vorzugsweise Cyclophosphamid [100 mg/die]).
- *Symptomatische Therapie:*
  - Soweit nötig übliche Broncholyse, ggf. Antibiotika und meist Kardiaka (Vasodilatanzien, Diuretika, Digitalis, ACE-Hemmer).
  - Bei Hypoxämie Sauerstoff. Kontinuierliche Zufuhr über Nacht und ggf. über Tag bei P_{aO_2} < 55 mm Hg. Vorzugsweise neuerdings als Flüssigsauerstoff, auch über Oxygenator, meist 2 l/min über Nasensonde.
    Dosierung anhand von Blutgasanalysen, wobei unter Therapie P_{aO_2}-Wert bei 60 mm Hg liegen soll. Langfristig meist Besserung des erhöhten Hämatokritwertes (zuverlässige Kontrolle über O_2-Verbrauch).

Prognose

Mediane Überlebenszeit in größeren Sammelstatistiken 3−5 Jahre. Besonders ungünstig: starke Luftnot, ausgeprägte radiologische Veränderungen, Zeichen der Rechtsherzbelastung, Hypoxämie in Ruhe. Fragliche schlechte Prognose bei hohen Werten der Granulozyten und/oder Eosinophilen in der bronchoalveolären Lavage.
Aussage nicht sehr zuverlässig. In Spätstadien vermehrt Fieber nach BAL.
Spontanremissionen ganz vereinzelt, ansonsten progredienter Verlauf.

Allergische Alveolitis

Definition

Erkrankung der Alveole und des Lungenparenchyms durch inhalierte Allergene (präzipitierende Antikörper der IgG-Klasse führen zu verzögerter allergischer Reaktion − Typ III − z. T. auch als Pneumokoniose mit organischer Staubspeicherung angesehen).

Pathogenese

Verschiedene organische Stoffe (Tab. 43) können an der Lunge und im Gesamtorganismus akut oder chronisch immunologisch bedingte Reaktionen auslösen, die zu definierten Krankheitsbildern führen. Nach Exposition mit Inhalation kommt es zu Alveolitis mit Allgemeinsymptomen. Bei chronischer Einwirkung sind schleichende Verläufe typisch. Auch Hypersensitätspneumonie genannt.

Symptome

(Abb. 18)
- Rezidivierendes Fieber 6−8 Stunden nach Einwirkung, Dyspnoe und Husten.
- Gewichtsabnahme.
- Symptome bei sehr schleichendem Verlauf wie bei latentem Karzinom.
- Kontakt mit Heu, Vögeln, Klimageräten u. a.

Diagnostik

- Bei akuter Einwirkung: Zyanose, Dyspnoe und über Lunge auskultatorisch Rasselgeräusche.
- Chronische Einwirkung: Normalbefund bis Fibrosezeichen.

Tabelle 43 Häufige Antigene bei allergischer Alveolitis

Erkrankung	Exposition	Antigen
Farmerlunge	schimmeliges Heu	Thermoactinomyces, Micropolyspora faeni
Vogelhalterlunge	Vogelkontakt	Tiereiweiße (Federn, Kot, Serum)
Taubenzüchterlunge	Vogelkontakt	Taube, Wellensittich u. a.
Geflügelhalterlunge	Vogelkontakt	z. B. Hühner
Befeuchterfieber	Klimaanlage	Thermoactinomyces
Aspergillose	Asthmakranke	Aspergillus fumigatus

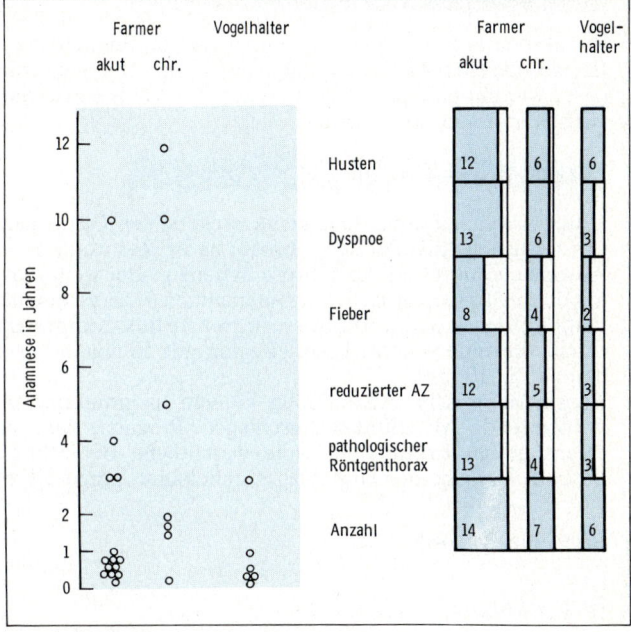

Abb. **18** Anamnese und Befunde bei Farmerlungen und Vogelhalterlungen.

- *Laboratoriumsuntersuchungen:* in Abhängigkeit von Einwirkungszeitpunkt, oft mit deutlicher BSG-Beschleunigung und Hypergammaglobulinämie.
- *Röntgenaufnahme der Thoraxorgane:* Normalbefund bis komplett ausgebildete Fibrose möglich. Meist bilaterales diffuses retikulonoduläres oder noduläres Muster.
- Lungenfunktion in Abhängigkeit von Dauer und Häufigkeit der Exposition verändert (restriktive Ventilationsstörung, Diffusionsstörung). Meist keine Obstruktion.
- Nachweis von präzipitierenden Antikörpern (Typ-III-Test o. ä.).
- 4–8 Stunden nach inhalativer Provokation Fieber, Dyspnoe, Allgemeinsymptome, BSG-Anstieg, Leukozytose, Auftreten einer restriktiven Ventilationsstörung sowie von Diffusionsstörungen (nur erfahrene Testlaboratorien!).
- Bei Bronchoskopie (transbronchiale Lungenbiopsie und bronchoalveoläre Lavage) meist lymphozytäre Alveolitis mit Fibrosezeichen, BAL in den ersten 24 Stunden nach Exposition auch granulozytär.

Differentialdiagnose

- Bei akuten Formen in erster Linie atypische Pneumonie.
- Bei chronischen Formen Lungengerüsterkrankungen anderer Genese, wie idiopathische fibrosierende Alveolitis sowie Sarkoidose, auch Karzinosen nicht selten.

Prognose und Therapie

Unter Allergenkarenz, falls keine irreversiblen Gerüstveränderungen vorliegen (histologisch Fibrose) meist Restitutio ad integrum. Ansonsten von Grad der Fibrose abhängig. Bei weiterem Kontakt mit dem Allergen durch Schutzmaßnahmen (Atemschutzhelm, Ventilation, Kleiderwechsel) gewisse begrenzte Besserung möglich. Corticosteroide sehr wirksam (Beginn mit 50 mg/die, rascher Abbau auf 5–10 mg).
Exogen-allergische Alveolitiden können in granulozytäre (BAL) fibrosierende Alveolitiden umschlagen. Prognose dann ungünstig, eigenständige Erkrankung ohne wesentliche Beeinflussungsmöglichkeit. Ursache des Umschlages unbekannt, längere Exposition?

Spezielle Formen

Farmerlunge

In regenreichen landwirtschaftlich genutzten Gebieten können im feucht eingebrachten Heu Pilze (Micropolyspora faeni, thermophile Aktinomyzeten) wachsen, die dann bei Verfütterung des Heus (November–April) bei den Bauern zu typischen Fieberschüben am Abend führen.

Symptome

- Fieber, gleichzeitig Luftnot und oft Gewichtsabnahme. Einweisungsdiagnose meist Pneumonie.

Diagnostik

- *Klinik:* Dyspnoe, Zyanose, Fieber, oft Knisterrasseln auskultierbar.
- *Röntgenaufnahme des Thorax:* Normal, lokalisierte oder diffuse retikulonoduläre Infiltrationen.
- *Laboratoriumsuntersuchungen:* BSG-Beschleunigung, Leukozytose, Elektrophorese mit Gammaglobulinvermehrung.
- Besserung von Klinik, Laboratoriumsbefunden und Röntgenbild ohne und mit jeder antibiotischen Therapie durch Allergenkarenz binnen Stunden – Tagen.

- Positive Allergieteste (Typ III mit Ouchterlony-Technik o. ä.) auf Micropolyspora und/oder Actinomyces machen Diagnose wahrscheinlich.
- Lungenfunktionsprüfung mit restriktiven Ventilationsstörungen sowie Diffusionsstörungen.
- Beweis mittels transbronchialer Lungenbiopsie, bronchoalveolärer Lavage sowie inhalativer Provokationstestung.

Differentialdiagnose

- Im akuten Schub Pneumonie, Abgrenzung durch Ouchterlony-Test.
- Bei chronischen Formen mit radiologischen Veränderungen Lungengerüsterkrankungen anderer Genese (s. S. 140).
- Bei normalem Röntgenthoraxbild chronisch obstruktive Atemwegserkrankungen.

Therapie

- Allergenkarenz sowie bei akuten Beschwerden Corticosteroide (Beginn mit 50 mg Prednison/die, dann Abbau), später dann mit Hilfe der Berufsgenossenschaft (meldepflichtige Berufskrankheit) Sanierung des Hofes (Belüftung, Umstellung von Heu auf Silagefütterung) sowie persönliche Schutzmaßnahmen (Atemschutzhelm, Kleiderwechsel). Notfalls in der kritischen Zeit (Winter) Dauertherapie mit kleinen Corticoiddosen (10 mg Prednison), falls Sanierung oder Hofabgabe nicht möglich.

Prognose

Bei Allergenkarenz oder wirksamen Schutzmaßnahmen sehr günstig. Übergang in irreversible Fibrose in 10%.

Vogelhalterlunge

Allgemeines

Bestandteil von Federn in erster Linie, daneben Kot oder Serum von Tauben, Wellensittichen und anderen Vögeln können nach Inhalation (Taubenschlagreinigung, Vogelhaltung im Zimmer) bei sensibilisierten Menschen zu einer typischen allergischen Alveolitis führen.

Besonders kritisch ist die Vogelhaltung im Zimmer, da sie über eine leichte chronische Inhalation zu eher subklinischen Verläufen über Jahre führt und dadurch irreversible Schäden setzen kann (Wellensittich der Rentnerin).

Symptome

- Atemnot, Fieber, Gewichtsabnahme.

Diagnostik

- *Klinik:* normal bis Fibrosezeichen (Knisterrasseln).
- *Laboratoriumsuntersuchungen:* BSG-Beschleunigung, Elektrophorese mit Gammaglobulinvermehrung fehlen selten. Positiver Typ-III-Test auf Vogelserum und -kot.
- *Röntgenaufnahme des Thorax:* normal oder lokale diffuse Infiltrationen oder Fibrosen.
- Bei den Lungenfunktionstesten finden sich Restriktion und Diffusionsstörungen.
- Beweis mittels transbronchialer Lungenbiopsie, bronchoalveolärer Lavage sowie inhalativer Provokationstestung.

Differentialdiagnose

In erster Linie Viruspneumonien und konsumierende Erkrankungen (Tuberkulose, Karzinom).

Prognose und Therapie

Auch nach der Abschaffung der Tiere (Therapie der Wahl) ist häufig der Einsatz von Corticosteroiden (10 mg Prednison/die) über Monate und Jahre erforderlich, da chronische Veränderungen sich nur langsam und teilweise zurückbilden.

Allergische bronchopulmonale Aspergillose (ABPA)

Definition

Allergische Alveolitis durch Aspergillen mit Asthma bronchiale. Erkrankung bedingt durch eine kombinierte Allergie vom Typ I und Typ III auf Aspergillen (meist Aspergillus fumigatus). Durch Sekretstau (mukoide Impaktion) entwickeln sich Bronchiektasen und Atelektasen. Andere Aspergillenkrankheiten S. 88.

Symptome

- Rezidivierende Asthmaanfälle.
- Gelegentlich eitriger Auswurf.

Diagnostik

- *Klinik:* meist normal.
- *Röntgenaufnahme des Thorax:* Bild der Lungenfibrose, oft Infiltrate.
- *Laboratoriumsuntersuchungen:* Eosinophilie, positiver Allergietest auf Aspergillus fumigatus, Prick-Test, IgE und RAST, Typ III, Ouchterlony-Test, Halisa (s. Aspergillenerkrankungen S. 88). Nachweis von Aspergillen im Sputum oder Bronchialsekret, auch in Schleimhautbiopsie.
- In Spätstadien Bronchiektasie.

Therapie

- Corticosteroide, Beginn mit 50 mg Prednisolonäquivalent täglich, später um 10 mg.
- Konsequente Therapie der Atemwegserkrankung (s. S. 62).
- In schweren Fällen Bronchoskopie und bronchiale Lavage (s. S. 29).
- Dauer der Therapie steuern mit IgE-Bestimmungen, IgE sinkt bei guter Therapie.
- Amphotericin B und andere Antimykotika sind wirkungslos.
- Hyposensibilisierung sehr gefährlich wegen großer lokaler Nekrosen.

Prognose

Mit Corticoiden meistens langfristig zu kontrollieren. Ansonsten Prognose abhängig vom Grad der Bronchiektasie und ihren Komplikationen.

Sonderformen

Mukoide Impaktion: Mukusstau wie bei allergischer bronchopulmonaler Aspergillose, kommt auch im Rahmen anderer Alveolitiden und auch bei Asthma bronchiale vor. Häufig Eosinophilie, häufig Infiltrate oder Atelektasen.
Therapie: bronchoskopische Reinigung, Inhalationstherapie, Corticosteroide, evtl. Antibiotika.

Byssinose: s. S. 186.

Bagassose: Bei Zuckerrohrarbeitern durch Thermoactinomyces saccharii.

Ahornrindenschäler, Bearbeiter von Rotholztanne (Sequoiose), Korkstaub (Suberose), Pilzen, Papier, Malz, Holz sowie Käsewascher, Paprikaspalter, Tischler, Kürschner u. v. a. mit allergischer Alveolitis durch teilweise unbekannte Allergene. Extrem selten. Isozyanatalveolitis nach stärkerer Exposition.

Definition und Pathogenese

Granulomatöse Systemerkrankung unklarer Genese, meist bei jüngeren Patienten. Auch Morbus Besnier-Boeck-Schaumann genannt.
Befall von Lunge und hilären Lymphknoten, häufig auch von anderen Organen. Histomorphologisch nicht verkäsende epitheloidzellige Granulome.

Symptome

- Akut: Fieber, Gelenkschwellung, Husten.
- Akut mit Erythema nodosum und negativem oder schwach positivem Tuberkulintest = Löfgren-Syndrom.
- Chronisch: häufig Zufallsbefund bei Röntgenaufnahme des Thorax, selten Husten und Dyspnoe.
- Organsarkoidose (meist im Rahmen einer Lungensarkoidose, gelegentlich dadurch richtungweisend, selten isoliert).
  - Auge: Iridozyklitis.
  - Heerfordt-Syndrom: Befall von Auge, Tränen- und Speicheldrüse, Fieber.
  - Kopf und Hals: Nase, Larynx, Speicheldrüse, Halslymphknoten, Mittelohr.
  - Haut: größere und kleinere Herde (Lupus pernio).
  - Muskel: meist asymptomatische Myositis.
  - Leber: in 60% cholostatische Hepatitis.
  - Niere: selten Granulome, Schäden durch Hyperkalzurie.
  - Knochen: Granulomatose des Knochenmarks mit Osteolysen und Sklerosen (selten), Ostitis multiplex Jüngling.
  - ZNS: basale Meningitis mit Diabetes insipidus, neurologische Ausfälle.
  - Herz: Myokardbeteiligung mit Rhythmusstörungen. Ursache gelegentlich Todesfälle bei floriden Sarkoidosen.
  - Gastrointestinum: Ösophagus − Magen − Darm in Einzelfällen.
  - Milz in ca. 50% befallen, in 20% Splenomegalie.
  - Blutbildveränderungen (Anämie, Thrombozytopenie) über Befall von Knochenmark und Milz, relativ selten, gelegentlich hämolytische Anämie.
  - Hyperkalzurie und Hyperkalzämie über Knochenbefall.
  - Periphere Lymphknoten in 20−30%.

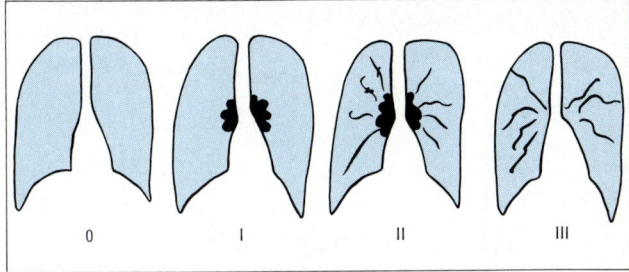

Abb. **19** Röntgentypen bei Sarkoidose.

Diagnostik und Einteilung

- *Klinischer Befund* meist normal.
- *Röntgenaufnahme* des Thorax (Abb. **19**):

  Internationale Einteilung:
  - Typ 0 = normaler Befund, selten bei isolierter Organsarko-
    idose.
  - Typ I = bihiläre Lymphadenopathie ohne Lungenbefall
    (−60%).
  - Typ II = bihiläre Lymphadenopathie mit Lungenbefall
    (−20%).
  - Typ III = Lungenbefall ohne bihiläre Lymphadenopathie
    (−20%).
  - Typ IV = Lungenfibrose (nur im Rahmen einer Verlaufsbeob-
    achtung) radiologisch Typ II oder III.
  - Die radiologische Typeneinteilung ist ein willkürliches, sehr gro-
    bes Raster, da radiologisch die vorhandene Alveolitis übersehen
    wird, die bei normalem Thoraxbild in der transbronchialen
    Biopsie oder BAL nachweisbar ist.
  - Atypische radiologische Fälle mit multiplen Rundherden oder
    isolierten tumorartigen Gebilden.
  - In Deutschland früher oft Einteilung nach Wurm. Neue interna-
    tionale Typen II und III entsprechen altem Stadium II.
- *Laboratoriumsuntersuchungen:* BSG, Blutbild und Elektrophorese
  bei akuter Sarkoidose entzündlich verändert, ansonsten normal.
  Hyperkalzurie und Hyperkalzämie selten.
  Immunologische Teste wie antinukleäre Antikörper etc. normal bis
  grenzwertig pathologisch.
- *Lungenfunktion und Blutgasanalyse:* Je nach Befall Normalbefund
  − restriktive Ventilationsstörung, zunehmende obstruktive Ventilationsstörung und zunehmende Diffusionsstörung, terminal respiratorische Globalinsuffizienz und Cor pulmonale.

151

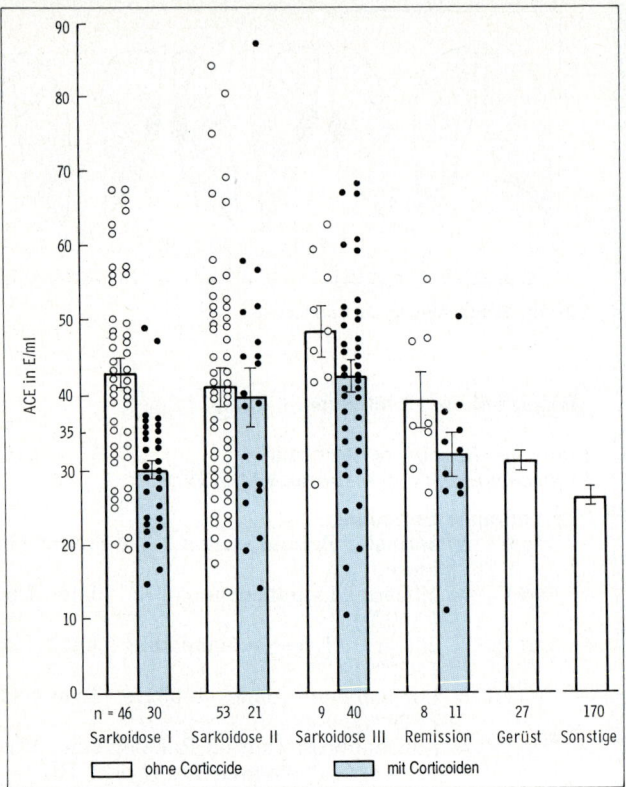

Abb. **20** ACE-Spiegel bei Sarkoidosen und anderen Erkrankungen.

- *Angiotensin converting enzyme* (ACE): in 80% von unbehandelter aktiver Sarkoidose erhöht. Unter Corticosteroiden und bei Remission rückläufig (Abb. **20**). Leichte Erhöhungen auch bei vielen anderen Erkrankungen, daher nicht beweisend für Sarkoidose. Normales ACE schließt Sarkoidose nicht aus. ACE-Anstieg verdächtig im Sinne eines frischen Schubes.
- *Tuberkulinteste* meist negativ, wie bei 80% aller jüngeren Menschen und bei Patienten mit Systemerkrankungen. Als relativer diagnostischer Hinweis verwertbar, wenn Konversion von positiv nach negativ.

- *Kveim-Siltzbach-Test:* Bei aktiver Sarkoidose meist pathologisch. Sehr geringe Quote falsch negativer Teste, etwas größere Quote falsch positiv. Serum zum Test steht meist nicht zur Verfügung.
- *Galliumszintigraphie:* positiv bei akuten Sarkoidosen. − Mäßiger Aktivitätsparameter, weitgehend verlassen.
- *Bronchoskopie:* obligat bei jedem Verdachtsanfall einer chronischen Sarkoidose, sofern keine histologische Untersuchung eines anderen Organs sich anbietet. Erforderlich Bronchialschleimhautbiopsie, transbronchiale periphere Lungenbiopsie sowie transtracheale mediastinale Lymphknotenbiopsie. Bei Einsatz dieser Palette gelingt fast immer die histologische Sicherung. Andernfalls Thorakoskopie, Mediastinoskopie oder offene Lungenbiopsie.
- *Bronchoalveoläre Lavage* im Rahmen der Bronchoskopie: lymphozytäre Alveolitis mit hohem T-Lymphozyten-Anteil, Granulozyten prognostisch ungünstig (?).
Werte über 28% aktivierte T-Lymphozyten sollen für hochaktive Sarkoidose sprechen, im Einzelfall nicht zuverlässig. Akute Sarkoidosen − mit günstiger Prognose − haben hohes Verhältnis von T4- zu T8-Zellen.

Differentialdiagnose

- Bei vorwiegend hilärem Befall maligne Lymphome (Morbus Hodgkin). Daher in jedem Fall histologische Sicherung.
- Bei vorwiegend pulmonalem Befall alle Lungenerkrankungen wie in Tab. 37. Recht häufig finden sich jenseits des Jugendalters Lungenkarzinosen.

Prognose

- *Akute Sarkoidose:* Spontanremission in über 90% innerhalb weniger Wochen.
- *Chronische Sarkoidose:* mit vorwiegend hilärem Befall (Typ I): Spontanremission in 60−70%,
alle anderen Formen: 50−60%. Remission z. T. erst nach 3 Jahren, die meisten innerhalb eines Jahres.
Therapierefraktärer Progreß in 10−20%.
Todesfälle bei Herzbeteiligung oder therapierefraktärer Sarkoidose nach ca. 20 Jahren an Fibrosekomplikationen.

Therapie

- Bei *akuten Sarkoidosen* reichen Analgetika meist. Notfalls 6 Wochen Corticosteroide.
- Einzig wirksames Therapieprinzip bei *chronischer Sarkoidose* sind z. Z. Corticosteroide. Wegen hoher Quote Spontanremissionen Indikationen zur Therapie begrenzt (s. u.). Versuche mit Cyclosporin

(T-Lymphozyten-Suppressor) verliefen negativ. In therapierefraktären Fällen auch Azathioprin oder Cyclophosphamid.

- Indikationen zur Therapie mit Corticosteroiden:
  - Organbefall (Auge, Herz, Haut mit Entstellungen, Hyperkalzurie, Hämolyse, Ikterus).
  - Erhebliche subjektive Beschwerden bei akuter Sarkoidose, falls Antiphlogistika (z.B. Indometacin) ineffektiv.
  - Atemnot, stärkere Lungenfunktionseinschränkungen, funktioneller oder radiologischer Progreß bei chronischer Sarkoidose. Asymptomatischer Lungenbefall stellt keine Indikationen dar.
  - Fehlende Rückbildung nach längerer Verlaufsbeobachtung (mindestens 6 Monate, ggf. bis zu 3 Jahre warten) bei asymptomatischer Sarkoidose.
  - Möglicherweise Zeichen einer höheren Sarkoidoseaktivität (ansteigend hohes ACE, T-Lymphozytose über 28% in der BAL, positive Galliumszintigraphie), Wert dieser Parameter wahrscheinlich überbewertet.
  - Inhalative Glucocorticoide bis jetzt ohne sicheren Effekt
- Therapieschemata s. Tab. 44. Der Autor bevorzugt die alternierende Therapie zu Beginn und geht nach Abb. 21 vor.
- Dauer der Therapie: nach Symptomatik und Befunden.
  - Akute Sarkoidose: 6 Wochen.
  - Chronische Sarkoidose: bei initialem Erfolg oder völligem Mißerfolg 1/2 Jahr.

Ansonsten Langzeittherapie mit Auslaßversuchen nach 1, 3 und 5 Jahren, auch bei Teilremission (subjektiv beschwerdefrei, bei der Lungenfunktion inkl. CO-Diffusion und bei Bestimmung des P_{aO_2} unter Belastung normaler Befund, Röntgenbild jedoch noch pathologisch).

Steuerung der Therapie mittels ACE, Galliumszintigraphie, BAL. Interleukin u. ä. bis jetzt enttäuschend.

Tabelle **44**   Mögliche Schemata einer Steroidtherapie

I. Induktion einer Remission (Prednisolonaquivalent)
  a) Beginn mit 50–100 mg jeden 2. Tag; monatlich um 25 mg/2. Tag reduzieren bis auf 25 mg/2. Tag; dann monatlich um 10 mg und anschließend um 5 mg/2. Tag reduzieren
  b) Beginn mit 40–60 mg/die; wöchentlich um 5 mg reduzieren bis auf 20 mg/die, dann monatlich um 5 mg/die reduzieren
  c) Beginn mit 40–60 mg/die; monatlich um 10 mg reduzieren bis auf 20 mg/die, dann monatlich um 5 mg/die reduzieren

II. Steroiddauertherapie (Prednisolonäquivalent)
  a) 10–50 mg jeden 2. Tag
  b) 2,5–10 mg/die

III. Therapieende (Prednisolonäquivalent)
  Nach 1, 3 und 5 Jahren Therapie Auslaßversuch, indem monatlich die Dosis um 5 mg jeden 2 Tag oder 2,5 mg/die reduziert wird

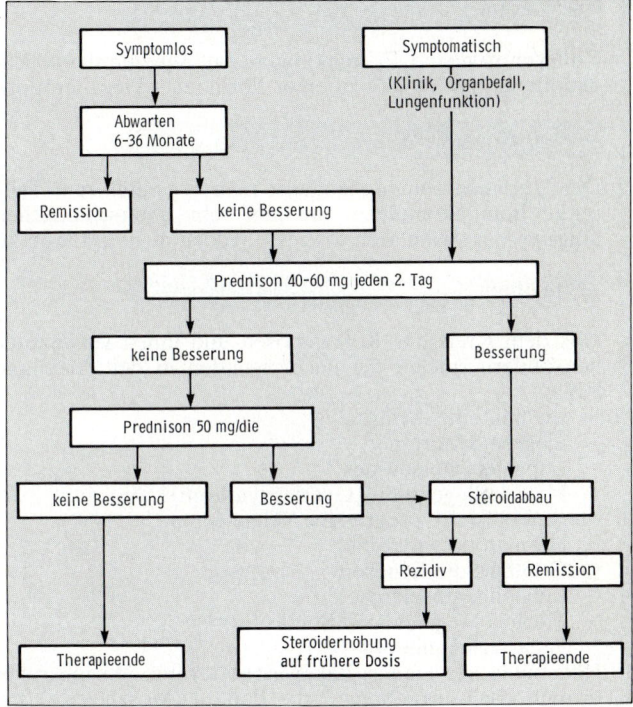

Abb. 21 Therapie der Sarkoidose I—III.

- Kontrollen bei abwartendem Verhalten und stabiler Therapie 3monatlich, bei Therapieänderungen 4- bis 6wöchig.
- Bei Verschlechterung unter Therapiereduktion Verdoppelung der Corticosteroiddosis, anschließend Abbau auf 2,5−5 mg höhere Dosis.
- Stationäre Betreuung nur zur Diagnostik und bei erheblichen subjektiven Beschwerden, unabhängig von der Corticosteroiddosis.
- INH-Chemoprävention unter Corticosteroiden nur ausnahmsweise bei sehr ausgedehnten Tb-Narben.
- Kuren und Klimawechsel ohne Einfluß auf Sarkoidose.
- Arbeitsfähigkeit fast immer gegeben (Kriterium Lungenfunktion und klinische Symptome).

Kollagenosen

Definition

Kollagenosen sind Erkrankungen, bei denen entzündliche Gefäß-
endothelerkrankungen zu einer fibrinoiden Degeneration führen.

Ätiologie

Die Ursachen sind unbekannt, man vermutet zum Teil zirkulierende Immunkomplexe, die den sehr unterschiedlichen Vertei-
lungstyp der vaskulären Prozesse jedoch nicht erklären können.

Einteilung

Aus dem Kreis der Kollagenosen und ihnen verwandten Krank-
heitsbildern spielen die nachfolgenden in der Pneumologie eine
Rolle:
- rheumatoide Arthritis
- Sjögren-Syndrom
- Lupus erythematodes
- Mischkollagenosen (Overlapsyndrom)
- generalisierte progressive Sklerodermie
- Dermatopolymyositis
- Goodpasture-Syndrom
- Lungenhämosiderose
- Morbus Wegener und Sonderformen
- Panarteriitis nodosa

Rheumatisches Fieber, Takayasu-Arteriitis, Horton-Arteriitis und
thrombotisch-thrombopenische Pupura (Moszkowicz) stellen weitere Erkrankungen aus diesem Formenkreis dar, ihnen fehlt von
Ausnahmen abgesehen die Lungenbeteiligung.
Die Wegener-Granulomatose und ihre Sonderformen sowie die
Panarteriitis nodosa werden auch als Granulomatosen und Angiitiden oder als Immunvaskulitiden zusammengefaßt. Sie gehören
auch zu den Lungenerkrankungen mit Eosinophilie.
Sämtliche Kollagenosen können in einem nicht unerheblichen Prozentsatz mit Lungenfibrosen vergesellschaftet sein, die oft histologisch nicht von fibrosierenden Alveolitiden anderer Genese einschließlich der idiopathischen Form zu unterscheiden sind. Gelegentlich kann die Lunge auch Erstmanifestation der Kollagenose
sein, so daß diese erst im Verlauf erkannt werden kann.

Symptome

- Oft asymptomatisch, gelegentlich Belastungsdyspnoe.

Diagnostik

- *Klinik:* seitens der Lunge oft normal.
- *Laboratoriumsuntersuchungen:* durch jeweilige Grundkrankheit verändert.
- *Röntgenbild der Thoraxorgane:* je nach Befall mehr oder weniger ausgedehnte Lungengerüstveränderungen.
- *Lungenfunktion:* restriktive Ventilationsstörungen und Diffusionsstörungen.
- Definitive Diagnose über Lungenhistologie (transbronchiale Lungenbiopsie, BAL), meist nur klinische Verdachtsdiagnose.

Therapie

Wie bei fibrosierender Alveolitis (s. S. 142) und nach Grundkrankheit.

Rheumatoide Arthritis

In bis zu 50% der Fälle mehr oder weniger ausgedehnte Fibrosen (Rheumalunge), oft von Pleuraergüssen begleitet. Noduläre Veränderungen (Rheumaknötchen) typisch. Schleimhautbefall kann obstruktive Ventilationsstörungen bedingen.
Auch bei Morbus Bechterew (s. S. 170) und bei Sjögren-Syndrom (Sicca-Syndrom mit Polyarthritis) Lungenfibrosen möglich.
- Bei positiver Rheumaserologie und entsprechendem klinischem Bild meist Verdachtsdiagnose ohne histologische (transbronchiale) Sicherung.

Therapie

- Therapie mit Steroiden und Immunsuppressiva (s. S. 142).

Lupus erythematodes (LE)

und verwandte Bilder (Overlapsyndrom, Sharpsche Mischkollagenose, Pseudo-LE)

Häufig (50–70%) Lungenfibrose und Pleuraergüsse, die oft dominierend sind. Atelektasen, basale Infiltrate, Gelenkbeteiligung, Nierenbeteiligung je nach Grundkrankheit. Oft auch bakterielle Überlagerungen (klinisch Pneumonie). Pseudo-LE oft medikamentös (Venenmittel, α-Methyldopa u. a.) induziert.

Diagnose der Grundkrankheit über Serologie

- Antinukleäre Antikörper (ANA) positiv bei LE, ebenfalls Anti-DNA, wenn aktiv in 60−100%, sonst 35%.
- Antimitochondriale Antikörper (AMA) positiv bei Pseudo-LE.
- Extrahierbare Antikörper (ENA) (gesprenkelte Muster) positiv bei Sharp-Mischkollagenose.
- Teste teilweise auch überlappend, so daß im Einzelfall Interpretation schwierig.

Therapie

Mit Corticosteroiden und ggf. Immunsuppressiva wie bei fibrosierender Alveolitis (s. S.142). Bei akuten Fällen (besonders LE) auch Plasmaseparation.

Sklerodermie

Lungenfibrose im Endstadium des klinisch eindeutigen Krankheitsbildes regelmäßig und oft schicksalsbestimmend (binnen 2 Jahren).

Diagnose

Klinisch und anhand des Röntgenbildes. Antikörper gegen RNA häufig positiv. Zusätzlich oft Aspirationspneumonie.

Therapie

Symptomatisch.
Thibierge-Weissenbach-Syndrom: Sklerodermie mit pathognomonischen subkutanen Verkalkungen in den Extremitäten.

Dermatopolymyositis

In 5% Lungenfibrose.

Diagnose und Grundkrankheit

Über erhöhte Kreatinphosphokinase bei entsprechender Klinik und negativer Serologie. Im EMG und in Muskelbiopsie Myositis.

Therapie

Mit Steroiden und Immunsuppressiva (wie bei fibrosierender Alveolitis, s. S.142).

Goodpasture-Syndrom

Lungenblutung mit nekrotisierender hämorrhagischer Glomerulonephritis (akutes Nierenversagen).

Diagnostik

- Nachweis von Antikörpern gegen Basalmembranen.
- Biopsie von Lunge und/oder Niere.

Therapie

- Corticosteroide, Immunsuppressiva, Plasmaseparation (Therapie der Wahl).

Prognose

- Früher infaust, fast alle Patienten starben binnen Monaten. Jetzt erste günstige Berichte über Langzeitüberleber.

Morbus Celen (idiopathische Lungenhämosiderose)

Meist langsam verlaufende Lungenblutungen bei Kindern, selten bei Erwachsenen.

Symptome

- Hämoptoe, Eisenmangel, Anämie und Lungenblutung.

Diagnostik

- Im Sputum Siderophagen (fast pathognomonisch), Lungenhistologie.

Therapie

- Symptomatisch, für Corticoide oder Immunsuppressiva ist ein Wert nicht gesichert. Wichtig: Entfernung des Eisens aus der Lunge mit Desferrioxamin.

Prognose

- Zweifelhaft, mediane Überlebenszeit 5 Jahre.

Wegener-Granulomatose

Definition

Nekrotisierende granulomatöse Entzündung mit Angiitis, in den oberen Luftwegen (Nase, Ohr) beginnend und auf Lunge und Nieren übergreifend.

Symptome

- Zu Beginn Rhinitis, Otitis oder Hämoptoe, später Atemnot, Fieber, reduzierter Allgemeinzustand, Oligurie/Anurie, terminal Lungen- und Nierenversagen.
- Häufig Gelenk- und Muskelschmerzen. Rascher Verlauf möglich, meist jedoch etwas protrahiert.
- Perikarditis, Augen- und ZNS-Beteiligung möglich.
- Häufig Männer um das 50. Lebensjahr.

Diagnose

- Lokaler HNO-Befund mit Probeexzision ergibt häufig Diagnose, evtl. Lungen- und Nierenbiopsie.
- *Klinik:* je nach Organbefall Symptome und Befunde.
- *Laboratoriumsuntersuchungen:* BSG-Beschleunigung, Anämie, Leukozytose, Eosinophilie, Thrombozytose (selten), Gammaglobulinvermehrung in der Elektrophorese. Rheumafaktor und AK gegen glatte Muskulatur können leicht pathologisch sein. Nachweis antizytoplasmatischer Antikörper (ACPA), heute dominierender Laborbefund. Häufig Hämaturie, Proteinurie, zunehmende Niereninsuffizienz.
- *Röntgenaufnahme der Thoraxorgane:* meist multiple runde, häufig scharf begrenzte Verdichtungen, deren Größe bis 10 cm Durchmesser erreichen kann. Zentraler Zerfall ist recht häufig. Pleuraergüsse sind selten.

Differentialdiagnose

Vorwiegend andere Kollagenosen mit pulmorenalem Befall (Goodpasture-Syndrom, Panarteriitis nodosa) sowie maligne Lymphome, in deren Nähe Granulome und Vaskulitiden vorkommen können.

Prognose und Therapie

Unbehandelt sterben die meisten Patienten rasch an ihrem Nierenversagen. Mit Cyclophosphamid (2 mg/kg pro die) − auch Azathioprin und Chlorambucil sind wirksam − gelingt es, 95% in Remission zu bringen. Steuerung der Therapie mit ACPA. Weitere Be-

handlung: ca. 1 Jahr, dann Auslaßversuch. Lange Remissions-
dauer, gelegentlich 15 Jahre. Meist Kombination mit Corticosteroiden. In der akuten Phase symptomatische Therapie inkl. Dialyse.
Bei irreversiblem Nierenversagen Dauerdialyse und Transplantation.

Sonderformen

(Alle extrem selten)

Auf die Lungen begrenzter Morbus Wegener

Keine systemischen Erscheinungen. *Prognose* besser, *Therapie*
gleichsinnig.

Lymphomatoide Form des Morbus Wegener

Zusätzlich zu den Zeichen des Morbus Wegener (an der Lunge
multiple Knoten, keine Nierenbeteiligung, Beteiligung von Haut
und Nervensystem, weder Asthma noch Eosinophilie) Veränderungen retikuloendothelialer Tumoren. Möglicherweise fließende
Übergänge zu malignen Lymphomen, *Prognose* bei ähnlicher *Therapie* wie bei Morbus Wegener schlecht. Teilweise wird über günstige Erfahrungen mit Corticosteroiden allein berichtet.

Allergische Granulomatosen (Churg-Strauss)

Generalisierte granulomatöse Erkrankung mit Vaskulitis, Eosinophilie, Lungenbefall sowie Befall von Herz, Niere, Magen-Darm-
Kanal, Haut und ZNS. An der Lunge oft vorübergehende Infiltrate. Häufig Asthma. Abgrenzung zum Morbus Wegener durch
weitgehendes Fehlen der nekrotisierenden Komponente zugunsten
einer Fibrineinlagerung. *Therapie* und *Prognose* ähnlich wie Morbus Wegener, gutes Ansprechen auf Corticosteroide.

Nekrotisierende sarkoidale Granulomatose mit Angiitis

Ähnlich Sarkoidose, zusätzlich schwere Arteriitis. *Diagnostik* im
Rahmen der Abklärung eines Sarkoidose-Typ-II-III-verdächtigen
Röntgenbildes mit transbronchialer oder offener Lungenbiopsie.
Vorwiegend isolierter Lungenbefall, kein Asthma, keine Eosino-
philie. Gutes Ansprechen auf Corticosteroide.

Bronchozentrische Granulomatose

Durch nekrotisierende Granulome mit elastischem Gewebe gekennzeichnet. Bei Asthmatikern bestehen die infiltrierenden Zellen aus Eosinophilen, bei Nichtasthmatikern aus Plasmazellen. Beim Röntgen der Thoraxorgane fallen meist solitäre Verdichtungsherde auf, andere Organe sind nicht betroffen. *Diagnostik* im Rahmen der Klärung unklarer Infiltrate. Remissionen werden spontan oder nach Corticosteroiden beobachtet.

Panarteriitis nodosa

Definition

Immunkomplexvaskulitis der kleinen Arterien und Arteriolen.

Symptome

- Arthralgien, meist bei Männern mittleren Alters.
- Fieber, Schwäche, reduzierter AZ. Selten Lungensymptome, meist Nierenversagen.

Diagnostik

- *Klinik:* uncharakteristisch.
- *Laboratoriumsuntersuchungen:* typische Entzündungszeichen, Eosinophilie, Proteinurie, Hämaturie. Kein spezieller Laboratoriumstest. Zirkulierende Immunkomplexe in 90%.
- Diagnose meist über PE der Muskulatur oder Niere. Lungenbeteiligung selten (Pleuraergüsse, begrenzte Infiltrate).

Therapie

Corticosteroide, Immunsuppressiva, Plasmaseparation.

Definition

Gruppe heterogener Krankheiten, die durch Blut- oder Gewebs-
eosinophilie und Lungenparenchymbefall gekennzeichnet ist. Möglicherweise fließende Übergänge zu den fibrosierenden und allergischen Alveolitiden. Eosinophilie nicht immer Zeichen einer Allergie.

Einteilung

● Krankheitsbilder, bei der die Eosinophilie eine wichtige Kompo-
nente darstellt:
  – Exogen bedingte eosinophile Infiltrate nach Medikamenten, Pa-
    rasiten und Pilzen (s. u.).
  – Chronisch eosinophile Pneumonie (s. S. 164).
  – Angiitiden und Granulomatosen (Morbus Wegener u. ä.)
    (s. S. 160).
  – Hypereosinophiles Syndrom (eosinophile Leukämie, dissemi-
    nierte eosinophile Kollagenose, Endocarditis fibroplastica Löff-
    ler, eosinophile Fasziitis).
  – Allergische bronchopulmonale Aspergillose (s. S. 148).
● Krankheitsbilder, mit gelegentlicher Eosinophilie als Begleitkom-
  ponente:
  – Infektionen.
  – Neoplasien, besonders Hodgkin-Lymphome.
  – Immunologische Erkrankungen wie rheumatoide Arthritis.
● Unklare Eosinophilien.

Exogen bedingte eosinophile Lungeninfiltrate

Definition

Flüchtige oder chronische Lungeninfiltrate, auftretend nach verschiedenen Medikamenten (Nitrofurantoin, Penicilline, Sulfonamide, Acetylsalicylsäure, Hydrochlorothiazid, trizyklische Anti-
depressiva) (s. S. 189), Parasiten (besonders in Entwicklungslän-
dern, Askariden), Pilzen.
Möglicherweise allergische Alveolitis, teilweise auch fibrosierende
Alveolitis mit Eosinophilie denkbar.

Symptome

● Typischerweise 3–4 Tage nach Kontakt Beginn mit Fieber, Husten
  und Luftnot. Persistenz über Monate und Jahre bei Parasiten möglich.

Diagnostik

- Anamnese oft richtungweisend (Medikamente, Reisen).
- *Klinik:* meist unauffällig.
- *Röntgenaufnahmen des Thorax:* flüchtige bis chronische nicht segmentale Lungenverdichtungen.
- Bronchoskopie mit transbronchialer Biopsie: eosinophile Alveolitis, in der BAL Eosinophilie.

Therapie

- Absetzen der Medikamente, Behandlung der Askariden. Versuch mit Corticoiden (s. fibrosierende Alveolitis).

Sonderform

Löfflersches flüchtiges Infiltrat durch Askariden.

Chronisch eosinophile Pneumonie (Carrington)

Definition

Subakute bis chronische Lungenerkrankung unklarer Genese mit Eosinophilie. Starke Verwandtschaft mit fibrosierender Alveolitis.

Symptome

- Husten, Fieber, Luftnot, Gewichtsverlust und Nachtschweiße.

Diagnostik

- *Klinik:* bis auf Fieber uncharakteristisch, gelegentlich Dämpfung über befallenen Lungenpartien.
- *Laboratoriumsuntersuchungen:* Entzündungszeichen, Bluteosinophilie bei Leukozytose.
- *Röntgenaufnahme des Thorax:* periphere, teilweise flüchtige Infiltrate.
- *Lungenfunktion: restriktive Ventilationsstörungen, auch Diffusionsstörungen.*
- Bronchoskopie: in der transbronchialen Lungenbiopsie eosinophile Infiltrate im Interstitium und Alveolarbereich, dort auch multinukleäre Riesenzellen. BAL mit hoher Eosinophilie.

Differentialdiagnose

Andere Lungeninfiltrate. Eosinophilie kann auch anderer Genese sein.

Therapie und Prognose

Teilweise Spontanremission. Auf Corticosteroide (Beginn mit 50 mg Prednison/die, langsamer Abbau über Wochen) prompte Besserung. Nach Absetzen hohe Rezidivquote, so daß Corticosteroide meist über Jahre erforderlich sind.

Hypereosinophiles Syndrom

Heterogene Krankheitsgruppe mit Infiltration verschiedener Organe durch eosinophile Zellen und Vermehrung des Bindegewebes, besonders im Herzen.
Lungeninfiltrate mit Eosinophilie meist nicht so schicksalbestimmend wie Herzbefall mit kardialer Dekompensation.
Eosinophile Leukämie, disseminierte eosinophile Kollagenose, Endocarditis fibroplastica Löffler und eosinophile Fasziitis stellen wohl unterschiedliche Verläufe dar.

Diagnostik

Histologische Untersuchung befallener Organe.

Therapie

Prednison 1 mg/kg mit Hydroxycarbamid (0,5−1,5 g/die).

Prognose

Zweifelhaft.

Speichernde Lungenparenchymerkrankungen

Allgemeines

Endogene oder exogen bedingte Speicherung von Fetten und anderen Stoffen kann zu verschiedenen Erkrankungen führen.

Cholesterin-(Lipid-)Pneumonie

Definition

Primäre idiopathische oder sekundäre, im Rahmen von Karzinomen, Abszessen, Infarkten erfolgte Speicherung von größeren Mengen Cholesterin in der Lunge. Lipidpneumonien auch nach Aspiration von Ölen und Fetten als exogene Speicherung (s. S.96).

Symptome

Bild der Segment- oder Lobärpneumonie.

Diagnostik

Nur über Histologie/Zytologie. Lipidhaltige Zellen im Bronchialsekret meist sekundär im Rahmen anderer Lungenerkrankungen (s. S.96).

Therapie

Symptomatisch, ggf. Therapie der Grundkrankheit (sekundäre Formen).

Prognose

Bei primären Formen zweifelhaft, bei sekundären Formen vom Grundleiden abhängig.

Alveolarproteinose

Definition

Speicherung von überschießend gebildetem Surfactant im Alveolarbereich.

Symptome

- Zufallsbefund ohne Beschwerden (30%).
- Dyspnoe, besonders bei Belastung.
- Zeichen der konsumierenden Erkrankung.

Diagnostik

- *Klinik und Laboratoriumsuntersuchungen:* meist uncharakteristisch.
- *Röntgenaufnahme des Thorax:* Bild wie bei bilateraler symmetrischer Lungenstauung.
- *Lungenfunktion:* je nach Grad des Befalles restriktiv eingeschränkt sowie Diffusionsstörung.
- Diagnose über Bronchialzytologie und Histologie.

Therapie

Regelmäßige Lavage des Bronchialsystems mit Kochsalzlösung.

Prognose

Gelegentlich Spontanremission, häufig Superinfekte, in 30% letal binnen Monaten.

Histiozytosis X

Definition

Semimaligne granulomatöse Erkrankung unklarer Genese. Selten.

Einteilung

Früher:
- Eosinophiles Granulom: beim Erwachsenen vorkommende lokalisierte Granulome, vorzugsweise in Knochen und/oder Lungen.
- Abt-Letterer-Siwe-Erkrankung bei Kindern mit malignem Verlauf.
- Hand-Schüller-Christian-Erkrankung bei Heranwachsenden mit Exophthalmus, Diabetes insipidus und Osteolysen im Schädel.

Heute:
- Lokalisierte Histiozytosis X:
  - eosinophiles Granulom des Knochens (meist ohne Lungenbefall),
  - eosinophiles Granulom der Lunge = primäre Histiozytosis X der Lungen.
- Generalisierte Histiozytosis X:
  - multiples eosinophiles Granulom des Knochens (Hand-Schüller-Christian), meist ohne Lungenbefall,
  - chronisch disseminierte Histiozytosis X,
  - akute disseminierte Histiozytosis X (Abt-Letterer-Siwe).

Speichernde Lungenparenchymerkrankungen

Primäre Histiozytosis X der Lungen (eosinophiles Granulom der Lunge)

Definition

Lokalisierte Histiozytosis X in der Lunge in Form des eosinophilen Granuloms. Häufigste Form in der Pneumologie.

Symptome

- Oft asymptomatisch.
- Gelegentlich Husten, gelegentlich Spontanpneumothorax.
- Uncharakteristische Zeichen einer konsumierenden Erkrankung.

Diagnostik

- *Klinik und Laboratoriumsuntersuchungen:* wie bei Lungengerüsterkrankung (Entzündungszeichen).
- *Röntgenaufnahme der Thoraxorgane:*
  - initial diffuse bilaterale retikulonoduläre Zeichnungsvermehrung,
  - später Wabenlunge.
- Diagnose mittels transbronchialer Lungenbiopsie und bronchoalveolärer Lavage, evtl. offener Lungenbiopsie.

Differentialdiagnose

Alle Lungengerüsterkrankungen.

Therapie

Corticosteroide wie bei fibrosierender Alveolitis (s. S. 142).

Prognose

Sehr unklar. Fälle mit Spontanheilung wechseln mit progredienten Fällen und Übergang in Wabenlunge und Cor pulmonale.

Chronisch disseminierte Histiozytosis X

Definition

Maligne Erkrankung, gelegentlich aus Knochenhistiozytosis sich entwickelnd. Vorwiegend nur bei Kindern. Infiltration von Leber, Milz, Lunge und Knochenmark.

Symptome

Je nach Organbefall Fieber, Gewichtsverlust, Nachtschweiß.

Diagnostik

- Nachweis des Knochenbefalls.
- Typische histologische Befunde.

Therapie

Polychemotherapie ähnlich den niedrig malignen Non-Hodgkin-Lymphomen. Bei ausgedehntem Befall aggressive Chemotherapie.

Prognose

Zweifelhaft, oft therapierefraktär.

Akute Histiozytosis X

Abt-Letterer-Siwe-Erkrankung des Kleinkindes. Hautinfiltrate, Lymphknotenbefall sowie Hepatosplenomegalie sind typisch für diese therapierefraktäre fatale Erkrankung.

Sonstige Lungenparenchymerkrankungen

Morbus Gaucher

Im Rahmen dieser Fettspeicherkrankheit Lungenfibrose durch Gaucher-Zellen.

Alveoläre Mikrolithiasis

Sandkornartige Verkalkungen in der gesamten Lunge, meist ohne Symptome, sehr selten. *Diagnose:* typische Röntgenaufnahme des Thorax, path. Knochenszintigramm der Lunge, evtl. Histologie. Keine *Therapie.*

Neurofibromatose v. Recklinghausen

Selten mit interstitieller Fibrose und/oder Emphysemblasen vergesellschaftet.

Morbus Bechterew

Gelegentlich auf einen Oberlappen begrenzte Lungenfibrose (zystische Oberlappendegeneration).

Pulmonale Lymphangiomyomatose

Lungenzysten mit muskulärem Wall im Rahmen einer Proliferation des Muskelgewebes in Lunge, Gefäßen und Lymphknoten. Zusätzlich Lungenfibrose, Chylothorax und rezidivierender Pneumothorax, sehr selten; nur Frauen.

Tuberkulöse Sklerose mit generalisierter Fibrombildung

An Lunge kleinzystische Fibrose (Wabenlunge) und Pneumothorax. Klinisch am wichtigsten zerebrale Fibrome, sehr selten.

Cholesteringranulomatose

Knötchenförmige Durchsetzung der Lunge mit Cholesterin. Möglicherweise Übergang zwischen Cholesterinpneumonie (s. S. 96) und Alveolarproteinose (s. S. 96).

Definition

Lungenerkrankungen durch Inhalation von Stäuben mit anschließender Ablagerung in der Lunge und konsekutiver Gewebsreaktion.

Pathogenese

Ein Teil der in der Lunge eingelagerten Stäube führt auf Dauer zu einer progredienten Fibrosierung, besonders wenn die Teilchengröße unter 3 μm liegt. Andere persistieren reaktionslos. Eine individuelle Disposition und ggf. Zusatznoxen (Rauchen) sind weitere wesentliche Faktoren für Grad einer Pneumokonioseentwicklung.

- Quarz (SiO_2) bedingt progrediente Pneumokoniosen, sei es als reine Silikose oder zusammen mit Kohle, Feldspat usw. als Mischstaubsilikose.
- Metallische Kieselsäureverbindungen − wie das magnesiumhaltige faserförmige Silicat Asbest − verursachen Silikatosen, ebenfalls progredient.
- Die persistierenden Pneumokoniosen sind meist durch inerte Einlagerung der Stäube gekennzeichnet.
- Auch organische Stäube bedingen Einlagerung und Gewebsreaktion.
- Entscheidender Punkt bei der Frage Progredienz oder Persistenz ist der Gehalt an Silicium. Je höher dessen Gehalt, um so mehr Progredienz.

Einteilung

Wir unterscheiden bei der anorganischen Staubspeicherung:
1. Progrediente Pneumokoniosen:
a) reine Silikosen,
b) Pneumokoniosen nach Silicaten,
c) Asbestose u. a.
2. Persistierende Pneumokoniosen:
Speicherungen von Kohle, Eisen, Beryllium, Aluminium, Hartmetall, Chrom, Thomasschlacke u. a.
Daneben kennen wir noch die organische Staubspeicherung, zu der auch die allergischen Alveolitiden (s. S. 144) gerechnet werden. Fast alle Pneumokoniosen sind meldepflichtige Berufskrankheiten.

Pneumokoniosen

Tabelle **45** Internationale Klassifikation der Pneumokoniosen

	Code	Definition
Rundliche kleine Schatten		
Typ	pqr	Die Herde werden eingeteilt nach dem ungefähren Durchmesser der vorherrschenden Schatten. p: rundliche Schatten bis zu einem Durchmesser von 1,5 mm. q: rundliche Schatten von 1,5 bis 3 mm Durchmesser (ILO 1958: m). r: rundliche Schatten von 3 bis 10 mm Durchmesser (ILO 1958: n).
Streuung	0/-0/0 0/1	Kategorie 0: kleine rundliche Schatten fehlen oder sind weitergestreut als in Kategorie 1.
	1/0 1/1 1/2	Kategorie 1: kleine rundliche Schatten eindeutig vorhanden, aber gering an Zahl.
	2/1 2/2 2/3	Kategorie 2: zahlreiche kleine rundliche Schatten. Die normale Lungenzeichnung ist gewöhnlich noch sichtbar.
	3/2 3/3 3/4	Kategorie 3: sehr zahlreiche kleine rundliche Schatten. Die normale Lungenzeichnung ist teilweise oder ganz verdeckt.
Verbreitung	RO, RM, RU LO, LM, LU	Anzugeben sind die Felder, in denen die Schatten lokalisiert sind. Jede Seite wird horizontal im Ober-, Mittel- und Unterfeld gedrittelt.
Unregelmäßige kleine Schatten		
Typ	stu	Da die Schatten unregelmäßig sind, können die Maße für die kleinen rundlichen Schatten nicht angewandt werden. In grober Entsprechung werden 3 Typen unterschieden. s: feine unregelmäßige oder lineare Schatten. t: mittelgrobe unregelmäßige Schatten. a: grobe (klecksige) unregelmäßige Schatten.
Streuung		Die Kategorie der Streuung beruht auf der Beurteilung der Schattenkonzentration in den betroffenen Lungenfeldern. Die Standardfilme sind jeweils Beispiele aus Kategoriemitte.
	0/-0/0 0/1	Kategorie 0: kleine unregelmäßige Schatten fehlen oder sind weiter gestreut als in Kategorie 1.

Tabelle **45** (Fortsetzung)

	Code	Definition
	1/0 1/1 1/2	Kategorie 1: kleine unregelmäßige Schatten eindeutig vorhanden, aber gering an Zahl.
	2/1 2/2 2/3	Kategorie 2: zahlreiche kleine unregelmäßige Schatten. Gewöhnlich ist die normale Lungenbezeichnung teilweise verdeckt.
	3/2 3/3 3/4	Kategorie 3: sehr zahlreiche kleine unregelmäßige Schatten. Die normale Lungenzeichnung ist nicht mehr sichtbar.
Verbreitung	RO, RM, RU LO, LM, LU	Anzugeben sind die Felder, in denen die kleinen unregelmäßigen Schatten lokalisiert sind. Jede Seite wird wie bei den kleinen rundlichen Schatten in Ober-, Mittel- und Unterfeld geteilt.
Gesamtstreuung der kleinen Schatten	1/0 1/1 1/2 2/1 2/2 2/3 3/2 3/3 3/4	Wenn beide Typen der kleinen Schatten eindeutig vorhanden sind, wird die Streuung für jeden Tag getrennt angegeben. Danach wird die Gesamtstreuung für die kleinen Schatten festgelegt, als ob sie nur einem Typ, entweder dem rundlichen oder dem unregelmäßigen entsprächen.
Größe	A, B, C	Kategorie A: Schatten von 1–5 cm Durchmesser oder mehrere solche Schatten deren größte Durchmessersumme 5 cm nicht überschreitet.
		Kategorie B: ein oder mehrere Schatten, größer und zahlreicher als A, deren Summe das Flächenäquivalent des rechten Ohrfeldes nicht überschreitet.
		Kategorie C: ein oder mehrere Schatten, deren Flächensumme das Äquivalent des rechten Oberfeldes überschreitet.
Typ	wd, id	Neben der Größenangabe A, B oder C werden die Abkürzungen wd und id zur Kennzeichnung benutzt, ob die Schatten scharf (wd) oder unscharf (id) begrenzt sind.

(Marginalie rechts: Kleine Schatten — Große Schatten)

Tabelle **45** (Fortsetzung)

	Code	Definition
Pleuraverdickung		
Kostophrenischer Winkel	RL	Die Obliteration des kostophrenischen Winkels wird getrennt von anderen Pleuraverdickungen angegeben. Ein Standardfilm für den unteren Grenzwert ist vorgesehen.
Brustwand und Zwerchfell Lokalisation	RL	
Dicke	a, b, c,	Grad a: bis zu 5 mm dick im breitesten Teil der Schatten.
		Grad b: 5–10 mm dick im breitesten Teil der Schatten.
		Grad c: dicker als 10 mm im breitesten Teil der Schatten.
Verbreitung	0, 1, 2	Grad 0: nicht vorhanden oder weniger als Grad 1.
		Grad 1: uni- oder multilokuläre Pleuraverdickung, deren Gesamtlänge nicht die Hälfte der Länge einer seitlichen Brustwandprojektion überschreitet. Der Standardfilm präsentiert den unteren Grenzwert von Grad 1.
		Grad 2: uni- oder multilokuläre Pleuraverdickung, deren Gesamtlänge größer ist als die Hälfte der Länge einer seitlichen Brustwandprojektion.
Zwerchfellunschärfe	RL	Der untere Grenzwert beträgt ein Drittel der betroffenen Zwerchfellhälfte. Ein Standardfilm für den unteren Grenzwert ist vorgesehen.
Unscharfe Herzkontur	0, 1, 2, 3	Grad 0: keine Unschärfen bis zu einem Drittel des Äquivalents des linken Herzrandes.
		Grad 1: zwischen ein und zwei Dritteln des Äquivalents der Länge des linken Herzrandes.
		Grad 2: zwischen zwei und drei Dritteln des Äquivalents der Länge des linken Herzrandes.
		Grad 3: mehr als die Länge des Äquivalents des linken Herzrandes.

pleurale Schatten

Tabelle **45** (Fortsetzung)

	Code	Definition	
Pleuraverkalkungen			
Lokalisation Zwerchfell Brustwand andere	RL	Grad 0: keine sichtbaren pleuralen Verkalkungen	
		Grad 1: eine oder mehrere Pleuraverkalkungen mit größter Durchmessersumme bis zu 2 cm.	pleurale Schatten
Verbreitung	0, 1, 2, 3	Grad 2: eine oder mehrere Pleuraverkalkungen mit größter Durchmessersumme zwischen 2 und 10 cm.	
		Grad 3: eine oder mehrere Pleuraverkalkungen mit größter Durchmessersumme über 10 cm.	

- ILO-(International Labour Organisation)Klassifikation (Tab. **45**): Da Pneumokoniosen wichtige Berufskrankheiten darstellen, hat man sich auf eine zahlenmäßige Einteilung der radiologischen Veränderungen geeinigt. Leider werden die klinisch relevanten Funktionseinschränkungen damit nicht erfaßt. Die Einarbeitung in diese Materie ist zeitaufwendig. Dies hat dazu geführt, daß die Verbreitung der sog. ILO-Klassifikation − zuletzt von 1980 − beschränkt ist. Dabei werden kleine und große Schatten, rundlich oder unregelmäßig, mit unterschiedlicher Streuung sowie anderen röntgenologischen Zeichen ausgewertet. Zum Vergleich gibt es eine Reihe von Standardröntgenbildern.

Symptome

- Erst in Spätstadien Belastungs- und Ruhedyspnoe, trockener Reizhusten.
- Erhebliche Diskrepanz zwischen fehlenden Beschwerden und ausgedehnten radiologischen Veränderungen.

Pneumokoniosen

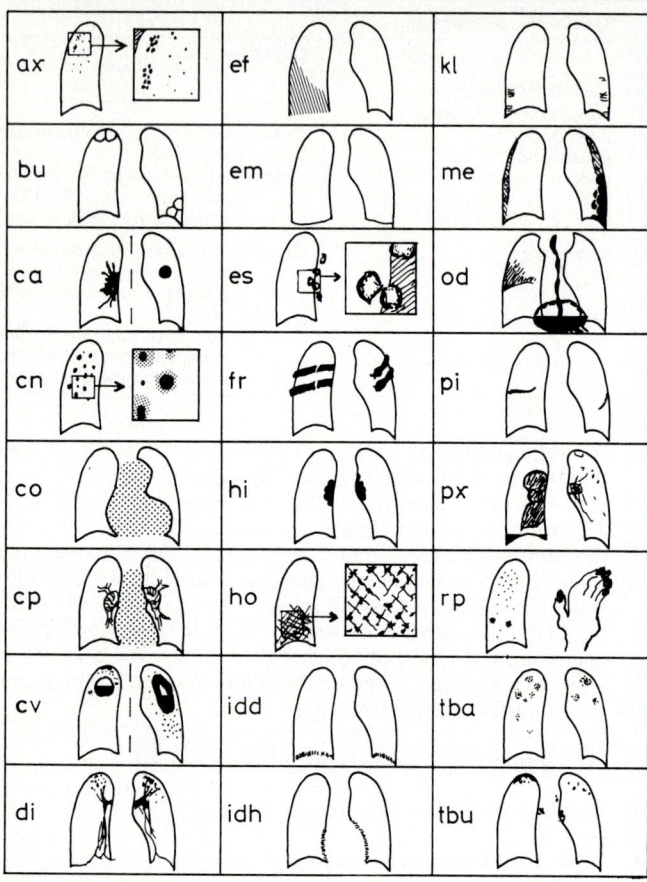

Symbole zu Abb. **22a**

ax: beginnende Verschwielung kleiner rundlicher Staublungenschatten
bu: bullöses Emphysem
ca: Krebs der Lunge oder der Pleura
cn: Verkalkungen in kleinen Staublungenschatten
co: Anomalie von Herzgröße oder -form
cp: Cor pulmonale
cv: Höhlenbildungen
di: deutliche Distorsion intrathorakaler Organe
ef: Pleuraerguß
em: deutliches Emphysem
es: Eierschalenverkalkungen in hilären oder mediastinalen Lymphknoten

hi: Vergrößerung hilärer oder mediastinaler Lymphknoten
ho: Honigwabenlungen
k: Septum-(Kerley-)Linien
od: andere Erkrankungen von Bedeutung, wie operative oder traumatische Veränderungen der Brustwand, Bronchiektasen usw.
pq: nichtverkalkte (hyaline) Pleuraplaques
px: Pneumothorax
rl: Staublungen mit rheumatischer Komponente (Caplan-Syndrom)
tba: wahrscheinlich aktive Tuberkulose
tbu: Tuberkulose ohne sichere Aktivität (außer tuberkulöse Primärkomplexe)

176

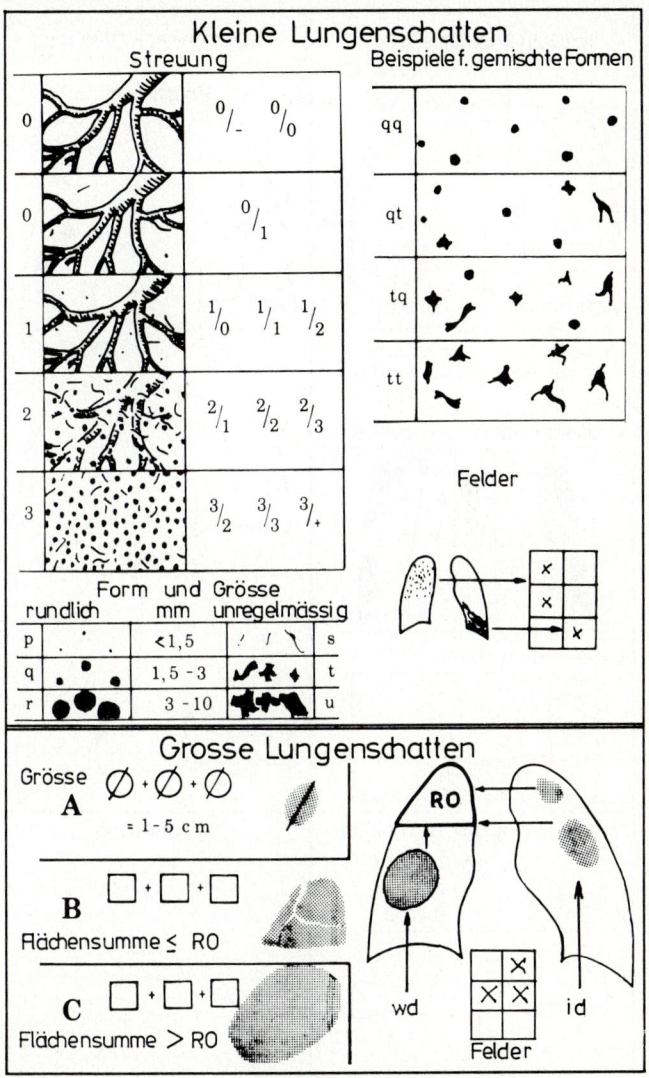

Abb. **22 b** Modifiziertes Diagramm der codifizierbaren Lungenveränderungen (aus Bohlig et al. Prax. Pneumol. 35 [1981] 1134).

◀ Abb. **22 a** Modifiziertes Diagramm der codierbaren Symbole (aus Bohlig et al. Prax. Pneumol. 35 [1981] 1134).

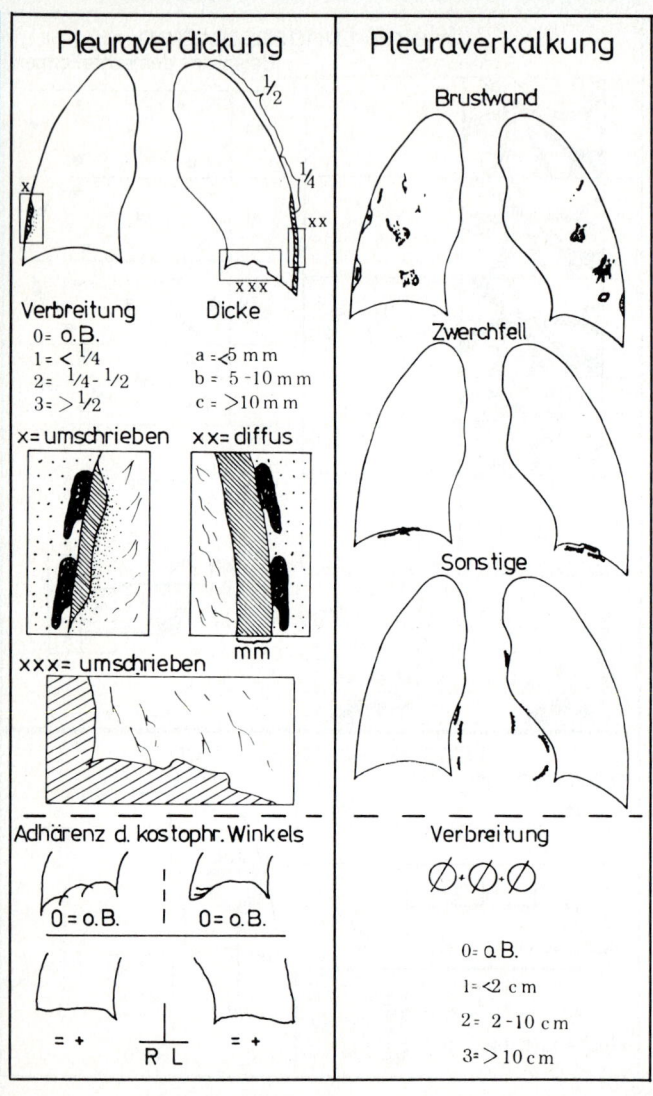

Abb. **22 c** Modifiziertes Diagramm der codierbaren Pleuraveränderungen (aus Bohlig et al. Prax. Pneumol. 35 [1981] 1134).

Diagnostik

- Typische Berufsanamnese.
- *Klinik und Laboratoriumsuntersuchungen:* meist uncharakteristisch.
- *Röntgenaufnahme der Thoraxorgane:* mehr oder weniger ausgedehnte Verschattungen, initial klein und rundlich, später oft flächenförmig.
- *Lungenfunktion:* oft erst bei ausgedehnten Veränderungen des Thoraxröntgenbildes restriktive Ventilationsstörungen sowie Diffusionsstörungen. Später auch obstruktive Ventilationsstörungen.
- Definitive Diagnose oft nur durch Lungenhistologie, teilweise auch mit Analyse der Staubeinlagerungen.
- Wichtig ist in Todesfällen aus Rentenversicherungsgründen die Durchführung einer Sektion nach Rücksprache mit der Berufsgenossenschaft. Gerade bei nicht anerkannten Fällen ist die adäquate Lungenuntersuchung mit Veraschung oft von großer Bedeutung.

Therapie

Eine kausale Behandlung existiert nicht. Wichtig sind Schutzmaßnahmen am Arbeitsplatz, die zu einem erheblichen Rückgang von Neuerkrankungen geführt haben. Erkrankte sollen auch nicht weiter exponiert werden.

Sonstiges

Fast alle progredienten Pneumokoniosen stellen meldepflichtige Berufskrankheiten dar (s. S. 254).

Progrediente Formen: Silikose, Pneumokoniosen nach Silikaten, Asbestose u. a.

Silikose

Definition und Pathogenese

Progrediente Pneumokoniose durch Einatmen von Quarzstaub. SiO_2 (Quarz) ist in Sandstein und Granit in hohem Prozentsatz enthalten. Auch bei allen anderen Bergarbeiten kann es zu einer starken Einwirkung auf die Lunge kommen. Es entwickeln sich diffus über der Lunge verteilte Granulome.

Reine Silikosen bei
- Bergarbeitern in quarzreichem Gestein,
- Arbeitern, die quarzreiches Gestein verarbeiten (Steinmetze etc.),
- Arbeitern, die mit Produkten aus quarzreichem Gestein arbeiten
  - Scheuerpulver,
  - Sandstrahlen,
  - Schleifarbeiten,
- Arbeiter, die Kieselgur verarbeiten.

Symptome

- Meist Beschwerdefreiheit, selten Husten und Dyspnoe.
- Bei entsprechender beruflicher Anamnese fallen pathologische Röntgenthoraxbilder auf.

Diagnostik

- Typische Berufsanamnese: entweder 10−20 Jahre chronische Exposition oder kurzfristig Exposition gegenüber hohen Konzentrationen.
- *Röntgenaufnahme des Thorax:*
  - multiple noduläre Schatten gleichmäßiger Dichte (Durchmesser 1−10 mm),
  - häufig Verkalkungen,
  - Verschmelzungen der nodulären Schatten zu Konglomeraten, häufig in den Mittelfeldern,
  - Eierschalenverkalkungen von Lymphknoten (pathognomonisch),
  - zunehmende Fibrosierung,
  - radiol. Einteilung, in Deutschland noch verbreitet:

Grad I: Lymphknotenvergrößerung, feine retikuläre Zeichnung.

Grad II: Dichtstehende Herde (Schneegestöber).

Grad III: konfluierende homogene Flächenverschattung, harte Streifen und Knötchen. Narbenemphysem.

Diese Einteilung sollte zugunsten der ILO-Einteilung (s. S. 172) aufgegeben werden.

● *Lungenfunktionsprüfung:* Normalbefund oder restriktive Ventilationsstörung, kombinierte Ventilationsstörung, Diffusionsstörung, latente respiratorische Partialinsuffizienz, globale respiratorische Insuffizienz.

● Lungenhistologie (transbronchiale, thorakoskopische oder offene Lungenbiopsie) in Zweifelsfällen.

● Diagnose über Anamnese und Röntgenbild der Thoraxorgane.

Therapie und Prognose

Nur symptomatisch, Krankheit auch nach Expositionsende progredient über Jahrzehnte. Lebenserwartung nicht beeinträchtigt.

Sonderformen

● *Akute Silikose* beim Sandblasen mit Bild wie bei Alveolarproteinose (s. S. 96).

● *Caplan-Syndrom:* multiple Lungenrundherde bei Patienten mit Anthrakosilikose und rheumatoider Arthritis.

● *Tb und Silikose:* Silikose disponiert zur Tb, wobei Tb-Nachweis oft sehr schwierig ist, gerade bei ausgeprägten silikotischen Veränderungen. Silikotuberkulose Berufskrankheit.

Pneumokoniose nach Silikaten

Definition

Progrediente Pneumokoniose durch Einatmen von Quarzstaub, vermischt mit anderen Staubbeimengungen (Tab. 46). Vorzugsweise mit Kohle als Anthrakosilikose.

Tabelle **46**   Quarzgehalt des verarbeiteten Materials

Kohlebergbau	2–4%
Erzbergbau	–20%
Keramik, Steingut	15–20%
Graphit	–10%
diverse Metalle (Gießer, Former)	2–20%
Kieselgurmahlen und Brennen (Isolatorenherstellung)	–70%
Zement	10–25%
Erd-/Ockerfarben	10–40%

Symptome und Diagnostik

Wie bei Silikosen. Besonders wichtig Berufsanamnese, Röntgenbild der Thoraxorgane und Lungenhistologie.

Besondere Krankheitsbilder:
Bogenschweißerlunge: Siderosilikose, d. h. Eisenspeicherung (harmlos) mit Silikose.
Anthrakosilikose: Inhalation von Kohlenstaub und Quarz. Neigung zu Bronchopneumonie.
Graphitstaublunge: Anthrakosilikose.

Therapie:

Exposition vermeiden, ansonsten rein symptomatisch. Bei Atemwegsobstruktion Broncholytika (s. S. 62).

Asbestose

Inhalation von dem fibrösen Mineral Asbest, das bei der Gewinnung (Bergbau in Afrika) und bei Herstellung sowie Benutzung (Eternitplatten, Bremsbeläge) frei wird. Im Krieg sehr starke Verbreitung im Schiffsbau (Rohrisolation). Verschiedene Asbestsorten unterscheiden sich in der Zusammensetzung (Silikate, Metalloxide und Wasser). Heute Hauptproblem Pleuramesotheliom nach Asbestexposition.

Symptome

- Meist asymptomatischer Zufallsbefund bei Röntgenuntersuchung des Thorax und entsprechender Berufsanamnese.

Diagnostik

- *Röntgenuntersuchung des Thorax:* primär führend
  - Pleuraverdickungen und Pleuraplaques in ca. 20%, gelegentlich Pleuraergüsse.
  - kleine Verdichtungen mit retikulärer Zeichnung basal,
  - deutliches Emphysem basal,
  - generalisierte Fibrosierung,
  - selten größere Verdichtungen.
- Lungenfunktionseinschränkung nach Ausmaß des Befalls, wobei schlechte Korrelation zwischen Röntgenbild und Funktionseinschränkung.
  Auffällig starke Einschränkung der Compliance.

- Lungenhistologie in Zweifelsfällen, gelegentlich positive broncho-alveoläre Lavage (BAL) − nicht beweisend.
- Diagnose meist über Anamnese und pathologisches Röntgenbild.

Besonderheiten:
- 20% der Asbestosekranken entwickeln ein Bronchialkarzinom.
- 85% aller Pleuramesotheliome entstehen auf dem Boden einer Asbestose.
- Diese beiden Faktoren verlangen oft intensive endoskopische Untersuchungen (Bronchoskopie, Thorakoskopie).

Therapie

- Exposition vermeiden, ansonsten rein symptomatisch, ggf. broncholytisch (s. S. 62).
- Wichtig: Vorsorgemaßnahmen.

Talk-Pneumokoniose

Verunreinigtes Talkum − insbesondere vermischt mit Asbestfasern − führt ebenfalls zu einer initial beschwerdefreien Pneumokoniose. Vorkommen in Papier-, Textil-, Gummi- und Seifenindustrie.

Symptome und Diagnostik

Pneumokoniose, die unter dem Bild einer Asbestose verläuft.

Persistierende Formen der anorganischen Pneumokoniosen

Definition

Lungenspeichererkrankungen, durch anorganische nicht quarzhaltige Stäube verursacht, häufig nur Ablagerung. Gelegentlich auch Übergang in Fibrose. Meist stellen sie z. Z. noch keine entschädigungspflichtige Berufskrankheiten dar (s. S. 254).

Symptome und Diagnostik

Unterscheiden sich nicht grundlegend von allen progredienten Pneumokoniosen (s. S. 180). Wichtig ist Berufsanamnese und in Zweifelsfällen die histologische Untersuchung von Lungengewebe.

Therapie

In aller Regel ist Expositionskarenz angezeigt, sofern es sich nicht um eine reine Einlagerung ohne Fibrosierung handelt.

Anorganische Pneumokoniosen

Spezielle Formen

Anthrakose

Einlagerung von apathogenem Kohlenstaub (Schwarze Lunge). Probleme nur bei zusätzlicher Quarzeinlagerung (Anthrakosilikose).

Siderose

Feinkörniges Eisenoxid ist lungengängig und wird beim Schneiden und Schweißen frei. Spiegelglasschleifer haben eine rote Eisenlunge, während Schweißer eine schwarze Eisenlunge (Schweißerlunge) bekommen. Beim E-Schweißen kann es auch zu Fibrosen kommen, während die Siderose als harmlos gilt. Fibrosierungen dabei eher selten. Ungünstig ist die gleichzeitige Quarzeinlagerung als Silikosiderose beim Bogenschweißen. Gelegentlich auch Asbestose durch Hitzeschutz auf Asbestbasis.

Berylliose

Beryllium kann nach Inhalation eine schwere akute Berylliumpneumonie mit diffusen lymphoplasmazellulären Infiltraten bedingen. Eine chronische Berylliumlunge führt über ein Bild wie bei Sarkoidose letztlich zu Fibrose und Emphysem. Im Flugzeugbau, bei Meßgeräteherstellung.

Aluminose

Auch feinstes Aluminium ist lungengängig und führt zu einer zellarmen Fibrose (historisches Krankheitsbild). Neigung zu Pneumothorazes.

Hartmetallunge (Wolfram, Titan, Cobalt)

Hartmetallinhalationen, wie sie beim Bearbeiten dieser Stoffe auftreten, können von einer fibrotischen Pneumokoniose begleitet sein. *Diagnose* über Anamnese und ggf. histologische Untersuchung.

Chromlunge

Chromhaltige Stäube reizen die Schleimhäute. Über eine chronische Bronchitis und rezidivierende Entzündungen können Fibrosen auftreten. Chrom-6-Salze in Holzschutzmitteln gelten als kanzerogen. Erhöhtes Risiko, an einem Bronchialkarzinom zu erkranken (s. S. 120), gilt als Berufskrankheit.

Thomasschlackenpneumonie

Das feine Thomasschlackenmehl bedingt ebenfalls Reizungen, Pneumonien und Fibrosen (historisches Krankheitsbild).

Zahntechnikerlunge

Inhalative Aufnahme verschiedener Stäube, früher auch Quarz. Pathologisches Röntgenthoraxbild wie bei Fibrose, klinisch bedeutsame Fibrosen mit funktionellen Ausfällen (Restriktion, Diffusionsstörungen) eher selten.

Sonstige Speicherungen

Mangan, Cadmium, Vanadium, Cer, Zink sind gleichsinnig pneumokonioseprovozierend. Antimon, Arsen, Nickel führen zu Bronchitis und Pneumonie. Schwerspat bedingt die Barytose, Zinnoxid die Stannose.

Organische Pneumokoniosen

Gewisse organische Stäube können mechanisch oder toxisch reizen. Auch Allergien werden diskutiert, die unter allergischer Alveolitis (s. S. 144) abgehandelt werden.

Byssinose

Definition

Erkankung von Spinnereiarbeitern, die nach Inhalation von ungereinigter Rohbaumwolle, Flachs, evtl. auch von Hanfstaub auftritt.

Symptome

- Engegefühl und Luftnot beim Umgang mit o. a. Stoffen, besonders nach Karenz („Monday Feeling") Atemnot. Bild der chronischen Bronchitis.

Diagnostik

- *Klinik:* uncharakteristisch.
- *Röntgenbild der Thoraxorgane:* uncharakteristisch.
- *Lungenfunktion:* obstruktive Ventilationsstörung.
- Diagnose: vorwiegend über Anamnese (nach 1 Jahr Kontakt: Montagssymptomatik).

Therapie und Prognose

Unter Karenz Restitutio ad integrum.
Sisal, Jutestaub sowie bestimmte Grassorten *(Espartogras)* können ähnliche Bilder wie die Byssinose bedingen.

Definition

Inhalationsschäden durch verschiedene Gase oder Schäden durch systemisch wirkende Gifte (Medikamente).

Beatmungslunge nach Sauerstoff

Hochkonzentrierter O_2 ($>40\%$) führt nach $2-3$ Tagen zu einer fibrinösen Exsudation mit intraalveolärer Blutung. Später kommt es dann zur alveolarseptalen Fibrosierung (Beatmungslunge).
Diagnose über Anamnese. *Therapie* symptomatisch, eventuell Antitussiva, Versuch mit Corticosteroiden (wahrscheinlich wirkungslos).

Lungenschäden durch Ozon

$0,3-0,9$ ppm Ozon bedingen Husten und Atemwegsobstruktion, besonders bei gleichzeitiger körperlicher Aktivität. Bei Vorschäden (Asthma) reichen niedere Konzentrationen, die in städtischen Bereichen gelegentlich erreicht werden. In höherer Konzentration toxisches Lungenödem. Symptomatische *Therapie* (Antitussiva, s. S. 67, Broncholytika s. S. 62).

Lungenschäden durch Stickstoffdioxid

Geringe Exposition bedingt Atemwegsreizung, intensive Exposition kann zu Lungenödem führen. Später Übergang in Bronchiolitis obliterans mit Lungenfibrose möglich. Vorkommen bei Siloarbeiten, wenn Silage N_2O produziert, die in NO_2 umgewandelt wird. Symptomatische *Therapie* (Antitussiva, ggf. Broncholytika, evtl. Corticosteroide).

Atemwegsschäden durch Schwefeldioxid

Hochwirksamer Bronchokonstriktor, wesentliche Umweltnoxe. Bei chronischer Einwirkung möglicherweise Ursache chronischer Atemwegserkrankungen. Starke Exposition führt zu gleichen Ausfällen wie bei NO_2 (s. o.). Symptomatische *Therapie* (Antitussiva, Broncholytika, evtl. Corticosteroide).

Reizbronchitis nach verschiedenen Gasen

Ammoniak, Chlor, Chrom, Kadmium, Mangan, Arsen, Beryllium, Fluor, Nitrosegase und Phosgen bedingen akute Bronchitis bis zum

Lungenödem. Ähnliche Schäden nach Metallrauch und Dämpfen von Zinkchlorid, Quecksilber, Parathion, Malathion (in letzter Zeit häufig Kombinationen von Domestos und „00"-WC-Reiniger). Symptomatische *Therapie* (Antitussiva, Broncholytika, evtl. Corticosteroide).

Verbrennungsfolgen

2–5 Tage nach Rauchinhalation bei Bränden entwickeln sich Atelektasen, Pneumonien, Lungenödem und Schocklunge. Ursächlich ist der heiße Rauch vieler verschiedener Partikel. Besonders kritisch: PVC, verbrennt zur toxischen Salzsäure. Symptomatische *Therapie* (Frischluft, O_2, Antitussiva, Broncholytika, evtl. Corticosteroiden).

Haarspraylunge

Haarsprays bedingen eine granulomatöse Lungeninfiltration, deren Bild der Sarkoidose ähnelt. Voraussetzung scheint langjährige intensive Anwendung zu sein. Da von Sarkoidose nicht zu unterscheiden, muß offenbleiben, ob wirklich die Haarsprays auslösend sind oder ob es nicht zufällig Sarkoidosepatienten mit Haarspraybenutzung sind. Für letzteres spricht, daß Steroide oft wirken; für einen kausalen Zusammenhang spricht Normalisierung der Lunge nach Karenz.

Kohlenwasserstoffschäden inkl. Ledersspraylunge

• Kohlenwasserstoffe – oft als Lösungsvermittler – toxisch nach Inhalation, Aspiration oder Ingestion. Sie bedingen Euphorie und Halluzinationen und werden daher von Jugendlichen benutzt. Inhalativ Herzrhythmusstörungen (Sniffer).
Nach Aspiration oder Ingestion von Benzin, Möbelpolitur, Insektiziden u. a. schweres toxisches Lungenödem, etwa 1 Stunde nach Aufnahme der Substanz. Da dieses Ödem möglicherweise Folge einer Magensaftaspiration, Behandlung als Mendelson-Syndrom s. S. 209 (d. h. hochdosiert Corticosteroide).
Atemnotsyndrom nach Ledersspray: Um 1980 auftretende Vergiftung nach Anwendung von Lederimprägnierspray mit Auftreten eines Lungenödems und allergischer Alveolitis. Ursächlich wahrscheinlich bestimmte Fluorcarbonpolymere.

> **Symptome**

15–60 Min. nach Benutzung der Sprays:
– leichte Vergiftung (in 10%) mit Übelkeit, Erbrechen, Husten,
– mittlere Vergiftung (in 60%) mit zusätzlicher Luftnot, Hypotonie,
– schwere Vergiftung (in 20%) mit Schock, Fieber, Lungenödem.

Diagnostik

Über Anamnese.

Therapie

Symptomatisch, meist völlige Erholung. Evtl. Corticosteroide.

Paraquatlungenversagen

Geringe Mengen (wenige ml) des Herbizids Paraquat bedingen rasche generalisierte Nekrosen von Leber, Herz und Nieren mit Tod in wenigen Stunden. Bei Überleben kommt es nach ca. 1 Woche zum Lungenversagen (hyaline Membranen). Bei letzterem kommt nur noch Beatmung in Frage.

Toxic-oil-Syndrom

1981 aufgetretene toxische Pneumonie in Spanien (Tabüenca). Hohe Letalität. Ursächlich vermutlich Ölanilid als Verunreinigung von Speiseöl. Vielfach neurologische Spätschäden.

Medikamentenbedingte Veränderungen

- *Eosinophile Infiltrate* (z.T. auch ohne Bluteosinophilie) nach Nitrofurantoin, Sulfonamiden, PAS u.a. (s. S. 163).
- *Toxische Lungenödeme* nach Opiaten, Salicylaten u.a.
- *Lupus erythematodes,* ausgelöst durch Hydralazin, Procainamid u.a.
- *Vaskulitis* nach Penicillin.
- *Fibrosierende Alveolitis* (Lungenfibrose) nach div. Medikamenten (Tab. **47**).

Diagnostik

Anamnese, Röntgenbild der Thoraxorgane und evtl. Lungenhistologie.

Therapie

Richtet sich nach Ursache, oft symptomatisch Corticosteroide, gelegentlich Antihistaminika.

Chemisch induzierte Lungenschäden

Tabelle **47** Medikamentöse interstitielle Lungenschäden

Antibiotika
Nitrofurantoin, akut und chronisch
Sulfasalazin

Antiphlogistika
Salicylate
Gold
D-Penicillamin

Antiarrhythmika
Amiodarone

Zytostatika
Bleomycin
Mitomycin
Busulfan 2–10%
Cyclophosphamid
Chlorambucil
Melphalan
Azathioprin
Cytosin-Arabinosid
Methotrexat
BCNU(Carmustin)
CCNU(Lomustin)
Procarbazin
Etoposid

Diverse
Nomifensin
Heroin
Methadon
Darvon
Talkum
O_2

Lungenembolie

Definition und Einteilung

Embolischer Verschluß von Lungenarterien:
- I: Kleine Lungenembolie (klinisch stumm).
- II: Submassive Lungenembolie, Verschluß von Arteriensegmenten.
- III: Massive Lungenembolie: Verschluß mehrerer Pulmonalarterienäste.
- IV: Fulminante Lungenembolie: thrombotischer Verschluß einer Hauptpulmonalarterie.

Pathogenese

50% aller Lungenembolien stammen aus Oberschenkel- und Beckenvenenbereich. Bei den anderen 50% zeigen Phlebographie und Fibrinogenszintigraphie keine Ursprungsquelle.
Immobilisation, Venenstase, Einfluß von Medikamenten (Ovulationshemmer) führen über Phlebothrombose zur Lungenembolie. Kommt es dann im embolisierten Bereich der Lunge zur Nekrose, so sprechen wir von Infarktpneumonie. Je nach Größe der Embolie entwickelt sich ein akutes Cor pulmonale.
Rezidivierende Lungenembolien im Rahmen von paraneoplastischen Syndromen (Bronchialkarzinom, Pankreaskarzinom).
Sehr häufiges Leiden (geschätzt 10 000 letale Fälle in Deutschland), von denen nur sehr wenige erkannt werden.

Symptome

- Je nach Ausdehnung plötzlich Atemnot und Herzjagen.
- Pleuraschmerz.
- Angst, Husten, Hämoptoe.
- Häufig postoperativer Zustand (besonders Hüftoperation).

Diagnostik

(Tab. **49**)
- *Klinik:* uncharakteristisch − Schockzeichen. Protodiastolischer Galopp über dem Herzen, gelegentlich Pleurareiben.
- *Laboratoriumsuntersuchungen:*
  - BSG und Leukozytenzahl zu Beginn normal,
  - LDH gelegentlich erhöht,
  - P_{aO_2} korreliert mit Schweregrad (klinisch wichtig!).

Embolien

Tabelle **48**   Klinische Symptomatik der akuten massiven Lungenembolie

[%]	Gesamt-serie (n = 205)	Massive Embolie (n = 65)	Submassive Embolie (n = 140)
Luftnot	84	86	78
Pleuraschmerz	74	67	85
Angstgefühl	63	70	50
Husten	50	48	55
Hämoptysen	28	23	35
Schweißausbruch	27	29	23
Synkope	13	17	4
Herzjagen	11	14	3

Tabelle **49**   Klinische Untersuchungsbefunde bei akuter massiver Lungenembolie

Tachypnoe ($\geqq$ 20/min)	85%
Tachykardie ($\geqq$ 100/min)	58%
Betonter Plumonalklappenton	57%
Rasselgeräusche	56%
Fieber ($\geqq$ 37,5° C)	50%
Tiefe Beinvenenthrombose	41%
Pleurareiben	18%
Zyanose	18%
	n = 205

● *Elektrokardiogramm* (überwiegend bei schweren Verläufen verändert):
Tachkardie und Rhythmusstörung
T-Inversion ⎫
ST-Senkung ⎬ relativ oft ⎤
Niedervoltage (zentral) │
$S_I Q_{III}$-Typ │
$S_I S_{II} S_{III}$-Typ ⎬ eher selten
Rechtsschenkelblock │
– komplett │
– inkomplett │
P-dextrocardiale ⎦

● *Echokardiographie* ggf. mit Zeichen der Rechtsherzbelastung (begrenzt zuverlässig).

Tabelle **50**   Differentialdiagnose der Lungenembolie nach Zusatzsymptomen

I. Akute Luftnot
   Pneumothorax
   Lungenödem
   Pneumonie
   Asthma bronchiale
   Pleuritis
   Perikarditis
   Atelektasen (Bronchusstenose)
   Pleura- und Lungentumoren

II. Akuter Thoraxschmerz
    Angina pectoris, Myokardinfarkt
    Pleuritis
    Perikarditis
    Aortenaneurysma (disseziierend)
    Interkostalneuralgie
    akutes Abdomen
    Milzinfarkt
    Gallenkoliken, Pankreatitis

III. Tachykardie
     Herzrhythmusstörungen
     Hochdruckkrisen (Phäochromozytom)
     schwere orthostatische Dysregulation
     vagovasale Synkopen

IV. Synkopen
    Zerebrales Krampfleiden
    Hypoglykämien
    zerebrale Embolien (Endokarditis u. a.)
    Intoxikationen
    Karotissinussyndrom
    Hysterie
    vasovagale Synkopen

V. Unklarer Schock
   Myokardinfarkt
   Perikardtamponade
   Herzrhythmusstörungen (brady-tachykard)
   Aortenaneurysma (disseziierend)
   septischer, anaphylaktischer Schock
   Myokarditis
   Vorhofmyxom
   Endocarditis lenta
   Pankreatitis

Embolien

- *Röntgenaufnahme des Thorax:*
  - Zwerchfellhochstand,
  - Hilusamputation,
  - Dilatation des rechten Ventrikels,
  - Plattenatelektasen,
  - keilförmiges Infiltrat nach 12−24 Stunden. Später Pneumonie und evtl. Erguß.
- *Lungenszintigraphie:*
  - Bei normalem Röntgenbild der Thoraxorgane und fehlenden Ventilationsstörungen anderer Genese recht zuverlässig.
  - Bei pathologischem Röntgenbild der Thoraxorgane und/oder vorhandenen Ventilationsstörungen lassen nur sehr große Veränderungen im Szintigramm Schlüsse zu. (Hauptproblem Bronchitis mit Ventilationsstörungen und szintigraphisch multiplen kleinen Ausfällen.)
- *Pulmonalisangiographie* mit gleichzeitiger Pulmonalisdruckmessung erlaubt genaue Diagnostik und ist wichtig zur Frühoperationsindikation in schweren Fällen (ab Schweregrad III).

Differentialdiagnose

- Asthma bronchiale und cardiale,
- Pleuritis und Pneumothorax,
- Myokardinfarkt und Angina pectoris,
- Lungenödem,
- andere Embolien,
- degenerative Muskel- und Gelenkveränderungen.

Therapie der Lungenembolie

- Symptomatische Therapie:
  - Bettruhe,
  - Sauerstoff nach P_{aO_2},
  - Sedierung (Valium),
  - i.v. Analgesie,
  - Digitalis,
  - Vasodilatanzien, (Nitrokörper).
- *Die thrombolytische Behandlung* umfaßt in der Regel die initiale Gabe von 250 000 IE Streptokinase, der sich 100 000 IE pro Stunde anschließen. Dauer 3−6 Tage.
  - Statt Streptokinase wird auch Urokinase genommen (4000 IE/kg in 10 Min., dann pro Stunde nach Labor; etwa 4000 IE/kg pro h, Dauer 1−3 Tage.).
- Im Notfall Bolusinjektion von Urokinase, 100 000 E/Std. über 12−24 Stunden.
- Bei rezidivierenden Lungenembolien trotz o. a. Therapie Kavaunterbrechung (Schirm, Clip).

Tabelle **51**   Befunde und Therapie bei Lungenembolie

	klein	submassiv	massiv	fulminant
Grad	I	II	III	IV
Klinik	o. B.	Tachykardie	Dyspnoe	Schock
P_{aO_2} [mm Hg]	o. B.	< 80	< 65	< 50
P_{aCO_2} [mm Hg]	o. B.	< 35	< 30	< 30
P_A [mm Hg]	o. B.	20–30	> 30	> 30
Therapie	akut Heparin und/oder orale Antikoagulation für 3–6 Monate	akut Heparin und/oder orale Antikoagulation für 3–6 Monate	Fibrinolyse, akut Heparin und/oder orale Antikoagulation für 3–6 Monate	Embolektomie, Fibrinolyse, akut Heparin und/oder orale Antikoagulation für 3–6 Monate

Tabelle **52**   Sofortmaßnahmen bei akuter Lungenembolie

I. Antikoagulation:
initial 10–20 000 IE Heparin i.v.
dann 30–40 000 IE pro 24 h i.v. (400–500 E/kg/die über 8–10 Tage)

II. Allgemeinbehandlung
Ruhigstellung, Kompressionsverband der unteren Extremitäten, Sedierung, Analgesie
Sauerstoffzufuhr (3–5 l/min)
bei Fieber Antibiotika

III. Spezielle Maßnahmen:
Thrombolyse
Embolektomie
ggf. Schockbehandlung

– Steuerung durch Thrombinzeit, die auf das 2- bis 3fache des oberen Normalwertes verlängert sein soll. Oft Kombination mit Heparin erforderlich.
– Die Antikoagulation wird mit Heparin begonnen und 3–6 Monate (mit Cumarin) fortgesetzt.
– Nebenwirkung der Fibrinolyse betreffen besonders Blutungen aus Punktionsstellen oder Operationsnarben (10 Tage Intervall obligat). Fieber unter Streptokinase fast regelmäßig.
– Neuerdings auch intraluminar oder hochdosiert ultrakurz eingesetzt.

- *Kontraindikationen* der Fibrinolyse:
  - zerebrovaskulärer Insult (<2 Monate),
  - chirurgische Eingriffe (<10 Tage),
  - Organbiopsien und -punktionen,
  - hämorrhagische Diathese,
  - Schwangerschaft und Postpartalperiode (<10 Tage),
  - kardiopulmonale Wiederbelebung mit Rippenfraktur,
  - Ulcera ventriculi et duodeni, Retinopathie, Carcinoma intestini, Perikarditis, Diabetes mellitus, Hypertonie, Nephrolithiasis u. a.
- Zur *Embolieoperation* heute nur noch Verfahren mit der Herz-Lungen-Maschine. Indikation: massive und fulminante Lungenembolien, die ohne Operation eine extrem schlechte Prognose aufweisen.
- Zur operativen Reembolieprophylaxe Unterbindung oder Klippung der V. cava, alternativ transvenöse Implantation eines Kavafilters. Nachteilig ist, daß unterhalb des Verschlusses ein beidseitiges massives postthrombotisches Syndrom entstehen kann (evtl. abhängig von Art des Filters, günstig KIM-RAM-Filter).
- *Rezidivprophylaxe:* Krankengymnastik, Kompressionsstrümpfe, Antikoagulation (Dauer s. o.).

Prognose

- Fulminante Lungenembolie: 70−80% letal.
- Massive Lungenembolie: ~50% letal.
- Submassive Lungenembolie: günstiger bei fehlendem Vorschaden, 10−30% letal.
- Kleine rezidivierende Lungenembolien (Morbus embolicus) führen chronisch zur pulmonalarteriellen Hypertonie.
- 50% aller Embolien bedingen eine Infarktpneumonie, die in 10−20% bakteriell superinfiziert wird.

Rezidivierende Lungenembolien

Definition

Meist kleine, über Jahre asymptomatisch verlaufende Lungenembolien. Oft aus Becken oder Beinvenen entstammend. Oft Zeichen eines okkulten Krebsleidens.

Symptome

- Gelegentlich Atemnotanfälle, gelegentlich mit Pleurareiben.
- Zunehmende Zeichen der Rechtsherzinsuffizienz.

Diagnostik

Wie bei pulmonaler Hypertonie (s. S. 202). Es finden sich in der Pulmonalisangiographie multiple Gefäßabbrüche und bei der Phlebographie sowie beim Fibrinogentest Hinweise für Venenthrombosen.

Therapie

Antikoagulation (auf Dauer).

Septische Embolien

Im Rahmen septischer Krankheitsbilder (Endokarditis, Thrombophlebitis) multiple Lungenembolien (meist Staphylococcus aureus) mit abszedierender Pneumonie.
Diagnostik über Grundkrankheit, *Therapie* antibiotisch.

Fettembolien

Meist nach Beinfraktur tritt Fett aus dem Knochenmark ins venöse System. Auch im Rahmen von Pankreatitiden, Verbrennungen, Fettleberschüben kann es 1−3 Tage nach Erstereignis zu Husten, Dyspnoe, Hämoptoe und Pleuraschmerzen kommen. Verläufe zwischen asymptomatisch und tödlich möglich. Fettembolien zusätzlich in Haut (Petechien), Gehirn (Benommenheit bis Koma) bilden zusammen mit Lungenbefall eine pathognomonische Trias, gegen die keine wirksame *Therapie* besteht. *Diagnostik* meist über Grundkrankheit.

Luftembolien

Es besteht durch das Legen zentralvenöser Katheter vermehrt die Gefahr der Aspiration von Luft. Kritische Luftmenge 50−100 ml mit akuter Herztamponade und tödlichem Cor pulmonale. Nach kleinen Mengen Luft Schockzustände. Röntgenologisch Gasblasen in Herz und großen Gefäßen. *Therapie* rein symptomatisch. Lagerung mit Kopftieflage sowie Linksseitenlage, evtl. Punktion.

Weitere Embolien

● *Fruchtwasserembolie:* Unter der Geburt kann Fruchtwasser bei der Mutter eine schwere bis tödliche Embolie bedingen.
● *Protozoen* wie Askariden u. a. können lokalisierte Lungengefäßverschlüsse auslösen.

- *Lungenmetastasen* der verschiedenen bösartigen Geschwülste stellen Zellembolien mit Wachstumscharakter dar.

- Drogenabhängige leiden zum einen an *septischen Lungenembolien* oder daran, daß unlösliche Substanzen (häufig Talkum) oraler Drogen bei der intravenösen Gabe in der Lunge embolisieren. Talkumkristalle (Magnesiumsilicat) verursachen Granulome. *Klinik* und *Diagnostik* entspricht der Talkumpneumokoniose (s. S. 183). Heroin kann darüber hinaus akut Lungenödem (s. S. 211) auslösen.

- *Ölembolien* sind meist iatrogener Art (Lymphographie etc.). Bei sehr ungünstiger Ausgangssituation kann es zu leichten Beschwerden kommen.

- *Quecksilberembolien* treten nach Verletzungen auf und zeigen in der Lunge ein sehr metallschattendichtes diffuses Muster. Auftreten durch z. B. Verletzung beim Zerbeißen eines Thermometers oder i.v. Gabe (Drogenszene), keine pulmonalen Beschwerden, systemische Zeichen durch Enzymhemmung. Renale Ausscheidung.

Pulmonalarterielle Hypertonie

Definition

Erhöhung des mittleren Druckes in der A. pulmonalis:
- Ruhegrenzwert 18−20 mm Hg.
- Belastungsgrenzwert 25−30 mm Hg (latente Hypertonie).

Einteilung

- Präkapillare Form mit normalem Kapillardruck (wedge pressure) bei allen Lungen- und Bronchialleiden möglich sowie bei Lungengefäßleiden und einigen Herzvitien.
- Postkapilläre Form bei Linksherzversagen und verschiedenen Herzvitien.

Ätiologie

- Präkapillare Druckerhöhung durch
  - Hypoxämie, Gefäß- und Gewebsdestruktion bei den Atemwegs- und Lungenparenchymerkrankungen,
  - Lungenembolien mit Gefäßverschlüssen,
  - Herzvitien mit Links-rechts-Shunt über Volumenbelastung.
- Postkapilläre pulmonalarterielle Hypertonie durch
  - Linksinsuffizienz bei Mitralstenose, arterieller Hypertonie, anomale Lungenvenen, Kardiomyopathien und einige Herzvitien,
  - Rückwärtsversagen mit erhöhtem pulmonalvenösem Druck.

Symptome

In Abhängigkeit von der Grundkrankheit und Grad des Cor pulmonale.

Diagnostik

- *Röntgenaufnahme des Thorax:* breite A. pulmonalis (15−20 mm breit, 2 Querfinger unterhalb des rechten Hilus, unsicheres Zeichen).
- Pulmonalisdruckmessung ergibt pathologische Werte.

Therapie

- Basis ist die Therapie der Grundkrankheit.
- Ein langfristig wirksames Antihypertensivum existiert nicht.

- Vasodilatatoren wie Nitrokörper und Calciumantagonisten senken nur akut den Druck.
- Bei Hypoxämie ist O_2-Gabe langfristig sinnvoll.

Prognose

Abhängig von der Grundkrankheit, je höher Druck in A. pulmonalis, um so ungünstiger (s. S. 204).

Primär pulmonale Hypertonie

Definition

Pulmonalarterielle Hypertonie ohne erkennbare Ursache. Möglicherweise familiär, möglicherweise medikamenteninduziert (Menocil). Abgrenzung gegenüber isolierten Arteriitiden klinisch nicht möglich.

Symptome

- Überwiegend Frauen.
- Dyspnoe.
- Raynaud-Symptomatik.
- Synkopen.

Diagnostik

- *Klinik:* unauffällig oder Zeichen der Rechtsherzinsuffizienz mit Beinödem, Lebervergrößerung.
- *Röntgenaufnahme des Thorax:* Vergrößerung des rechten Herzens, verbreiterte A. pulmonalis, peripherer Kalibersprung.
- *Lungenfunktion:* normal.
- Pulmonalisdruckmessung ergibt einen erhöhten Druck bei normalem Kapillardruck.
- Invasive Diagnostik gefährdet die Patienten durch maligne Rhythmusstörungen.

Therapie

Wie pulmonalarterielle Hypertonie, s. S. 199.

Prognose

Unsicher, Besserung möglich, jedoch ungewöhnlich.

Veno-occlusive disease

Definition

Verengung und Verschluß der kleinsten Lungenvenen durch evtl. kleine Mikroembolien. Auch Virusinfekte werden diskutiert. Sehr selten.

Symptom

- Gelegentlich Fieber, Belastungsdyspnoe.

Diagnostik

- *Klinik:* meist unauffällig oder Hinweise für Rechtsherzdekompensation.
- *Laboratoriumsuntersuchungen:* uncharakteristisch.
- *Lungenfunktion: restriktive Ventilationsstörung.*
- *Röntgenaufnahme der Thoraxorgane:* Zeichen des Cor pulmonale und Hinweise für Gerüsterkrankung.
- Druck in der A. pulmonalis erhöht bei normalem Kapillardruck.
- Diagnose mittels histologischer Untersuchung (transbronchiale oder offene Lungenbiopsie).

Prognose und Therapie

Infaust, binnen 2 Jahren häufig tödlich. Versuch der Antikoagulation.

Sonderform

Sideroelastose: klinisch identisch, histologisch zu unterscheiden.

Vaskulitiden und andere Gefäßschäden

Im Rahmen verschiedener Kollagenerkrankungen wie z. B. Panarteriitis nodosa oder bei anderen Lungengefäßerkrankungen kann es zu entzündlicher Verengung der Pulmonalarterie mit Hochdruck kommen.
Kompressionen der A. pulmonalis von außen sowie chronische Vasokonstriktion nach gewissen Chemikalien werden ebenfalls als Auslösemechanismen diskutiert.

Cor pulmonale

Definition

Hypertrophie des rechten Herzens auf dem Boden einer pulmonal-arteriellen Hypertonie (WHO).

Einteilung (nach Reindell)

I. Kleines oder normales Herz ohne erhöhten diastolischen Füllungsdruck.
II. Noch normal großes Herz mit latent erhöhtem diastolischem Füllungsdruck und beginnender klinischer Insuffizienz.
III. Vergrößertes Herz mit manifestem erhöhtem diastolischem Füllungsdruck und klinischer Insuffizienz.

Ätiologie

Häufigste Ursache sind chronische Atemwegserkrankungen mit Emphysem (Tab. **53**).

Tabelle **53**   Ursachen des Cor pulmonale

---

1. Lungengefäßkonstriktion bei alveolärer Hypoxie (Cor pulmonale bei alveolärer Hypoventilation):
   a) Erniedrigter inspiratorischer P_{O_2}
      (z. B. Höhenaufenthalt über 3000 m über NN),
   b) alveoläre Hypoventilation
      (z. B. Status asthmaticus, obstruktives Lungenemphysem, Thoraxdeformitäten, Pickwick-Syndrom, zentrale Atemstörungen).

2. Einschränkungen des Lungenkapillarbettes wegen Parenchymverlust (Cor pulmonale parenchymale):
   a) Konfluieren von Alveolen
      (z. B. panlobuläres Emphysem),
   b) restriktive Lungenerkrankungen
      (z. B. diffuse interstitielle Fibrosen, Pneumokoniosen, Lungenresektionen).

3. Primäre Lungengefäßobstruktion (Cor pulmonale vasculare):
   a) präkapillare Obstruktion
      (z. B. Lungenembolie, rezidivierende Lungenembolien, Thrombarteriitiden, Periarteriitis nodosa, Tumorembolien, Bilharziose),
   b) kapilläre Obstruktion
      (z. B. Fett- und Gasembolie, intravasale Gerinnung),
   c) postkapilläre Obstruktion
      (z. B. Verschluß der kleinen Lungenvenen).

Symptome

● Je nach Grundkrankheit (Tab. 54).

Tabelle **54**   Erkrankungen mit Cor pulmonale

I. Erkrankungen, die vorwiegend das Lungenparenchym betreffen:
  1. chronische Bronchitis mit generalisierter Obstruktion der Luftwege mit und ohne Emphysem
  2. Bronchiektasen
  3. Asthma bronchiale
  4. chronisch verlaufende Tuberkulose
  5. Pneumokoniosen
  6. chronisch unspezifische Pneumonien
  7. interstitielle Fibrosen
  8. Sarkoidosen
  9. Kollagenkrankheiten
  10. Lungeninfiltrationen bei malignen Erkrankungen
  11. Lungenresektionen
  12. Mißbildungen (Zystenlunge o. ä.)
  13. Mukoviszidose

II. Erkrankungen, die vorwiegend die Beweglichkeit des Thorax einschränken:
  1. Kyphoskoliose und andere Thoraxdeformitäten
  2. Thorakoplastik
  3. Pleuraverschwartungen
  4. chronische neuromuskuläre Erkrankungen wie z. B. Poliomyelitis
  5. zentrale Störungen der Atmung (z. B. Pickwick)

III. Erkrankungen, die vorwiegend das Lungengefäßsystem betreffen:
  1. Primäre Affektionen der Arterienwände
    a) endarteriitische Erkrankungen
    b) Periarteriitis nodosa
    c) exogene Gefäßschädigungen (Medikamente?)
  2. Thrombosen und Thrombangiitis
  3. Embolien
    a) Thromboembolie
    b) Fettembolie
    c) Luftembolie
    d) andere Embolien
  4. Druck auf die großen Pulmonalgefäße durch Mediastinaltumoren, Aneurysmen usw.

IV. Höhenhypoxie

Diagnostik

- *Klinik:* relativ uncharakteristisch, sofern nicht dekompensiertes Cor pulmonale (Leberstauung, Beinödeme, Halsveneneinflußstauung). Gelegentlich Zeichen der Linksinsuffizienz bei Hypoxämie.
- *EKG:* recht unzuverlässig, Cor pulmonale mit normalem EKG möglich. Meist Zeichen der Rechtsherzbelastung.
- *Blutgasanalyse:* oft respiratorische Insuffizienz.
- *Echokardiographie:* erst in Spätfällen eindeutig.
- *Röntgenaufnahme des Thorax:* ähnlich unzuverlässig wie Vorpunkte, s. pulmonalarterielle Hypertonie.
- *Pulmonalisdruckmessung* ergibt pulmonalarterielle Hypertonie.
- Diagnose somit zu Beginn Mosaikdiagnose aus Klinik, Pulmonalisdruck, EKG und Röntgenaufnahme des Thorax, ggf. u. a. neuere kardiologische Methoden.

Therapie

- Basis ist Behandlung der Grunderkrankung.
- Bei Polyglobulie mit Hämatokritwerten über 60% akut Senkung auf Werte um 55% durch Aderlaß.
- Vasodilatatoren (Nifedipin, Nitrokörper, Angiotensin-converting-enzyme-Hemmer), Effekt nicht gesichert.
- Diuretika: Hydrochlorothiazid, Triamteren, Spironolacton, Furosemid.
- Digitalis (umstritten), bei tachykarden Rhythmusstörungen und therapierefraktärer Dekompensation meist eingesetzt. Tachykardie meist nicht zu beeinflussen.
- Bei Hypoxämie und Polyglobulie Sauerstoff (s. S. 73, 248) besonders als Langzeittherapie mit Oxygenator.
- Ggf. Bettruhe, vorsichtige Sedierung (Diazepam).

Prognose

Abhängig von Grundkrankheit und Grad der pulmonalen Hypertonie. Ein Pulmonalarterienmitteldruck von 50 mm Hg in Ruhe wird in der Regel keine 5 Jahre überlebt. Gleiches gilt auch für die erste Dekompensation.

Schlafapnoesyndrom

Definition

Wiederholtes Sistieren der Atmung im Schlaf, wobei die physiologische Frequenz dieser Stillstände in der Einschlafphase und im REM-Schlaf erheblich überschritten wird. Es werden mindestens 10 Pausen von mindestens 10 Sekunden pro Stunde gefordert. Im Rahmen der Atempausen kommt es zu Hypoxie.

Einteilung

1. Obstruktive Form bei gestörtem oropharyngealem Muskeltonus.
2. Zentrale Form mit zentralnervösen Atemregulationsstörungen wie bei neurologischen Erkrankungen und Herzinsuffizienz mit Cheyne-Stokes-Atmung.
3. Gemischte Form bei 95% aller Patienten mit Schlafapnoesyndrom. Meist wechseln in einer Nacht Phasen von obstruktiver Form sich mit zentralen Störungen ab.

Symptome

Schläfrigkeit, Schnarchen, und nächtliche Atemstillstände (Fremdanamnese wichtig), Schlafstörungen, Leistungsabfall, depressiver Wesensveränderungen, psychomentale Syndrome mit Herz-Kreislauf-Störungen, morgendliche Kopfschmerzen, Impotenz, Belastungsdyspnoe.

Diagnostik

Klinik: meist Männer mittleren Alters, Adipositas, essentielle Hypertonie, pulmonale Hypertonie, Herzrhythmusstörungen, Myogelosen im WS-Bereich.
Laboratoriumsbefunde: uncharakteristisch, gelegentlich Polyzythämie.
Lungenfunktionsprüfung: uncharakteristisch, restriktive und/oder obstruktive Störungen möglich.
Schlaflaboratorium:
1. Stufe (Screening): kontinuierliche Registrierung von Puls und O_2-Sättigung ergibt Brachykardie/Tachykardie, (Pulsschwankungen) oder andere Rhythmusstörungen, korrelierende Hypoxämien, wobei O_2-Sättigung unter 85−90% sinkt. Gleichzeitig Erfassung der laryngealen Atemgeräusche (Geräte z. B. Oxymeter, „Mesam" Box).
2. Stufe: „Großes Schlaflabor" mit Messung von EEG, EMG und Augenbewegungen (Schlafstadium), Atemexkursionen, laryngealen und anderen Atemgeräuschen, Bewegungen etc.

Therapie

Symptomatische Therapie von kardiovaskulären und bronchopulmonalen Krankheiten, Gewichtsabnahme, meiden von Alkohol und
Sedativa. In leichten Fällen Versuch mit Theophyllin. In anderen
Fällen mit großem Leidensdruck Einleitung einer Beatmung mittels
Nasenmaske (nasales CPAP = continuous positive airway pressure),
die dann überraschend gut toleriert wird. Gelegentlich wenig erfolg-
versprechende HNO-Operationen (Raffung des Gaumens usw.).

Undine-Syndrom

Zentrale Störung der Atmungsregulation führt im Schlaf zur Sistie-
rung der Ventilation. Patienten werden hypoxisch, in Einzelfällen
letaler Ausgang.

Diagnostik

- Schlaflaboratorium ergibt Apnoe.

Therapie

- Versuchsweise Theophyllin. In schweren Fällen Tracheostomie und
  über Nacht beatmen.

Pickwick-Syndrom

Fette Patienten hypoventilieren und schlafen permanent ein. Im
Schlaf Hypoxämie. Dadurch Zyanose und Polyglobulie. Häufig
obstruktive Ventilationsstörung, fließender Übergang zum Schlafapnoesyndrom.

Diagnostik

- Diagnosesicherung durch Blutgasanalyse im Schlaf über transku-
  tane Sauerstoffsättigungsmessung (schwere Hypoxämie im Schlaf).

Therapie

- Gewichtsreduktion, Versuch mit Theophyllin.

Schlafhypoxämie

Bei vielen bronchopulmonalen Erkrankungen kommt es nachts im
Schlaf zu schweren Hypoxien. Diagnostik durch Blutgasanalyse in
der Nacht, Therapie durch regelmäßige O_2-Zufuhr (s. S. 73, 248).
Meidung von Alkohol und Schlafmitteln. Wichtig bei allen Störungen der Atemregulation.

Koma

Bei allen Komaformen zentrale Atemstörungen möglich.

Diagnostik

Über Grundkrankheit und Blutgasanalyse.

Therapie

In schweren Fällen bei reversiblem Krankheitsbild Beatmung.

Lungenödem

Definition

Flüssigkeitsexsudation aus den Lungenkapillaren ins Interstitium und in den Alveolarraum.

Ätiologie

- Erhöhter Druck im Kapillarbereich (postkapillärer pulmonalarterieller Hochdruck) bei Linksherzinsuffizienz. Zunächst wird das Wasser im Interstitium, in einem zweiten Schritt in der Alveolarwand und schließlich in einem Teil der Alveolarräume deponiert.
- Inhalation von O_2, O_3, Nitrosegas, Phosgen, Zinknebel u. a. oder Aspiration von verschiedenen Substanzen (s. u.) können akute Lungenödeme durch erhöhte, toxisch bedingte Kapillardurchlässigkeit verursachen. Auch bei Lungenembolie.
- Nierenerkrankungen sowie Störungen des Wasser- und Elektrolythaushaltes neigen bei unkontrollierter Flüssigkeitszufuhr zu Überwässerung mit Lungenödem, die sich als Atemnot äußert und die man nur über das Röntgenbild erfaßt (auskultatorisch oft stumm). Hier kommen erhöhter Druck und toxisch bedingte Permeabilitätssteigerung zusammen.

Symptome

- Zunehmende Dyspnoe, die bis zur Orthopnoe reichen kann.

Diagnostik

- Über Grundkrankheit.
- *Klinik:* Atemnot, Tachykardie, Orthopnoe, auskultatorisch über der Lunge oft Rasseln, selten Schaum vor dem Mund.
- *Laboratoriumsuntersuchungen:* uncharakteristisch, meist Hypoxämie.
- *Röntgenaufnahme des Thorax:* Lungenödem.

Differentialdiagnose

Zentral lokalisierte Pneumonien, gel. Lungengerüsterkrankungen.

Therapie

- Entsprechend Grundkrankheit, häufig Sauerstoff und Beatmung mit PEEP (positive end-expiratory pressure).
- Die Linksherzinsuffizienz spricht meist auf konservative kardiologische Therapie an.

- Bei allen Therapieversagen Versuch der Isofiltration zur Entwässerung, notfalls Hämofiltration oder sequentielle Hämodialyse.

Sonderformen

Magensaftaspiration (Mendelson-Syndrom)

(s. Aspirationspneumonie S. 98)

Bedingt ein akutes Lungenödem durch die pH-bedingte Reizung.

Symptome

- Atemnot nach Aspiration, oft Narkose in Vorgeschichte.

Diagnostik

- *Röntgenaufnahme des Thorax:* Lungenödem.

Therapie

Bei allen Patienten mit Verdacht auf Mendelson-Syndrom frühzeitig Corticosteroide (250 mg Prednison) und Bronchoskopie mit evtl. Lavage.

Wasseraspiration

führt akut zum Lungenödem. Eiweißverlust ins Bronchialsystem bedingt schaumiges Sekret und hayline Membranen. Größere Elektrolytverschiebungen (Salzwasser) oder Hämolyse (Süßwasser) treten selten auf. Radiologisch evtl. Nachweis eines Lungenödems, bronchoskopisch viel glasig-schaumiger Schleim

Therapie

Regelmäßige Bronchialtoilette mittels Bronchoskopie.

Schmutzwasseraspiration

Kritisch, da nach initialer Beherrschung des Ödems sekundär Schäden durch die Schmutzpartikel resultieren, so daß Mischpneumonien entstehen (Staphylococcus aureus, Anaerobier).

Lungenödem

Therapie

Z. B. Mefoxitin (3mal 2 g).

Lungenödem als Höhenkrankheit

Ab 3000−4000 m ü. NN Kopfschmerzen, Benommenheit, Übelkeit, Lungenödem. Für letzteres ursächlich möglicherweise Hypoxämie bedingte pulmonalarterielle Hypertonie.

Diagnostik

Über Anamnese.

Therapie

Sauerstoffgabe und Transport in niedere Gebiete.

Lungenödem nach plötzlicher Entlastung eines Pneumothorax oder Hydrothorax

Entwickelt sich einseitig auf der kranken Seite. Nach allgemeinen Regeln sollte nicht mehr als 800−1000 ml Pleuraflüssigkeit in einer Sitzung entfernt werden.

Diagnostik

Über Anamnese und Röntgenaufnahme des Thorax.

Therapie

Symptomatisch.

Lungenödeme nach Kontrastmittel, Analgetika, posttraumatisch, bei Eiweißmangel u. v. a.

Diagnostik

Über Grundkrankheit.

Therapie

Symptomatisch.

Lungenödem bei Drogenabusus

Heroinüberdosierung führt akut zum Ödem mit Stupor oder Koma, verminderter Atmung und engen Pupillen. Dieses Ödem ist wohl Ursache der Todesfälle bei Heroinabhängigen, die einige Stunden nach Injektion auftreten (s. S. 198).

Symptome

Koma, Ausfluß einer rötlichen Flüssigkeit aus Nase und Mund.

Diagnostik

Schwere Hypoxämie und Azidose.

Therapie

Symptomatisch, Beatmung, Schockbekämpfung etc.

Schocklunge
(ARDS, adult respiratory distress syndrome, Lungenversagen des Erwachsenen)

Definition

Lungenversagen im Rahmen eines protrahierten Schockgeschehens (Unfall, Sepsis, Pneumonie, Vergiftung). Zunächst Lunge im Schock, dann persistierende Lungengewebsveränderungen als Schocklunge.

Diagnostik

- Respiratorische Globalinsuffizienz, die Beatmung erforderlich macht.
- Disseminierte intravasale Gerinnung.
- Akutes Nierenversagen.
- Röntgenologisch diffuse Lungenverschattung (verzögernd einsetzend).
- Diagnose: durch Synopsis von Anamnese und Befunden.

Prognose

Sehr schlecht, Letalität 50−90%, je nach Grad; je mehr vitale Bereiche gestört sind, um so schlechter.

Therapie

- Heparinisierung üblich.
- Schockbekämpfung.
- Corticosteroide von fraglichem Wert, vielfach gegeben.
- Beatmung bei Hypoxämie mit PEEP und großem Atemzugvolumen.
- Versuchsweise Ultrafiltration und/oder Plasmaseparation, heute anzustreben.

Sonderform

Atemnotsyndrom des Kindes (Synonym: RDS = respiratory distress syndrome, Syndrom der hyalinen Membranen). Surfactantmangel bei Neugeborenen mit schwerer respiratorischer Insuffizienz. Trotz Intensivmedizin Sterblichkeit bis 30%.

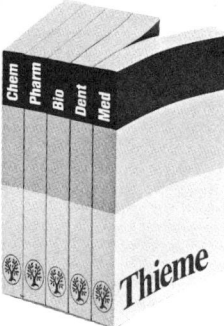

Thieme
‹flexible Taschenbücher›

Innere Medizin
Herz, Kreislauf, Gefäße –
Hämatologie – Pneumologie
– Eine Auswahl –

Liefern Sie die angekreuzten Titel aus dem
Georg Thieme Verlag Stuttgart · New York
über die Buchhandlung:

Klepzig/Klepzig
☐ **Herz- und Gefäßkrankheiten**
5. A. 1988. DM 38,–
ISBN 3 13 436705 X

Hochrein u. a.
☐ **Checkliste Kardiologie**
1988. DM 36,–
ISBN 3 13 719901 8
Checklisten der aktuellen
Medizin

Gutheil
☐ **Herz-Kreislauf-Erkrankungen im
Kindes- und Jugendalter**
1990. DM 38,–
ISBN 3 13 746501 X

Klinge
☐ **Das Elektrokardiogramm**
5. A. 1987. DM 25,–
ISBN 3 13 554005 7

Wartak
☐ **EKG-Praxis**
3. A. 1989. DM 19,80
ISBN 3 13 540503 6

Holldack/Rautenburg
☐ **Phonokardiographie**
1979. DM 22,80
ISBN 3 13 573601 6

Alpert/Francis
☐ **Der akute Myokardinfarkt**
1982. DM 18,80
ISBN 3 13 630901 4

Stauch
☐ **Kreislaufstillstand und
Wiederbelebung**
5. A. 1985. DM 18,–
ISBN 3 13 406905 9

Safar/Bircher
☐ **Wiederbelebung**
2. A. 1990. DM 44,–
ISBN 3 13 652202 8

Schlierf/Oster/Mordasani
☐ **Diagnostik und Therapie der
Fettstoffwechselstörungen**
2. A. 1982. DM 22,80
ISBN 3 13 555702 2

Schley
☐ **Medikamentöse Therapie der
Herz- und Gefäßkrankheiten**
2. A. 1986. DM 36,–
ISBN 3 13 627602 7

Schoop
☐ **Praktische Angiologie**
4. A. 1988. DM 38,–
ISBN 3 13 399904 4

Haid-Fischer/Haid
☐ **Venenerkrankungen**
5. A. 1985. DM 42,–
ISBN 3 13 340305 2

Sturm/Reidemeister
☐ **Checkliste Gefäßsystem,
Hypertonie**
2. A. 1988. DM 39,–
ISBN 3 13 617802 5

Barthels/Poliwoda
☐ **Gerinnungsanalysen**
3. A. 1987. DM 32,–
ISBN 3 13 518303 3

Begemann
☐ **Praktische Hämatologie**
9. A. 1989. DM 48,–
ISBN 3 13 062093 3

Jaenecke
☐ **Antikoagulantien- und
Fibrinolysetherapie**
3. A. 1982. DM 19,80
ISBN 3 13 471303 9

Pralle
☐ **Checkliste Hämatologie**
2. A. 1990. DM 44,–
ISBN 3 13 663902 2
Checklisten der aktuellen
Medizin

Theml
☐ **Taschenatlas der Hämatologie**
2. A. 1986. DM 35,–
ISBN 3 13 631602 9

Chrétien
☐ **Pneumologie**
1980. DM 29,80
ISBN 3 13 585901 0

Endres
☐ **Checkliste Pneumologie**
1987. DM 35,–
ISBN 3 13 697401 8
Checklisten der aktuellen
Medizin

– Bitte wenden –

Antwort/Reply Card

Georg Thieme Verlag

Postfach 104853

D-7000 Stuttgart 10

Datum: ....

Adresse: ....

....

....

....

....

(Unterschrift und Stempel)

☐ Gesamtverzeichnis ☐ Gesamtverzeichnis
〈flexible Taschen- 〈Ärztliche
bücher〉 Fortbildung〉

Ich interessiere mich besonders für folgende
Fachgebiete:

....

....

hwa 8. XII.90 nn. Printed in Germany

Preisänderungen vorbehalten

Häufig bereits im Kindesalter auftretend.

Agenesie, Aplasie oder Hypoplasie einer Lunge

Definition

Bei der Agenesie fehlen komplett eine oder beide Lungen, bei der Aplasie ist der Bronchus rudimentär erhalten und endet in einem Blindsack, während bei der Hypoplasie Bronchus und Lunge verkleinert sind.
Häufig auch gleichzeitig Mißbildungen der Pulmonalarterien und der Venen. Häufig auch zusätzlich andere angeborene Mißbildungen (ca. 60%).

Symptome

- Meistens asymptomatisch, später, ab 30. Lebensjahr, Auftreten von Infektionen der Atemwege.

Diagnostik

- *Röntgenaufnahme des Thorax, Tomographie* und *Angiographie* erlauben meist eine klare Diagnose, gelegentlich ist bei Hypoplasien Abgrenzung von frühkindlichen Infektionen sehr schwer.

Therapie

Symptomatisch; in Einzelfällen (z. B. chronisch infizierter hypoplastischer Lobus) Operation.

Bronchopulmonale Sequestration

Definition

Angeborene Mißbildung im Sinne einer Nebenlunge, bei der ein Teil des Lungengewebes von der normalen Lunge abgegrenzt ist und von eigenen Gefäßen versorgt wird. Meist intrathorakal, intra- oder extralobär.

Intralobäre Sequestration

Eigenständiger Lungenanteil ohne Pleura. Zweidrittel der intralobären Sequestration im posterobasalen Segment des linken Unterlappens, restliches in rechtem Unterlappen.

Bronchopulmonale Anomalien

Symptome

● Oft asymptomatisch.

Diagnostik

● *Röntgenaufnahme der Thoraxorgane:* Meist runde, ovale oder drei-
eckige, scharf umschriebene Verdichtungen in den Unterlappen,
sofern keine Infektion. Bei Infektion oder Einbruch ins normale
Bronchialsystem luft- oder flüssigkeitsgefüllte Zysten, gelegentlich
multipel. Gelegentlich Beziehungen zu Ösophagus und Magen
(Röntgenuntersuchung von Magen-Darm-Kanal).
● Diagnose über Bronchographie und Angiographie.

Therapie

● Oft Operation, ansonsten symptomatisch.

Extralobuläre Sequestration

Nebenlunge mit eigener Pleura. Meist am linken Zwerchfellwinkel.
Arterielle Blutzufuhr oft aus Aorta. Abfluß in die V. cava. Häufig
Entdeckung bei Sektionen von Neugeborenen mit multiplen Miß-
bildungen.

Diagnostik

● Im Rahmen der Klärung einer homogenen Tumormasse (Broncho-
logie, Angiographie).

Therapie

Oft Operation.

Bronchogene Zysten

Seltene Anomalien auf dem Boden von Entwicklungsstörungen
oder nach Infektionen. Bronchiale Zysten in der Lunge oder im
Mediastinum, besonders bei Männern. Generalisierte Zysten =
Zystenlunge, später Wabenlunge = honey-comb lung. Bei Zystenlunge liegt um Zysten gesundes Gewebe, bei Wabenlunge vorwiegend fibrotische Stränge.

Symptome

- Bei fehlender Infektion häufig Zufallsbefund bei Röntgenreihenuntesuchung.
- Gelegentlich Hämoptysen oder Infektionen mit entsprechender Klinik. Sehr große Zysten können auch Kompressionen der Lungen bedingen.

Diagnostik

Meist anhand der üblichen Röntgenuntersuchung möglich. In Zweifelsfällen CT. Bei Bronchographie Gefahr der Retention.

Therapie

Asymptomatische Lungenzysten werden nicht behandelt, symptomatische werden operativ entfernt. Bei Inoperabilität konservative Therapie (s. Therapie von Atemwegserkrankungen S. 62).

Weitere bronchopulmonale Mißbildungen

- *Kongenitale zystische Bronchiektasen*, meist nicht mit dem Leben vereinbar.
- *Kongenitale zystische Adenomatosen:* Tumoren aus unorganisiertem Lungengewebe ähnlich Hamartom, multizystische Umwandlung meist eines Lappens.
- *Kongenitale Atresie des Bronchialsystems*, lokalisiert oder generalisiert. Meist im apikoposterioren Oberlappensegment. Zufällige Diagnose bei Röntgenaufnahme des Thorax.
- *Kongenitales lobäres Emphysem* bei Neugeborenen mit Überblähung eines Lungenlappens (s. a. Emphysem S. 56).
- *Angeborene Bronchusstenosen und Malazien:* Beschwerden je nach Ausmaß, häufig später rezidivierende Infekte.
- *Tracheobronchomegalie:* angeborene Weitstellung von Trachea und Bronchien: im Erwachsenenalter Ursache von rezidivierenden Infekten.
- *Williams-Campbell-Syndrom:* angeborene oder erworbene (Virusinfekt) Hypoplasie des Knorpelgewebes im Subsegmentbereich, führt zum bronchialen Kollaps mit rezidivierenden Infekten, besonders im Kindesalter.
- *Bronchiektasen:* angeboren oder später erworben (s. S. 42).

Diagnostik meist im Rahmen erweiterter angiographischer Untersuchungen.

Hypogenetisches Lungensyndrom (Scimitar-Syndrom)

Definition

Aplasie der rechten Lunge, der rechten Lungenarterie und des rechten Bronchialsystems, Dextrokardie. Blutversorgung über systemische Arterien mit Links-rechts-Shunt.

Symptome

- Teilweise kardiorespiratorische Leistungsminderung infolge Links-rechts-Shunt.
- Teilweise bronchopulmonale Infektionen.

Diagnostik

- *Klinik:* Systolikum linker Sternalrand.
- *Röntgenaufnahme des Thorax* sowie Angiographie ergibt die Diagnose, sieht aus wie Türkensäbel (Scimitar).

Therapie

Operativ.

Weitere Anomalien

- *Fehlmündende Lungenvenen* (mit arterialisiertem Blut) münden in den venösen Schenkel des großen Kreislaufes und bedingen Links-rechts-Shunt. Häufig mit anderen Herzvitien (Vorhofseptumdefekt) kombiniert und im Kindesalter letal. Diagnostik mit üblichen kardiologischen Methoden inkl. Herzkatheter.
Fehlen einer Lungenvene: herznahes Fehlen einer Lungenvene führt zur Hypoplasie der kranken Seite. Letzteres fällt bei einer normalen Röntgenaufnahme des Thorax auf und bedingt weitere Diagnostik inkl. Angiographie.
Abgang der linken Pulmonalarterie aus der rechten führt zur Kompression des rechten Hauptbronchus mit Obstruktion und Atelektase in der frühen Neugeborenenphase. Frühzeitige operative Sanierung.
Kongenitales Pulmonalarterienaneurysma häufig mit a.v. Fisteln oder bronchopulmonaler Sequestration (Nebenlunge) vergesellschaftet.

Anomalien des Lungengefäßsystems

Arteriovenöse Fisteln

Definition

Angeborene oder erworbene Kurzschlußverbindung (Schußverletzungen) zwischen Arterie und Venen mit Rechts-links-Shunt. Meist einzeln, gelegentlich multipel oder generalisiert auch an anderen Organen (Morbus Osler). Häufigste Mißbildung in der Pneumologie.

Symptome

- Oft asymptomatisch.
- Dyspnoe, Hämoptoe, evtl. Kollaps bei körperlicher Arbeit.

Diagnostik

- *Klinik:*
  - oft normal, Zufallsbefund bei Röntgenaufnahme des Thorax,
  - gelegentlich Zyanose, Trommelschlegelfinger, Uhrglasnägel,
  - gelegentlich Teleangiektasien an Haut und Schleimhäute,
  - Rechtsherzinsuffizienzzeichen.
- *Laboratoriumsuntersuchungen:* initial Normalbefund, in Spätstadien Polyglobulie, Hypoxämie, respiratorische Globalinsuffizienz.
- *Lungenfunktion:* normal bis Restriktion. Druck in der A. pulmonalis oft erhöht.
- *Röntgenaufnahme des Thorax,* Schichtaufnahmen, Angiographie: runde-ovale homogene Verdichtungsherde von 1—5 cm Durchmesser in den Unterfeldern. Gelegentlich zu- und abführende Gefäße erkennbar. Angiographie beweisend.

Differentialdiagnose

- A. v. Fisteln mit Rundherdbildung ähneln oft Tumoren.
- Bei multiplen Herden Abgrenzung gegen knotige Parenchymerkrankungen (wie z. B. Sarkoidose) durch Angiographie.

Therapie

Bei einseitigen Herden frühzeitige Resektion. Bei multiplen oder inoperablen Herden Versuch der Embolisation (superselektiv).

Prognose

Abhängig vom Grad des Cor pulmonale.

Pulmonalvenenvarikosis

Erweiterung der Venen in der Lunge oder vor dem Eintritt ins linke Herz. Hämoptysen möglich. In Varizen Thrombosen, mit sekundärem Cor pulmonale (schicksalsbestimmend).

Diagnose

Mittels Angiographie bei Klärung unklarer Verdichtungsherde.

Therapie

Symptomatisch und Antikoagulation.

Pulmonale Lymphangiektasie

Letale angeborene Lymphgefäßdilatation.

Sonstige Herz- und Gefäßmißbildungen

werden meist im Rahmen einer kardiologischen Diagnostik erfaßt.

Lobus venae azygos

V. azygos bedingt eine kurvige, kommaförmige Verschattung im rechten Oberfeld mediastinal, indem sie die Oberfläche der Lunge dort komprimiert. Harmlose Variante, die bei normalen Röntgenaufnahmen des Thorax auffällt.

Kyphosen, Skoliosen, Trichterbrust (Pectus excavatum), *Halsrippen, Sternummißbildungen, Kielbrust* oder *Hühnerbrust* (Pectus carinatum) sind oft stark deformierend. Rippenanomalien (Teilung, Zusammenschluß, Fehlen).

Diagnostik

Klinischer Befund und konventionelle Röntgendiagnostik erlaubt meist klare Diagnose.

Therapie und Prognose

- Im Kindesalter ist durch ein operatives Vorgehen lungenfunktionell gelegentlich eine Besserung zu erreichen, später ist die Operation diesbezüglich wirkungslos.
- Operationen daher vor Abschluß des Wachstums (bis 12. Lebensjahr), vorwiegend aus kosmetischen Gründen. Oft unbefriedigendes Ergebnis.
- Die sonstige Therapie umfaßt intensive Krankengymnastik und broncholytische Behandlung der meist begleitenden obstruktiven Bronchopathie.

Sonderform

- Poland-Syndrom: Syndaktylie und Aplasie des M. pectoralis major auf der gleichen Seite.

Definition

Reaktion der Lunge auf nicht penetrierendes schweres Thorax-trauma mit Austritt von Ödem und Blut in den Alveolarraum und in das Interstitium.

Symptome

- Asymptomatisch, Dyspnoe, gelegentlich Hämoptyse.

Diagnostik

- *Röntgenaufnahme des Thorax* zeigt diffuse oder lokalisierte Ver-dichtungen. Normalisierung innerhalb von 2−3 Tagen.

Therapie

- Meist keine Therapie erforderlich. Ansonsten je nach Hypoxämie Sauerstoffgabe. (Vgl. ARDS S. 212.)

Definition

Luft- oder blutgefüllte Zysten, die im Rahmen eines Thoraxtraumas entstehen (Pneumatozele).

Symptome

- Asymptomatisch oder Zeichen der Infektion.

Diagnostik

- *Röntgenaufnahme der Thoraxorgane* zeigt eine oder mehrere kleine (2 cm Durchmesser) bis sehr große (14 cm Durchmesser) Zysten subpleural. Teilweise mit Spiegel. Gelegentlich Pneumothorax.

Therapie

- Exspektativ, spontane Rückbildung innerhalb von 3 Monaten möglich.
- Bei ausgedehntem lokalisiertem Befall frühzeitig operativ.

Ruptur von Trachea/Bronchien

Definition

Meist horizontales Zerreißen der Trachea oberhalb der Karina oder horizontales Zerreißen der Hauptbronchien 1–2 cm unterhalb der Karina.

Symptome

- Zyanose, Schmerzen, Hämoptoe, Husten, Schock.

Diagnostik

- *Röntgenaufnahme des Thorax:* Pneumothorax, häufig auch Mediastinalemphysem (Kombination pathognomonisch).
- Bronchoskopisch sieht man die Verletzung.

Therapie

Frühzeitige operative Wiederherstellung.

Prognose

30% sterben innerhalb einer Stunde.

Hämotoseropneumothorax

Definition

Traumatischer oder spontaner Eintritt von Blut, Serum oder Luft in den Pleuraraum (s. S. 234).

Symptome

- Atemnot.

Diagnostik

- *Röntgenaufnahme des Thorax:* zeigt den Erguß und/oder die Luft an. Bei Punktion wird Blut, Serum oder Luft gewonnen (s. Diagnostik Pleuraerguß S. 228).

Therapie

- Entleerung des Pleuraraumes mittels Bülau-Drainage, evtl. Spülung über 2 Drainagen.
- Bei Ineffektivität Operation.

Mediastinalverletzungen

Sie umfassen Pneumomediastinum, Blutung ins Mediastinum – diffus oder Verletzung größerer Gefäße – Perforation des Ösophagus oder des Ductus thoracicus. In aller Regel müssen diese Verletzungen operativ versorgt werden.

Penetrierende Lungenverletzungen

Erfordern ebenfalls in aller Regel die chirurgische Versorgung.

Postoperative Lungenveränderungen

- In den ersten Tagen durch Pleuradrainage kein Erguß nachweisbar. Später nach Drainageentfernung meist kleiner Pleuraerguß vorhanden. Größere Ergüsse sprechen für Komplikationen.
  - Pneumothorax durch undichte Drainage, Stumpfinsuffizienz oder Nahtinsuffizienz.
  - Bronchopleurafistel bei 2–3% durch Stumpfnekrose. In den Tagen 0–10 postoperativ Luftnot und Hämoptoe, lageabhängiger Auswurf.
- Mediastinum: Verbreitung durch Luft oder Flüssigkeit, Verlagerung.
- Das Zwerchfell steigt auf der operierten Seite, dies persistiert bei Pneumektomie.
- Bei Pneumektomie ist nach 2–4 Wochen die operierte Seite vollgelaufen mit Pleuraflüssigkeit und nach 3–4 Monaten obliteriert. Eine eventuelle Mediastinalverlagerung ist nach 6–8 Monaten abgeschlossen.
- Lobektomien zeigen meist nur geringe Strangbildung.

Ersatz einer Lungenhälfte durch fibröses Gewebe. Zustand nach Pneumektomie, bei schwersten Hämatoseropneumothoraces, bei ausgedehnten Tuberkulosen. Führt zum funktionellen Ausfall (Lungenszintigramm) einer Lunge und weitgehendem Verlust der Lungendehnbarkeit (Compliance).

Therapie

Krankengymnastik.

Pleuritis und Pleuraerguß

Allgemeines

Entzündliche und neoplastische Pleuraprozesse sind oft von Ergüssen begleitet, die bei der routinemäßigen Röntgenaufnahme des Thorax erst bei 300–500 ml auffallen. Bei subtiler radiologischer Technik kleinere Ergüsse ab 200 ml nachweisbar. Noch kleinere Ergüsse – besonders an atypischer Lage und gekammert – erfordern primär die Sonographie, in Einzelfällen – gerade bei zentraler Lage – die Computertomographie. Klinisch – perkutorisch – werden Ergüsse bei 300–500 ml auffällig. Pleuraergüsse werden in Transsudate mit niedrigem Eiweißgehalt und niedrigem spezifischem Gewicht (oft bei Herzinsuffizienz) und Exsudate (meist entzündliche oder tumoröse Pleuraerkrankungen) eingeteilt. Hämorrhagische Ergüsse sind meist tumorbedingt. Auch der kleinste Erguß sollte aus diagnostischen Gründen punktiert werden (10–20% bleiben unklar). Größere Ergüsse sollten auch zur Vermeidung von Schwarten regelmäßig drainiert werden.

Pleuritis sicca

Definition

Reizzustand der Pleura ohne Erguß bei verschiedenen Erkrankungen. Gelegentlich sehr schmerzhaft, da Pleura parietalis sehr empfindlich.

Tabelle **55**   Pleuraerguß: Untersuchung nach klinischer Fragestellung

Makroskopischer Eindruck:	– blutig meist bei Tumor, selten Infarkt oder Pneumonie
	– trübe-eitrig bei bakteriellen Entzündungen
	– Spinngewebe ist Tb-verdächtig
	– milchig bei Chylothorax
Spezifisches Gewicht:	>1,016 bei Exsudat
Ges.-Eiweiß	>3 g/l bei Exsudat
LDH	>200 U/l bei Exsudat
Hämoglobin	>1 g% bei Hämatoserothorax
Leukozyten	>1000/mm³ bei Exsudat
Lymphozyten	Vorherrschend Tuberkulose, gelegentlich bei Tumor oder Viruspneumonie
Glucose	>20 mg% niedriger als simultaner Blutzucker bei Tb
Tumormarker	teuer und unzuverlässig
Zytologie	bei Malignomen
Fette	bei Chylothorax (s. S. 233) über 400 mg%
Bakteriologie	allgemeine Keime und Tb
Amylase	Pankreatitis

Ätiologie

- Bronchitis (akut)
- Bronchiektasen
- Pneumonie
- Lungeninfarkt
- Tb
- Pleurodynie (Coxsackie-B-Virus)

Symptome und Diagnostik

In Abhängigkeit von Grundkrankheit. Meist nur klinischer Auskultationsbefund als Zeichen der Pleuritis sicca.

Therapie

Symptomatisch analgetisch.

Benigne Pleuraexsudate (Pleuritis exsudativa benigna)

Neben der Tb finden wir bei vielen Pneumonien, besonders bei Viruspneumonien, Pleuraergüsse, Raritäten sind Pilz- und Protozoeninfektionen. Der Lungeninfarkt ist oft von einem Pleuraerguß begleitet. Lupus erythematodes, Wegener-Granulomatose und rheumatoide Arthritis sind häufig Ursache von Pleuraergüssen. Auch die Asbestose weist oft Exsudate auf. Weitere Ursachen: Postmyokardinfarkt-Syndrom, Pankreatitis, Urämie, Sarkoidose, Medikamente, Ösophagusruptur.

Symptome

- Meist in Abhängigkeit von Grundkrankheit und der Größe des Ergusses (Atemnot ab ca. 500 ml).

Diagnostik

- *Klinik* und *Röntgenaufnahme des Thorax* weist den Erguß nach.
- Im Erguß Konstellation des Exsudates (klar, spezifisches Gewicht >1,016, Eiweiß >3 g/l; Tab. **55**).
- In Zweifelsfällen Pleurabiopsie, zunächst blind. Bei negativem Ergebnis Thorakoskopie.

Therapie

- Symptomatisch nach Grundkrankheit.
- Bei größeren Ergüssen Absaugen und evtl. Corticosteroide.

Pleuritis und Pleuraerguß

- Bei rezidivierenden Ergüssen Verödungsbehandlung (s. S. 31).
- Lokal Streptokinase (via Schlauch) 250000 U in 100 ml Kochsalzlösung einbringen und Schlauch für 4 Stunden verschließen, täglich über 10−14 Tage.

Sonderform

Exsudative Pleuritis tuberculosa

Häufigste Ursache von Pleuraergüssen bei jüngeren Patienten mit positivem Tuberkulintest.
- Tuberkulose als Frühgeneralisation nach Primärinfekt.
- Tuberkulose als Spätgeneralisation bei Exazerbation alter Tuberkuloseinfiltrate.
- Tuberkulose per continuitatem von Primärherd.

Diagnostik

- *Klinisch und radiologisch:* Erguß.
- *Laboratoriumsuntersuchungen:* stark beschleunigte BSG (oft über 100 mm n. W. in der ersten Stunde), normale oder erhöhte Leukozytenzahlen.
- Exsudat mit vielen Lymphozyten (>70%) und wenig Glucose (<25 mg%).
- Nachweis von Tuberkelbakterien in 30(Direktpräparat)−50(Kultur)% möglich.
- Tuberkulintest positiv.
- Blinde Pleurabiopsie und Thorakoskopie sichert in praktisch 100% die Diagnose.
- In Zweifelsfällen bei negativer Thorakoskopie Diagnose ex juvantibus.

Therapie

- Antituberkulöse Mehrfachkombination (s. S. 106).
- Regelmäßige Abpunktion, resp. Absaugen des Ergusses.
- Kortikosteroide für ca. 6 Wochen, Beginn mit 50 mg/die Prednisonäquivalent.

Pleuraschwarte

Definition und Ätiologie

Derbe Fibrinausschwitzungen auf der Pleura, die die Lunge fesseln. Nach vielen entzündlichen Prozessen, auch postoperativ oder nach Unfällen. Spontane Rückbildung bis zu 6 Monaten. Gelegentlich auch mittels moderner Technik (Computertomographie) schwierig vom Pleuramesotheliom abzugrenzen. Wegen zur Zeit noch fehlender therapeutischer Konsequenzen gel. erst durch Verlaufsbeobachtung zu unterscheiden.

Symptome

- Atemnot, Oppressionsgefühl.

Diagnostik

- *Röntgenbild des Thorax:* Verschattung, die bei Seitlage nicht ausläuft.
- Sonographie: kein Erguß.

Therapie

- Dekortikation, wenn Vitalkapazität <40% des Sollwertes und kranke Seite >50% minderperfundiert (quantitatives Lungenperfusionsszintigramm).
- Meinung über Dekortikation diskrepant. Wegen spontaner Besserung Dekortikation insbesondere nach etwa $1/2$ Jahr in Erwägung ziehen.
  Nach Dekortikation meist große Narben, die Erfolg limitieren.
- Intensive Krankengymnastik.

Pleuraempyem

Definition

Sonderform des primär klaren Pleuraexsudates mit Einwanderungen von polymorphkernigen Leukozyten nach Superinfektion durch Staphylokokkus aureus, Enterokokken oder Anaerobier. Selten Streptococcus pneumoniae oder Streptococcus pyogenes sowie Mycobacterium tuberculosis.

Symptome

- Meist Fieber, gelegentlich Schmerzen.

Diagnostik

- *Klinik* und *Röntgenbild des Thorax* ergeben Erguß.
- Punktion des Ergusses zeigt Eitergehalt an.
- *Laboratoriumsuntersuchungen:* meist BSG-Beschleunigung, oft keine Leukozytose.
- Mikrobiologische Ergußuntersuchung weisen Keime nach. Gelegentlich steriler Eiter.

Pleuritis und Pleuraerguß

Therapie

- Kleinere Empyeme können gezielt abpunktiert werden.
- Bei größeren muß oft gespült werden, d. h., durch eine Bülau-Drainage werden 100−500 ml physiologischer Kochsalzlösung eingebracht und wieder abgesaugt, ggf. über 2. Drainage.
- Bei therapierefraktären Empyemen muß operiert werden:
  - Lokalisierte Empyeme werden reseziert.
  - Diffuse Empyeme, die in ausgedehnte Schwarten übergehen, sollten frühzeitig der Dekortikation zugeführt werden, da eine Dekortikation nur sinnvoll ist, wenn die Lunge noch durchblutet ist und sich erholen kann.
  - In ganz seltenen Fällen mit chronischem Empyem kann eine Thorakoplastik angelegt werden. Dabei werden Rippen mit entfernt.

Maligne Pleuraexsudate (Pleuritis exsudativa maligna)

Bei nicht jugendlichen Patienten dominierende Ursache von Pleuraexsudaten sind Malignome, hier Bronchialkarzinom, Mammakarzinom, gelegentlich Pankreaskarzinom, Lymphome und Leukämien, Metastasen.

Symptome

- Schmerzen, Atemnot.

Diagnostik

- Allgemeine Diagnostik des Pleuraergusses s. S. 228.
- CEA im Erguß oft erhöht (über 5 ng/ml).
- Zytologie des Exsudates.
- Histologie der Pleura (blinde Biopsie, Thorakoskopie).

Therapie

- Kausale Therapie nicht möglich.
- Entwässerung mit Diuretika (Furosemid, Spironolacton).
- Punktionen, sofern mit wenigen Punktionen (ca. 1/Woche) kontrollierbar.
- Verödungstherapie (s. S. 31), ggf. in Verbindung mit Dauerdrainage.
- Dauerdrainage (s. S. 30), wenn Ergüsse rasch nachlaufen. Meistens können Angehörige oder Hausarzt die regelmäßigen Entlastungen übernehmen. Der Eiweißverlust dabei ist klinisch gut zu kontrollieren und benötigt keine spezielle Therapie.

Pleuratranssudate

Definition

Pleuraerguß mit niedrigem Eiweißgehalt und niedrigem spezifischem Gewicht.

Ursachen

- Herzinsuffizienz: häufigste Ursache. Zuerst meist rechte Seite.
- Tumorleiden.
- Trauma.
- Pankreatitis.
- Abdomineller chirurgischer Eingriff.
- Subphrenischer Abszeß.
- Meigs-Syndrom (Ovartumoren).
- Nephrotisches Syndrom.
- Eiweißmangelödem.
- Leberzirrhose.
- Lungenembolie.
- Myxödem.
- Aszites.

Diagnostik

- Allgemeine Diagnostik des Pleuraergusses (s. S. 228) und Grundkrankheit.
- Mit Diagnose Transsudat und Grundkrankheit meist Diagnostik abgeschlossen. In Zweifelsfällen endoskopische Diagnostik (Thorakoskopie).

Therapie

Nach Grundkrankheit, evtl. Abpunktion.

Chylothorax/Pseudochylothorax

Definition

Pleuraerguß mit hohem Fettanteil, durch Verletzung des Ductus thoracicus (echter Chylothorax) bedingt (Neoplasie in 50%, davon 75% Lymphome; iatrogen, Trauma). Fettige Degeneration entzündlicher Pleurazellen (vorzugsweise Tb, Rheuma) täuscht dieses Bild auch vor (Pseudochylothorax, Cholesterinschwarte) (Tab. 56).

Ätiologie

Trauma, Herzoperation, Lymphome, Bronchialkarzinome, idiopathisch, Lymphangioleiomyomatose.

Tabelle **56**   Unterschied zwischen Chylothorax und Pseudochylothorax

	Chylo-thorax	Pseudo-chylothorax	Exsudat	Trans-sudat
Cholesterin [mg/dl]	>60	>200	>60	<60
Trigylceride [mg/dl]	>110	<110	<50	<50
Chylomikronen	+	–	–	–
Zytologie	Lympho-zyten	Cholesterin-kristalle	Granulo-zyten	

Diagnostik

Lipidanalyse im Erguß, Lymphographie, Computertomographie, Angiographie, Phlebographie, sofern nicht über Grundkrankheit.

Therapie

Symptomatisch, evtl. Abpunktion und Dauerdrainage, evtl. streng fettarme Diät, nach Trauma evtl. Operation (bei hohem − 1500 ml/die − Chylusverlust).

Prognose

Abhängig von Grundkrankheit und komplikativer Malnutrition sowie Lymphopenie.

Hämatoserothorax/Hämatothorax

Hämorrhagischer Pleuraerguß meist nach Unfall (s. S. 223) oder Operation. Oft auch kombiniert mit Seropneumothorax. Ohne Unfall oder Operation meist maligner Prozeß ursächlich (s. S. 232).
- *Hämatoserothorax:* Erguß mit kleiner Einblutung. Hämoglobingehalt um 1,0 g%.
- *Hämatothorax:* Blutung, die durch Serum verdünnt wird. Hämoglobingehalt ca. 25% des Blutes.

Diagnostik und Therapie

S. Verletzungen S. 223.
Große Blutmengen müssen rasch entfernt werden. Weitlumige Bülau-Drainagen, evtl. Operation.

Yellow-nail-Syndrom

Lymphdrainagestörung mit gelben Fingern, Pleuraergüssen (Exsudat) und Lymphödem einer oder mehrerer Extremitäten.

Definition

Eintritt von Luft in den Pleuraraum, entweder idiopathisch oder als Folge von Lungenerkrankungen (z. B. bullöses Lungenemphysem) sowie traumatisch/iatrogen.

Symptome

- Häufig leptosome junge Männer.
- Brustschmerzen und plötzlich einsetzende Luftnot.
- Luftnot kann schwinden, ohne daß Pneumothorax sich zurückbildet.

Diagnose

- *Klinik:* einseitig stumme Lunge mit hypersonorem Klopfschall – oft fehend, klinisch ist ein Pneumothorax nicht auszuschließen.
- *Röntgenaufnahme des Thorax:* kollabierte Lunge mit fehlender Lungenzeichnung im Pleuraraum.
- Exspirationsaufnahmen lassen kleine Pneumothoraces besser erkennen.
- BAL (bronchoalveoläre Lavage) zur Erfassung von Hinweisen auf Histiozytosis X (T6-Zellen) und Sarkoidose.

Differentialdiagnose

- Gegen alle akuten thorakalen Schmerzereignisse mittels Röntgenaufnahme abzugrenzen.
- Ohne Röntgenaufnahme der Thoraxorgane ist ein Pneumothorax nicht auszuschließen.

Therapie

- Mit Ausnahme kleinster Pneumothoraces (Spalt 1–2 cm) sollte abgesaugt werden.
- Beim Spannungspneumothorax (s. u.) Notabsaugung mittels dicker Kanüle, über die ein eingeschnittener Fingerling befestigt wird, der dann als Ventil arbeiten kann. Typische Stelle: 3./4. ICR knapp handbreit von der Medianlinie. Ansonsten an gleicher Stelle Einbringung einer Bülau-Drainage, wobei Autor Pneumocath bevorzugt. Absaugen für 1–3 Tage mit 20 cm Wassersäule. Alternativ Anschluß an Heimlich-Ventil. Falls kein Erfolg, Weitersaugen über 1 Woche, dann ggf. Operation. Verödungsversuche (s. S.31) mit Fibrinkleber, Tetracyclin oder Talkumpuder.

- Nachdem sich die Lunge unter Absaugen ausgedehnt hat − meist mit Schmerzen verbunden −, bleibt die Drainage für 1 Tag angeschlossen. Anschließend 1 Tag abklemmen. Zwischenzeitlich regelmäßig klinische Kontrollen und ggf. Röntgenthoraxkontrolle. Ist die Lunge 24 Stunden ohne Absaugen ausgedehnt, wird die Drainage entfernt. Anschließend nach 1−3 Tagen Ruhe langsame Belastung. Schwere körperliche Tätigkeit sollte 1/2−1 Jahr unterbleiben.
- Vor Entlassung aus stationärer Behandlung sollte eine Computertomographie des Thorax erfolgen, um Emphysemblasen etc. zu objektivieren und das Rezidivrisiko abzuschätzen.
- Bei Ineffektivität der Bülau-Drainage kann thorakoskopiert werden, um evtl. lokal eine Fistel verschorfen zu können. Ansonsten muß operativ die Fistelsanierung erfolgen.
- Das 2. oder 3. Rezidiv eines Pneumothorax sollte Anlaß sein, nach Beherrschung der akuten Situation die Frage der operativen Sanierung zu überprüfen. Dazu ist heute ein Thorax-CT nötig, da kleine Emphysemblasen sich der konventionellen Diagnostik entziehen. Operative Übernähung von Emphysemblasen, evtl. Pleurektomie.
- Bei rezidivierenden Pneumothoraces auch ohne Nachweis von Bullae Applikation von Verödungsmitteln in den Pleuraspalt und bei Ineffektivität operative Pleurektomie.

Prognose

- Abhängig von Grundleiden. Jugendlicher Pneumothorax hat beim erstenmal ein Rezidivrisiko von 20%, das mit jedem Rezidiv deutlich steigt.
- Operativ versorgte Pneumothoraces haben praktisch kein Rezidivrisiko, dafür jedoch oft erhebliche Atemprobleme durch Schwarten, wenn zu radikal operiert wird.

Sonderform

Spannungspneumothorax

Das Leck in der Pleura wirkt als Ventil, so daß bei jedem Atemzug Luft in den Pleuraspalt gepreßt wird, die dann nicht ausweichen kann und die Mediastinalorgane verdrängt. Rasche Entwicklung eines lebensbedrohlichen Zustandes mit Luftnot, Zyanose und Todesangst.

Diagnostik und Therapie

Sofort absaugen.

Neben Pleuraverdickungen und Pleuraplaques gibt es wie überall verschiedene Tumoren. Gutartige wie Lipome sind selten. Sehr häufig sind Pleurakarzinosen.

Mesotheliom

Definition

Meist maligner Tumor, von der Pleura ausgehend, in 80—90% mit Asbest in Zusammenhang stehend. Oft Pleuraerguß. Benignes Mesotheliom = Fibrom.

Symptome

- Oft uncharakteristisch, lokale Schmerzen, Erguß.

Diagnostik

- *Klinik* und *Laboratoriumsuntersuchungen* meist unauffällig, gelegentlich lokale Dämpfung.
- *Röntgenaufnahme des Thorax:* pleuranahe Verdichtungen, oft Erguß, besonders gut im Thorax-CT zu erkennen.
- Diagnose durch blinde oder offene Biopsie. Bei malignen Tumoren oft Stichkanalwachstum später.

Differentialdiagnose

Metastasierende Bronchialkarzinome in erster Linie, Pleuraschwarten jeglicher Genese und andere metastasierende Malignome.

Therapie

- Bestrahlung bei Schmerzen und Ergüssen, die oft langfristig mit einer Drainage versehen werden müssen, da Verödungstherapie oft wenig wirksam.
- Chemotherapie praktisch unwirksam (evtl. wie Tab. **34**, S. 128).
- Operation bei benignen Tumoren oder lokalisiertem Wachstum.

Prognose

Die meisten Patienten sterben innerhalb eines Jahres bei malignem Leiden.

Mediastinum

Erkrankungen des Mediastinums äußern sich meist in einer Verbreiterung, die heute mittels Computertomographie recht genau differenziert werden kann.

Mediastinalemphysem

Definition

Lufteintritt ins Mediastinum, meist im Rahmen eines Pneumothorax. Auch bei Beatmung und Bronchoskopie durch Einriß kleiner Bronchien. Gelegentlich nach Laparoskopie.

Symptome

- Luftnot, retrosternales Oppressionsgefühl, Gesichts- und Halshautemphysem, wirkt dramatisch, ist harmlos.

Diagnostik

- *Röntgenaufnahme des Thorax:* Verbreiterung der Mediastinalorgane mit scharfer Absetzung von Herz und Gefäßen.

Therapie und Prognose

- Meist spontane Resorption. Beschleunigung durch Sauerstoffatmung.
- Für optimale Pneumothoraxdrainage sorgen.
- Bei Kompression der Mediastinalorgane operative Einlage einer Drainage.
- Bei Fieber Mediastinitis, die trotz breiter antibiotischer Therapie eine schlechte Prognose hat.

Mediastinitis

Definition

Entzündung des Mediastinums, wobei akute abszedierende Formen oft letal, während bei den chronischen Formen Infektionen mit Mycobacterium tuberculosis oder Pilzen vorliegen.

Akute Form

Oft nach Ösophagusperforation (Endoskopie, Tumor).

Symptome

- Schweres dramatisches Krankheitsbild mit retrosternalem Schmerz und hohem Fieber.

Diagnostik

- *Klinik:* Schüttelfrost und Fieber, subkutanes Emphysem.
- *Röntgenaufnahmen des Thorax* zeigen verbreitertes Mediastinum. Ösophagustumor mit Perforation evtl. Luftnachweis.

Therapie

- Hochdosiert Breitbandantibiotika (z. B. 3mal 2 g Cefotaxim).
- Operative Drainage.

Prognose

In 50% letal.

Chronische Form

Reaktive Bindegewebsuntersuchungen auf chronische Infektionen wie Tb, Pilze.

Symptome

- Uncharakteristisch.

Diagnose

- *Röntgenbild der Thoraxorgane:* Verbreiterung des Mediastinums.
- Positive Diagnose sehr schwierig, zumal das Krankheitsbild extrem selten.

Differentialdiagnose

Mediastinale Tumoren (s. S. 240).

Therapie

Konservativ, je nach nachgewiesenem Erreger.

Mediastinum

Mediastinaltumoren

Im vorderen Mediastinum zu 90% bösartige Tumore, im hinteren Mediastinum überwiegend benigne (90%) − meist von Bindegewebe oder Nervensystem abstammende Tumoren. Der mittlere Anteil des Mediastinums mit Lymphomen (Tab. 57 und 58).

Symptome

● Zufallsbefund, retrosternaler Schmerz.

Diagnostik

Konventionelle Röntgentechnik, Computertomographie, Endoskopie und am Ende der Diagnostik meist Operation.

Therapie

Operation. Je nach Histologie und Größe Bestrahlung und/oder zytostatische Behandlung.

Tabelle **57**   Mediastinaltumoren

Vorderes Mediastinum:	*Mittleres Mediastinum:*
Thymom	Lymphom
Dermoidzyste	Tracheakarzinom
Teratom	Bronchogene Zyste
Seminom	
Chorionkarzinom	*Hinteres Mediastinum:*
Struma	Neurogener Tumor
Nebenschilddrüse	Neurofibrom
Lipom	Neurolemmom
Fibrom	Ganglioneurom
Hämangiom	Neuroblastom
Lymphangiom	Sympathikoblastom
	Phäochromozytom
	Chemodektom
	Meningozele
	Zyste

Tabelle **58**   Lymphome

Überwiegend einseitige Lymphome
- Tumor
- Tuberkulose
- Sarkoidose (sehr selten)
- Bordetella pertussis

Überwiegend doppelseitige Lymphome
  I. Tumor, maligne Lymphome, Metastasen
 II. Idiopathisch
    - Sarkoidose
    - Histiocytosis X
    - Hämosiderose
III. Entzündlich, teilweise auch einseitig betont
    - Virale Infektionen (z.B. Röteln, ECHO, Varizellen, Mononukleose)
IV. Exogen
    - Silikose
    - Berylliose

Zwerchfell und Thorax

Zwerchfellparese

Definition

Ein- oder beidseitiger Ausfall der Innervation des Zwerchfells mit
mit konsekutivem Ausfall der ein- oder beidseitigen Zwerchfellbeweglichkeit.
Postoperativ (häufig, über die Anamnese einfach zu erfassen).
Tumorleiden (2. häufigste Ursache, Bronchialkarzinome sowie Metastasen),
generalisierte und lokalisierte neurologische Erkrankungen, wie
z. B. Herpes zoster,
kaum abzugrenzen von den sog. idiopathischen Formen,
Trauma,
Infektionen,
angeboren u. a.

Symptome

Meist keine, Zufallsbefund bei Röntgenuntersuchung der Thoraxorgane. Bei beidseitigem Vorkommen Belastungsdyspnoe.

Diagnostik

Sofern nicht anamnestisch klar (Op), wie bei Tumorverdacht (Thorax-CT, Bronchoskopie etc.).

Singultus

Definition und Symptome

Unwillkürliche Spasmen des Zwerchfelles. Vorkommen: idiopathisch, häufig, harmlos, des weiteren bei Magenerkrankungen, Perikarditis, Mediastinitis, Urämie und Enzephalitiden.

Diagnostik

Klinisches Bild eindeutig. Bei gehäuftem Vorkommen Suche nach
organischen Ursachen.

Therapie

Viele Hausmittel: Bauchpresse, Trinken eines Glases Flüssigkeit
bei gleichzeitigem Verschluß von Nasen und Ohrenöffnungen.
In schweren Fällen − auch bei ernsten Grundkrankheiten − 50 mg
Chlorpromazin i.v., Nervenblockade (medikamentös oder chirur-
gisch).

Zwerchfell und Thorax

Subphrenischer Abszeß

Spontan oder nach chirurgischen Eingriffen entwickelt sich ein- oder beidseitig ein Abszeß.

Symptome

Spontan oder postoperativ Schmerzen im Thorax, unklares Fieber, Spannungsgefühl.

Diagnostik

- *Klinik:* Tachykardie.
- *Röntgenaufnahme der Thoraxorgane:* Zwerchfellhochstand, Pleuraergüsse, Spiegelbildung.
  Weitere Diagnostik mit Sonographie, Computertomographie und in Kooperation mit dem Chirurgen.

Therapie

Meist Drainage, Antibiotika.

Zwerchfelltumoren

Metastasen, diverse benigne oder maligne, Bild meist wie bei atypischem Bronchialkarzinom. Diagnostik wie dort (s. S. 120).

Eventration

Ein- oder beidseitig, oft angeboren. Verlagerung von Baucheingeweiden nach oben mit Zwerchfellhochstand. Oft Zufallsbefund.

Hernien

Hiatushernie, Bochdalek (hinten seitlich), Morgagni (Trigonum sternocostale), traumatisch, Beschwerden abhängig insbesondere von Größe.

Rippenfrakturen

Trauma, Ermüdungsfraktur der ersten oder 2. Rippe bei z. B. Soldaten mit schweren Rucksäcken,
Hustenfrakturen: häufig bei Patienten mit chronischem Husten, insbesondere bei Corticoidtherapie, häufig in der mittleren Axillarlinie. Anfangs falsch negatives Röntgenbild bei meist fehlender Dislokation. Später mittels Knochenszintigramm oder Röntgenbild mit Kallusbildung erkennbar. Diagnose daher anfänglich meist klinisch. Therapie Hustendämpfung, Ruhigstellung.

Skoliose und Kyphoskoliose

Verbiegung der Wirbelsäule mit konsekutiver Verformung des Thorax. Ursachen „Haltungsfehler" (Adoleszens), Entzündung, Muskel- und Nervenerkrankungen sowie deformierende Thoraxerkrankungen (Fibrothorax).

Symptome

Abhängig vom Grad der Verformung.

Diagnostik

Röntgenaufnahmen und Lungenfunktionsprüfungen zur Objektivierung der Veränderungen.

Therapie

Operative Maßnahmen meist nur von geringem Nutzen, wichtig Krankengymnastik, in Spätstadien auch mechanische Beatmung (s. respiratorisches Versagen).

Tietze-Syndrom

Definition und Symptome

Plötzlich oder langsam beginnende schmerzhafte Anschwellung der oberen Rippen am Übergang Rippen/Sternum

Diagnostik

Klinik: Schmerzhafte Schwellung eines oder mehrerer Rippensätze.
Laboratoriumsuntersuchung: keine Entzündungszeichen.
Röntgenaufnahme von Thorax und Rippen: unauffällig.

Diagnose

Aufgrund des klinischen Bildes.

Therapie

Aufklärung, Analgetika, ggf. lokal Corticoide.

Bindegewebstumoren

Lipome, Hämangiome, Hygrome, Lymphangiome, Neurofibrome, Desmoidtumoren, Fibrosarkome, Liposarkome, Leiomyosarkome und Synoviome.

Diagnostik und Therapie

Operation und ggf. bei malignen Tumoren Chemotherapie resp. Radiatio.

Tumoren im knöchernen Bereich

Osteochondrome (Exostosen) häufig, meist in Kindheit beginnend. Operation auch aus diagnostischen Gründen erforderlich.
Chondrome, Knochenzysten, Osteome und Osteoblastome sind benigne.
Fibröse Dysplasie bei jungen Menschen häufig, fibröses Gewebe wuchert im Knochenmark und treibt Rippen auf. Meist isolierte Herde. Generalisiert bei Morbus Albright.
Osteoklastome sind gel. maligne.
Die malignen Tumoren umfassen verschiedene Sarkome, das Myelom sowie die Metastasen.
Diagnostik und Therapie bei allen Tumoren meist operativ, ggf. Chemotherapie und/oder Radiatio.

Entzündliche Veränderung

Osteomyelitis, septische Arthritis, Tuberkulose, Syphilis, Aktinomykose, Echinokokkus und Pilze.

Symptome

Schmerzen, Fieber.

Diagnostik

Klinik: Lokalbefund und ggf. septische Erscheinungen.
Laboratoriumsbefunde: je nach Grundkrankheit mehr oder weniger entzündliche Zeichen.

Therapie

Nach Grundkrankheit, ggf. Operation.

Thorakoplastik

Operation mit Entfernung verschiedener Rippen, früher zur Tb-Sanierung vielfach erfolgreich ausgeübt. Heute Spätstadien mit erheblichen Funktionseinschränkungen und Entwicklung eines Cor pulmonale, gel. Abszedierungen in den teilweise großen Schwarten. Heute mittels Computertomographie ergänzend zu konventioneller Diagnostik wesentlich besser beurteilbar.

Definition

Akuter oder chronischer unzureichender Gasaustausch des Organismus durch verschiedene Ursachen.

Pathogenese

- Extrapulmonal bei Erkrankungen über Neuromuskulatur, Zentralnervensystem oder Vergiftung.
- Pulmonal bei Ausfall von rd. 60% der Lunge (obstruktive Ventilationsstörungen, restriktive Ventilationsstörungen inkl. Linksherzinsuffizienz sowie Diffusionsstörungen).

Tabelle **59**   Ursachen der respiratorischen Insuffizienz

Verteilungsstörungen (P_{aO_2} ↓)	*Obstruktion* Chronische Bronchitis Emphysem Asthma bronchiale
	Restriktion Pleuraschwarten Thoraxdeformitäten, Kyphoskoliose Lungenfibrosen
	Venoarterieller Shunt Arteriovenöse Fisteln Vitien mit Rechts-links-Shunt Pneumothorax Frische Atelektasen Infiltrate
Alveoläre Hypoventilation: (P_{aO_2} ↓ P_{aCO_2} ↑)	*Pulmonal* Obstruktive Atemwegserkrankungen
	Extrapulmonal Neuromuskuläre Systemerkrankungen Kyphoskoliose Schädigung der Atemzentren (Tumor, Blutung, Operation, Atemdepression) Kompensatorisch bei metabolischer Alkalose
Diffusionsstörungen (P_{aO_2} ↓)	*Membranverdickung* Lungenfibrosen verschiedener Genese Lungenödem
	Kontaktflächenreduktion Lungenresektion Rezidivierende Lungenembolien Schweres Emphysem

Respiratorisches Versagen

- Je nach Grundkrankheit.

- Neben Zeichen der Grundkrankheit zunehmende respiratorische Insuffizienz mit Entstehung einer Azidose.

Sauerstoff-Langzeit-Therapie

Krankheitsbilder
- chronische Atemwegserkrankungen,
- Lungenfibrosen,
- Lungengefäßerkrankungen inkl. rez. Lungenembolien,
- Hypoxie bei Herzinsuffizienz und Herzrhythmusstörungen,
- schwere pulmonalarterielle Hypertonie,
- schwere restriktive Ventilationsstörungen,
- Hypoxien anderer Genese.

Indikationen (mehrfache Messungen) für Langzeittherapie
1. P_{aO_2} <55−60 mg unter Ruhebedingungen, gemischt venöser P_{aO_2} <36 mm Hg.
2. P_{aO_2} <60 mm Hg bei pulmonalarterieller Hypertonie oder Polyglobulie, Herzrhythmusstörungen.
3. P_{aO_2}-Abfall unter 50−55 mm Hg bei körperlicher Belastung oder im Schlaf.
4. Schwere pulmonalarterielle Hypertonie.

Wichtig ist bei der Sauerstoff-Langzeit-Therapie der Anstieg des P_{aO_2}, notfalls unter Inkaufnahme eines P_{aCO_2}-Anstieges, wobei P_{aCO_2}-Anstiege von 10 mm Hg problemlos toleriert werden. Bei Werten des P_{aCO_2} von über 80 mg Hg besteht die Gefahr der CO_2-Narkose.

Bei fast allen Krankheitsbildern führt die kontinuierliche Sauerstoffzufuhr über mindestens 14 Stunden zu einer Verbesserung der Lebensqualität und der Überlebenszeiten (s. Abb. 250).

Ambulante Gabe von Sauerstoff verbessert bei Patienten mit Fibrosen, Emphysem etc. Belastbarkeit und Mobilität. Zuführung des Sauerstoffs über Nasensonde aus Sauerstoffflaschen (teuer, rel. schwer und kleine Reserven), Flüssigsauerstoffbehälter (teuer, mobil, optimale Versorgung noch aktiver Patienten) oder Konzentrator (preisgünstig, rel. laut, immobil, besonders geeignet für bettlägerige Patienten).

Kontrolle anhand regelmäßiger Blutgasanalysen und Blutbild: Abfall des Hämatokrits gutes Zeichen. Aderlaß bei Hämatokritwerten über 50−60%, problematische Verbesserung der Viskosität zu Lasten eines Mangels an Transportkapazität.

Therapieziel sind P_{aO_2}-Werte um 65 mm Hg. Die erforderliche Menge O_2 wird ermittelt, indem unter Blutgasanalysen die Zufuhr gesteigert wird. Der optimale Fluß beinhaltet einen P_{aO_2} zwischen 65 und 70 mm Hg, ohne daß es zu einem bedrohlichen Anstieg des P_{aCO_2} kommt. In praxi bestimmt man die Blutgase nach jeweils 30 Minuten O_2-Fluß von 1/2 l, 1 l, 2 l und 4 l/min. 10-Minuten-O_2-Duschen sind obsolet. Der Effekt der Zufuhr ist praktisch mit Ende der Zufuhr beendet, da bereits 5 Minuten nach Beendigung der Zufuhr der O_2-Partialdruck im Bereich des Ausgangswertes liegt.

Die Sauerstoff-Mehrschritt-Therapie ist ohne Wirkung.

Beatmung

- Freihaltung der Atemwege.
- Ggf. Intubation.
- Ggf. Sedierung, nur unter enger Kontrolle und bei Möglichkeit der Beatmung.
- Bronchospasmolyse.
- Behandlung der Grundkrankheit.
- Beatmung.

Indikation zur Beatmung:
- Zunehmender Erschöpfungszustand des Patienten. Oft erkennbar am Anstieg eines zunächst hyperventilatorisch erniedrigten P_{aCO_2}. Verdächtig sind Anstiege um 7 mm Hg/h mit gleichzeitiger Ansäuerung (Abfall des pH-Werts).
- Atemdepression unter Sauerstoffzufuhr.
- Deutliche Hyperkapnie mit P_{aCO_2}-Werten um 60 (akuter Anstieg) bis 80 (chronischer Anstieg) mm Hg.
- Apnoe oder Koma des Patienten.
- Bei chronischer Erschöpfung und respiratorischer Insuffizienz (z. B. Polio, Skoliose) nächtliche Beatmung oft hilfreich.

Beatmungsformen:
- Kontrollierte Beatmung: Alle Parameter (v/p, v, f) werden von außen vorgegeben.
- Assistierte Beatmung: Patient kann durch Atmungsversuch einen kontrollierten Atemzug auslösen.
- IMV = Intermittent Mandatory Ventilation: Kontrollierte Beatmung mit Möglichkeit der Spontanatmung in der exspiratorischen Pause.
- PEEP = positive end-expiratory-pressure = positiver Druck am Ende der Exspiration persistiert.
- CPAP = continous positive airway pressure = positiver Druck bei In- und Exspiration.

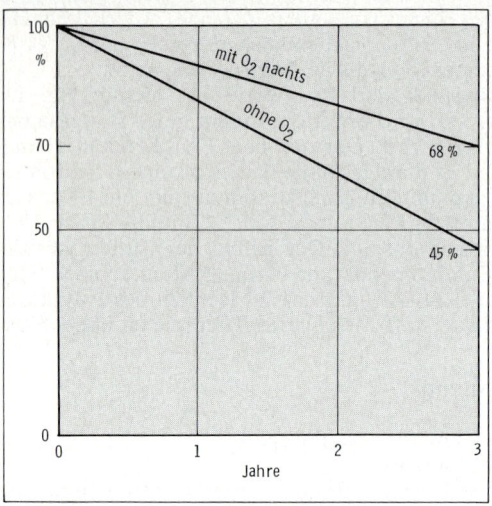

Abb. **23**   Überlebenszeit bei Patienten mit und ohne Sauerstofftherapie (Nocturnal Oxygen Therapy Group 1980).

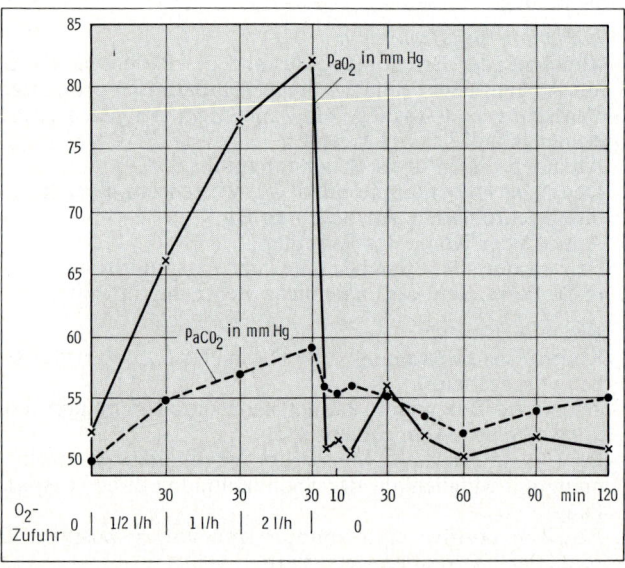

Abb. **24**   Verhalten von P_{aO_2} und P_{aCO_2} bei einem Patienten unter Sauerstoffzufuhr und nach deren Beendigung. pH-Wert um 7,42 stabil.

Geräte:
- Druckbegrenzte Geräte zur Kurzzeitbeatmung (z. B. Intoxikation).
- Volumengesteuerte Geräte bei allen anderen Patienten und zur Langzeitbeatmung.

Art der Beatmung bei
- extrapulmonalem respiratorischem Versagen: kontrollierte Beatmung, evtl. IMV;
- respiratorischem Versagen bei restriktiven Ventilationsstörungen: PEEP (evtl. CPAP), niedriger Fluß, verlängerte Inspirium; kontrollierte Beatmung.
- Die begleitende respiratorische Azidose erfordert in aller Regel keine intensive medikamentöse Therapie, sofern die Beatmung ausreichend ist. Andernfalls entwickeln sich langandauernde Alkalosen.

Entwöhnung von der Beatmung:
- Stabiler AZ.
- Kontrollierte Grundkrankheit.
- Sauerstoffpartialdruck unter Raumluft annähernd normal, resp. im Bereich, in dem er früher war (z. B. Dekompensation bei chronischer Bronchitis mit respiratorischer Partialinsuffizienz).

Künstliche Lunge: extrakorporale Oxygenisierung. Z. Zt. noch experimentelle Medizin, in Einzelfällen mit vorübergehendem Lungenversagen eingesetzt.

Herz-Lungen-Transplantation
Experimentelle Medizin:
Indikation bei therapierefraktären progredienten Terminalstadien. Krankheitsbilder: Lungenfibrosen (einseitige Transplantation), primär pulmonale Hypertonie (Herz und Lunge), Mukoviszidose (Herz und Lunge) und andere terminale bronchopulmonale Erkrankungen, z. Zt. noch keine Malignome.

Schätzung der Minderung der Erwerbsfähigkeit (MdE) anhand von *Richtlinien des Bundessozialministeriums.*

- Bei allen pneumologischen Erkrankungen mit relativ stabilen Ausfällen richtet sich die Minderung der Erwerbsfähigkeit nach den Lungenfunktionsausfällen (Tab. **60**).
- Bei unstabilen Krankheiten (z. B. Asthma) richtet sich die Minderung zusätzlich nach Häufigkeit und Schwere der Anfälle (Tab. **60**).
- Der röntgenmorphologische Befall ist in aller Regel kein Maß für die Minderung der Erwerbsfähigkeit.
- Zusammenhangsfragen zwischen einer Noxe und einer Erkrankung verlangen meist, daß die Kausalität wahrscheinlich ist (z. B. Berufskrankheit). Die reine Möglichkeit reicht nicht (Ausnahme z. T. Wehrdienstbeschädigung und NS-Opfer).
- In den offiziellen Richtlinien wird die Blutgasanalyse noch nicht berücksichtigt.

Hilfsweise empfiehlt sich folgende Zuordnung der Blutgaswerte (Tab. **60**):
- leichte Funktionseinschränkung: latente respiratorische Partialinsuffizienz bei normaler Belastbarkeit (1 W/kg),
- mittlere Funktionseinschränkung: latente und manifeste respiratorische Partialinsuffizienz bei reduzierter Belastbarkeit (ca. $1/2$ W/kg),
- schwere Funktionseinschränkung: manifeste respiratorische Globalinsuffizienz.

- Vorübergehende klinische Zeichen der Rechtsherzinsuffizienz bedingen eine MdE von ~ 80%.
- Dauernde Herzinsuffizienz wird mit 90−100% bewertet.
- Herzrhythmusstörungen werden je nach Häufigkeit und Grad mitbewertet. MdE zwischen 0% (einzelne Extrasystolen) und 80% (maligne Rhythmusstörungen).

Minderung der Erwerbsfähigkeit bei bestimmten Erkrankungen in den Richtlinien vorgesehen:
- Operierter *maligner Tumor* ohne Funktionseinschränkung:
  - als Heilungsbewährung mindestens 80%,
  - mit Funktionseinschränkung 90−100%.
- *Chronisch ansteckungsfähige (offene) Lungentuberkulose* 100%.
- *Behandlungsbedürftige geschlossene Lungentuberkulose* 50%.
  - Anschließend ohne Funktionsausfälle 0%, mit Funktionsausfällen − s. Tab. **60**, S. 253.
- *Sarkoidose:* MdE nur nach Symptomen und Funktionsausfällen. Die Erkrankung als solche ergibt keine MdE.
- Andere Erkrankungen: MdE nach Symptomen und Funktionsausfällen.

• Verschiedene MdE werden nicht addiert. Meist bewährt es sich, auf die schwerwiegendste Einzelminderung der Erwerbsfähigkeit einen kleinen Zuschlag für die anderen nur unwesentlich die Gesamtbehinderung beeinflussenden Minderungen auszusprechen. Der Verlust eines Mittelfingers (MdE 10%) bedingt keine Erhöhung der Gesamt-MdE bei einem schweren Asthmatiker mit einer MdE von z.B. 80%.

Tabelle **60** Minderung der Erwerbsfähigkeit (MdE) bei bronchopulmonalen Erkrankungen

Grad	Lungenfunktion	Belastbarkeit	Blutgase	Pulmonalisdruck	MdE	Hinweise
0	o.B.	o.B.	o.B.	o.B.	0–20%*	* Anamnese bei Asthma mit vielen Anfällen und relativ normalem Intervall entscheidend
Leicht	$^2/_3$–$^3/_3$ des Soll	1 W/kg (75 W)	normal – leichte Hypoxie	normal – leichte latente Erhöhung	20–40%*	
Mittel	$^1/_3$–$^2/_3$ des Soll	$^1/_2$–1 W/kg (50 W)	latente – eben manifeste Hypoxie	deutliche latente Erhöhung	50–70%	
Stark	$^1/_3$ des Soll	$^1/_2$ W/kg	deutliche Hypoxie evtl. Hyperkapnie	manifeste Druckerhöhung	80–100%	

Berufskrankheiten

- Berufskrankheiten sind die in einer speziellen Liste aufgeführten Krankheiten, die ein Versicherter im Rahmen seiner beruflichen Tätigkeit erleidet.
  Sie müssen nach der Reichsversicherungsordnung an die Berufsgenossenschaft gemeldet werden.
- Berufskrankheiten sind rechtlich Arbeitsunfällen gleichgestellt.
- Die Möglichkeit eines Zusammenhanges zwischen Beruf und Krankheit reicht nicht aus, damit eine Krankheit als berufsbedingt anerkannt wird. Der Zusammenhang muß wahrscheinlich sein.
- „Quasiberufskrankheiten" sind noch nicht gelistete Krankheiten, die den Berufskrankheiten gleichzusetzen sind.
- Bei Verdacht Meldung an zuständige Berufsgenossenschaft auf Formblatt − notfalls formlos an eine benachbarte Berufsgenossenschaft mit der Bitte um Weiterleitung und Hilfe. Anschließend läuft gutachterliches Anerkennungsverfahren.
- Im Anerkennungsfall hilft Berufsgenossenschaft durch
  - Umsetzung innerbetrieblich,
  - Umorganisation innerbetrieblich,
  - Umschulung,
  - Übergangshilfen bei Selbständigen,
  - technische Hilfen,
  - nur bei MdE Rente.
- Berufsunfähigkeit ohne Minderung der Erwerbsfähigkeit bedingt keine Rente.
- Auszug aus der *Liste der Berufskrankheiten:*
  3101 Infektionskrankheiten im Gesundheitsdienst (pneumologisch ist hier die Tuberkulose von Relevanz)
  4   *Erkrankungen der Atemwege und der Lungen, des Rippenfells und des Bauchfelles*
  41   Erkrankungen durch anorganische Stäube
  4101 Silikose
  4102 Silikotuberkulose
  4103 Asbestose
  4104 Asbestose mit Bronchialkarzinom
  4105 Asbestbedingtes Mesotheliom
  4106 Aluminose
  4107 Hartmetallunge
  4108 Thomasphosphatlunge
  42   Erkrankungen durch organische Stäube
  4201 Exogen-allergische Alveolitis
  4202 Byssinose
  43   Obstruktive Atemwegserkrankungen
  4301 Bedingt durch Allergie
  4302 Bedingt durch chemische Irritation oder toxisch
  1103 Chromatlungenkrebs

- Erkrankungen durch anorganische Stäube werden meist anerkannt auf der Basis Berufsanamnese, typisches Röntgenbild und Funktionsausfälle.
- Erkrankungen durch organische Stäube zunehmend, obstruktive Atemwegserkrankungen fast regelmäßig nur noch anerkannt durch positiv inhalative Provokationsteste.
- Bei Erkrankungen mit mehreren möglichen Ursachen muß die berufsbedingte wesentliche Teilursache sein (z. B. Bäckerasthma und Hausstaubmilbenallergie).

Tabelle **61** Die wichtigsten in der klinischen Atemphysiologie des deutschsprachigen Raumes heute gebräuchlichen Symbole für Spirographie und Ganzkörperplethysmographie

1. Spirographie

Vitalkapazität	VK	
Maximales Atemvolumen		V_{Tmax}*
Sekundenkapazität	Sek.-Kap.	$FEV_{1,0}$
Nutzbarer Teil der Vitalkapazität		
Atemstoßtest pro Sekunde		
Relative Sekundenkapazität Tiffeneau-Test		$\dfrac{FEV_{1,0}}{V_{Tmax}} \cdot 100$
Atemvolumen	AV	
Atemzugvolumen	AZV	V_T*
Atemgrenzwert	AGW	$V_{vent\,max}$*
Funktionelle Residualkapazität	FRK	$V_{pulm\,exp}$*
Residualvolumen	Res.-Vol. / RV	$V_{pulm\,min}$*
Totalkapazität	TK	$V_{pulm\,max}$*

2. Ganzkörperplethysmographie

Resistance		R	R_{aw}
totale Resistance		R_t	
inspiratorische Resistance		R_i	R_{ti}
exspiratorische Resistance		R_e	R_{te}
initiale inspiratorische Resistance		R_{oi}	
initiale exspiratorische Resistance		R_{oe}	
Conductance	$\dfrac{1}{R}$	G	G_{aw}
usw. wie unter Resistance			
spezifische Conductance		g	g_{aw}
Intrathorakales Gasvolumen, IGV meist gleichgesetzt mit intrakorporales Gasvolumen		ITG	ICG

* Nomenklatur entsprechend den Vorschlägen der Deutschen Gesellschaft für innere Medizin.

Tabelle **62**   Referenzwerte für totale, inspiratorische und exspiratorische Resistance (R), Conductance (G) und spezifische Conductance (g). Untersuchungen an 198 Männern und 66 Frauen im Alter von 20–69 Jahren (nach Ferlinz)

Parameter	$\bar{x}$	2 s
R_t	1,54	0,94
R_i	1,59	1,00
R_e	1,37	0,94
G_t	0,73	0,56
G_i	0,72	0,58
G_e	0,84	0,68
g_t	0,18	0,16
g_i	0,18	0,16
g_e	0,21	0,19

Für die Resistance liegt der Normbereich bis $+ 2$ s über dem Mittelwert, für die Conductance bis $- 2$ s unter dem Mittelwert

b   Referenzbereich der Compliance

$\cong 0,15{-}0,30$ l/cm $H_2O = 1,5{=}3,0$ l/kPa
Referenzbereich der spezifischen Compliance
$\cong 0,05{-}0,06$ cm H_2O^{-1}

c   Referenzwerte der pulmonalen Diffusionskapazität

Jugendliche Erwachsene
CO-Steady-state
  18 ml/l/min/mm Hg = 6 mmol/(min · kPa)
CO-Single-breath
  25 ml/min/mm Hg = 8 mmol/(min · kPa)

d   Referenzwerte im arteriellen/kapillären Blut

P_{O_2}	altersabhängig s. Tab. **63**
P_{CO_2}	40 mm Hg ± 5 mm Hg
ph	7,41 $\pm 0,05$
$HCO_3{-}$	22–28 mval

e   Referenzwerte im kleinen Kreislauf (s. auch S. 18)

Rechter Vorhof	Mitteldruck	< 5 mm Hg
Rechter Ventrikel	Systole	<30 mm Hg
	Diastole	<10 mm Hg
A. pulmonalis	Mitteldruck	<20 mm Hg
„Lungenkapillardruck"	Mitteldruck	<12 mm Hg
Lungengefäßwiderstand	200 dyn · s · cm^{-5}	

Tabelle **63** Referenzwerte des Sauerstoffdruckes im arteriellen Blut (P_{aO_2}) in Abhängigkeit vom Lebensalter und Broca-Index. Die in ( ) gesetzten Zahlen sind die untere Vertrauensgrenze für p 0,05 [Ruhewerte] [mm Hg].

a) Männer (n = 1100)

Alter (Jahre)	Broca-Index							
	75	85	95	105	115	125	135	145
15	98 (84)	97 (83)	96 (82)	95 (81)	94 (80)	93 (79)	92 (78)	91 (77)
20	97 (83)	96 (82)	95 (81)	94 (80)	93 (79)	92 (78)	91 (77)	90 (76)
25	96 (82)	95 (81)	94 (80)	93 (79)	92 (78)	91 (77)	90 (76)	89 (75)
30	94 (80)	93 (79)	92 (78)	91 (77)	90 (76)	89 (75)	88 (74)	87 (73)
35	93 (79)	92 (78)	91 (77)	90 (76)	89 (75)	88 (74)	87 (73)	86 (72)
40	92 (78)	91 (77)	90 (76)	89 (75)	88 (74)	87 (73)	86 (72)	85 (71)

b) Frauen (n = 741)

Alter (Jahre)	Broca-Index							
	75	85	95	105	115	125	135	145
15	99 (84)	99 (84)	98 (83)	97 (82)	97 (82)	96 (81)	95 (80)	94 (79)
20	99 (84)	97 (82)	97 (82)	96 (81)	96 (81)	95 (80)	94 (79)	93 (78)
25	97 (82)	97 (82)	96 (81)	95 (80)	95 (80)	94 (79)	93 (78)	92 (77)
30	96 (81)	95 (80)	94 (79)	93 (78)	93 (78)	92 (77)	91 (76)	90 (75)
35	95 (80)	94 (79)	93 (78)	92 (77)	92 (77)	91 (76)	90 (75)	89 (74)
40	93 (78)	92 (77)	91 (76)	90 (75)	90 (75)	89 (74)	88 (73)	87 (72)

Fortsetzung Tabelle **63** Referenzwerte des Sauerstoffdruckes im arteriellen Blut (P_{aO_2}) in Abhängigkeit vom Lebensalter und Broca-Index. Die in ( ) gesetzten Zahlen sind die untere Vertrauensgrenze für p 0,05 (Ruhewerte) [mm Hg].

a) Männer (n = 1100)

Alter (Jahre)	Broca-Index							
45	90 (76)	89 (75)	88 (74)	87 (73)	86 (72)	85 (71)	85 (71)	84 (70)
50	89 (75)	88 (74)	87 (73)	86 (72)	85 (71)	84 (70)	83 (69)	82 (68)
55	88 (74)	87 (73)	86 (72)	85 (71)	84 (70)	83 (69)	82 (68)	81 (67)
60	86 (72)	85 (71)	84 (70)	82 (68)	82 (68)	81 (67)	81 (67)	80 (66)
65	85 (71)	84 (70)	83 (69)	81 (67)	81 (67)	80 (66)	79 (65)	78 (64)
70	84 (70)	83 (69)	82 (68)	81 (67)	80 (66)	79 (65)	78 (64)	77 (63)

b) Frauen (n = 741)

Alter (Jahre)	Broca-Index							
45	92 (77)	91 (76)	90 (75)	89 (74)	89 (74)	88 (73)	87 (72)	86 (71)
50	91 (76)	90 (75)	89 (74)	88 (73)	88 (73)	87 (72)	86 (71)	85 (70)
55	89 (74)	88 (73)	87 (72)	86 (71)	86 (71)	85 (70)	84 (69)	83 (68)
60	88 (73)	87 (72)	86 (71)	85 (70)	85 (70)	84 (69)	83 (68)	82 (67)
65	87 (72)	86 (71)	85 (70)	84 (69)	84 (69)	83 (68)	82 (67)	81 (66)
70	86 (71)	85 (70)	84 (69)	83 (68)	83 (68)	82 (67)	81 (66)	80 (65)

Tabelle **64** EGKS-Grenzwerte für die Vitalkapazität, den Einsekundenwert und das Residualvolumen bei Männern

Größe	Alter:	18–19	20–29	30–34	35–39	40–44	45–49	50–54	55–59	60–64	65–69	70–74	75–79
1,50	VK	2,77	2,87	2,85	2,83	2,81	2,76	2,71	2,66	2,61	2,42	2,35	2,22
	FEV₁	2,22	2,24	2,17	2,12	2,07	1,96	1,96	1,87	1,78	1,71	1,61	1,49
	RV	1,06	1,22	1,32	1,36	1,41	1,55	1,55	1,64	1,73	1,75	1,78	1,80
1,55	VK	3,06	3,16	3,15	3,12	3,09	3,06	2,99	2,94	2,87	2,78	2,68	2,52
	FEV₁	2,45	2,47	2,40	2,34	2,28	2,22	2,15	2,07	1,96	1,88	1,77	1,64
	RV	1,17	1,33	1,46	1,51	1,56	1,61	1,70	1,90	1,90	1,93	1,97	1,99
1,60	VK	3,37	3,49	3,47	3,44	3,40	3,36	3,30	3,23	3,16	3,06	2,94	2,77
	FEV₁	2,69	2,71	2,71	2,58	2,52	2,45	2,37	2,28	2,16	2,07	1,95	1,80
	RV	1,28	1,48	1,61	1,66	1,71	1,77	1,87	1,98	2,10	2,12	2,16	2,18
1,65	VK	3,69	3,82	3,80	3,77	3,73	3,69	3,62	3,54	3,46	3,36	3,23	3,04
	FEV₁	2,95	2,97	2,89	2,83	2,75	2,68	2,59	2,48	2,36	2,27	2,14	1,98
	RV	1,41	1,62	1,77	1,82	1,88	1,94	2,05	2,17	2,29	2,33	2,38	2,40
1,70	VK	4,04	4,18	4,16	4,13	4,08	4,04	3,96	3,88	3,79	3,68	3,53	3,23
	FEV₁	3,23	3,26	3,17	3,09	3,01	2,93	2,83	2,71	2,59	2,48	2,34	2,17
	RV	1,55	1,77	1,93	1,93	2,05	2,05	2,25	2,52	2,52	2,55	2,60	2,63
1,75	VK	4,40	4,56	4,53	4,49	4,44	4,40	4,31	4,23	4,14	4,01	3,85	3,63
	FEV₁	3,53	3,55	3,45	3,37	3,29	3,20	3,10	2,97	2,83	2,71	2,55	2,36
	RV	1,68	1,92	2,10	2,17	2,24	2,32	2,45	2,58	2,73	2,78	2,84	2,86

Fortsetzung Tabelle **64**   EGKS-Grenzwerte für die Vitalkapazität

Größe	Alter:	18–19	20–29	30–34	35–39	40–44	45–49	50–54	55–59	60–64	65–69	70–74	75–79
1,80	VK	4,79	4,96	4,93	4,89	4,84	4,79	4,70	4,60	4,50	4,36	4,19	3,95
	FEV_1	3,84	3,86	3,76	3,68	3,58	3,48	3,37	3,23	3,08	2,95	2,78	2,57
	RV	1,83	2,10	2,29	2,36	2,44	2,52	2,82	2,82	2,97	3,02	3,09	3,12
1,85	VK	5,20	5,39	5,36	5,31	5,26	5,20	5,10	4,99	4,88	4,73	4,54	4,28
	FEV_1	4,16	4,19	4,08	3,99	3,89	3,78	3,66	3,50	3,34	3,39	3,01	2,79
	RV	1,99	2,28	2,49	2,56	2,64	2,73	2,89	3,06	3,23	3,28	3,35	3,38
1,90	VK	5,64	5,83	5,80	5,75	5,69	5,63	5,52	5,41	5,30	5,13	4,93	4,64
	FEV_1	4,51	4,54	4,41	4,32	4,21	4,10	3,96	3,80	3,62	3,47	3,27	3,02
	RV	2,16	2,48	2,70	2,70	2,87	2,96	3,14	3,32	3,51	3,56	3,63	3,66
1,95	VK	6,09	6,30	6,27	6,22	6,16	6,09	5,97	5,85	5,73	5,54	5,33	5,01
	FEV_1	4,88	4,92	4,77	4,66	4,54	4,42	4,28	4,11	3,91	3,74	3,53	3,27
	RV	2,33	2,67	2,91	3,00	3,10	3,21	3,40	3,59	3,79	3,84	3,92	3,96
FEV_1/VK		71	69,5	68	67	66	65	64	62,5	61	60,5	59	58
RV/TLK		21,5	23	24,5	25,5	26,5	27,5	29	30,5	32,5	33,5	35,5	36,5

Tabelle **65** EGKS-Grenzwerte für die Vitalkapazität, den Einsekundenwert und das Residualvolumen bei Frauen

Größe	Alter:	18–19	20–29	30–34	35–39	40–44	45–49	50–54	55–59	60–64	65–69	70–74	75–79
1,50	VK	2,49	2,59	2,57	2,54	2,52	2,49	2,44	2,40	2,35	2,26	2,18	2,05
	FEV_1	2,00	2,02	1,97	1,93	1,88	1,83	1,76	1,69	1,63	1,63	1,46	1,33
	RV	0,99	1,10	1,16	1,22	1,27	1,30	1,40	1,47	1,54	1,54	1,61	1,64
1,55	VK	2,76	2,86	2,85	2,81	2,77	2,75	2,70	2,66	2,59	2,51	2,41	2,27
	FEV_1	2,21	2,23	2,18	2,12	2,06	2,00	1,95	1,87	1,78	1,78	1,62	1,48
	RV	1,07	1,07	1,32	1,36	1,41	1,45	1,54	1,64	1,68	1,68	1,80	1,81
1,60	VK	3,04	3,13	3,12	3,10	3,06	3,03	2,98	2,91	2,85	2,76	2,66	2,49
	FEV_1	2,44	2,46	2,40	2,33	2,26	2,21	2,14	2,05	1,96	1,88	1,76	1,64
	RV	1,16	1,33	1,45	1,50	1,55	1,60	1,68	1,80	1,86	1,92	1,96	1,99
1,65	VK	3,33	3,44	3,42	3,40	3,35	3,33	3,26	3,19	3,11	3,03	2,91	2,74
	FEV_1	2,67	2,68	2,61	2,57	2,49	2,43	2,35	2,24	2,16	2,05	1,94	1,78
	RV	1,27	1,46	1,60	1,65	1,70	1,75	1,86	1,96	2,04	2,10	2,14	2,17
1,70	VK	3,64	3,76	3,73	3,71	3,68	3,64	3,58	3,50	3,42	3,31	3,18	3,00
	FEV_1	2,92	2,94	2,87	2,80	2,72	2,65	2,57	2,46	2,35	2,24	2,11	1,97
	RV	1,40	1,60	1,74	1,80	1,86	1,92	2,03	2,14	2,24	2,29	2,34	2,37
1,75	VK	3,97	4,11	4,08	4,04	4,01	3,97	3,89	3,81	3,73	3,61	3,46	3,27
	FEV_1	3,18	3,20	3,11	3,11	2,97	2,90	2,81	2,81	2,58	2,46	2,31	2,13
	RV	1,54	1,74	1,90	1,90	2,02	2,09	2,21	2,21	2,44	2,50	2,56	2,59

Fortsetzung Tabelle **65** EGKS-Grenzwerte für die Vitalkapazität, den Einsekundenwert und das Residualvolumen bei Frauen

Größe	Alter:	18–19	20–29	30–34	35–39	40–44	45–49	50–54	55–59	60–64	65–69	70–74	75–79
1,80	VK	4,31	4,48	4,45	4,40	4,35	4,31	4,22	4,14	4,05	3,93	3,77	3,57
	FEV$_1$	3,45	3,48	3,38	3,32	3,23	3,14	3,04	2,92	2,80	2,67	2,52	2,32
	RV	1,65	1,89	2,07	2,13	2,20	2,25	2,41	2,55	2,65	2,73	2,79	2,82
1,85	VK	4,70	4,86	4,83	4,78	4,73	4,70	4,59	4,49	4,39	4,26	4,09	3,86
	FEV$_1$	3,74	3,78	3,66	3,60	3,50	3,40	3,30	3,16	3,02	2,90	2,72	2,52
	RV	1,80	2,05	2,23	2,31	2,38	2,48	2,62	2,77	2,87	2,96	3,01	3,07
1,90	VK	5,07	5,25	5,22	5,18	5,13	5,07	4,98	4,88	4,77	4,63	4,44	4,18
	FEV$_1$	4,07	4,10	3,98	3,90	3,80	3,69	3,57	3,42	3,28	3,13	2,95	2,73
	RV	1,95	2,23	2,44	2,50	2,59	2,67	2,82	2,99	3,11	3,21	3,27	3,31
1,95	VK	5,49	5,70	5,65	5,61	5,55	5,49	5,38	5,26	5,15	4,99	4,80	4,53
	FEV$_1$	4,40	4,43	4,30	4,22	4,11	3,99	3,88	3,70	3,55	3,37	3,18	2,94
	RV	2,10	2,41	2,62	2,71	2,80	2,90	3,07	3,23	3,36	3,48	3,54	3,57
FEV$_1$/VK		71	69,5	68	67	66	65	64	62	61	60,5	59	58
RV/TLK		21,5	23	24,5	25,5	26,5	27,5	29	30,5	32,5	33,5	35,5	36,5

Referenzwerte

Tabelle **66** Referenzwerte für Kinder

Körpergröße [m]	Jungen								Mädchen							
	TK	VK	RV	FRK	FEV$_1$	MW$_{30}$	MEF$_{max}$	MEF$_{50}$	TK	VK	RV	FRK	FEV$_1$	MW$_{30}$	MEF$_{max}$	MEF$_{50}$
1,10	1,6	1,3	0,3	0,8	1,1	32	2,2	1,8	1,5	1,2	0,2	0,7	1,1	30	2,1	1,8
1,12	1,7	1,4	0,3	0,8	1,1	32	2,4	1,9	1,6	1,3	0,3	0,7	1,1	31	2,2	1,9
1,14	1,7	1,4	0,3	0,8	1,2	35	2,5	2,0	1,7	1,4	0,3	0,8	1,2	33	2,3	1,9
1,16	1,8	1,5	0,3	0,9	1,3	36	2,7	2,1	1,7	1,4	0,3	0,8	1,2	35	2,5	2,0
1,18	1,9	1,6	0,3	0,9	1,3	38	2,9	2,2	1,8	1,5	0,3	0,9	1,3	39	2,7	2,2
1,20	2,0	1,6	0,4	1,0	1,4	40	3,0	2,3	1,9	1,6	0,3	0,9	1,3	39	2,7	2,2
1,22	2,1	1,7	0,4	1,0	1,4	42	3,2	2,4	2,0	1,6	0,4	1,0	1,4	40	2,8	2,3
1,24	2,2	1,8	0,4	1,0	1,5	44	3,3	2,5	2,1	1,7	0,4	1,0	1,5	42	2,9	2,4
1,26	2,3	1,9	0,4	1,1	1,6	46	3,5	2,6	2,2	1,8	0,4	1,1	1,5	44	3,1	2,5
1,28	2,4	2,0	0,4	1,1	1,6	48	3,7	2,7	2,3	1,9	0,4	1,1	1,6	46	3,2	2,6
1,30	2,5	2,0	0,5	1,2	1,7	50	3,9	2,9	2,4	1,9	0,5	1,1	1,6	48	3,4	2,7
1,32	2,6	2,1	05	1,2	1,8	52	4,0	3,0	2,5	2,0	0,5	1,2	1,7	50	3,5	2,8
1,34	2,7	2,2	0,5	1,3	1,9	54	4,2	3,1	2,6	2,1	0,5	1,3	1,8	52	3,7	2,9
1,36	2,8	2,3	0,5	1,3	1,9	56	4,4	3,2	2,7	2,2	0,5	1,3	1,9	54	3,8	3,0
1,38	2,9	2,4	0,5	1,4	2,0	58	4,5	3,3	2,8	2,3	0,5	1,4	1,9	56	4,0	3,1
1,40	3,1	2,5	0,6	1,4	2,1	60	4,7	3,4	3,0	2,5	0,5	1,4	2,1	60	4,3	3,2
1,42	3,2	2,6	0,6	1,5	2,2	63	4,8	3,5	3,0	2,5	0,5	1,4	2,1	60	4,3	3,2
1,44	3,3	2,7	0,6	1,6	2,3	65	5,0	3,6	3,1	2,5	0,6	1,5	2,2	62	4,4	3,3
1,46	3,4	2,8	0,6	1,6	2,3	68	5,2	3,8	3,3	2,6	0,7	1,6	2,3	67	4,7	3,5
1,48	3,5	2,9	0,6	1,7	2,4	70	5,3	3,9	3,4	2,7	0,7	1,6	2,3	67	4,7	3,5

Fortsetzung Tabelle **66**   Referenzwerte für Kinder

1,50	3,7	3,0	0,7	1,7	2,5	73	5,5	4,0	3,5	2,8	0,7	1,7	2,4	70	4,8	3,6
1,52	3,8	3,1	0,7	1,8	2,6	76	5,6	4,1	3,6	2,9	0,7	1,7	2,5	72	4,9	3,7
1,54	4,0	3,2	0,8	1,9	2,7	79	5,8	4,2	3,7	3,0	0,7	1,8	2,6	75	5,1	3,8
1,56	4,1	3,3	0,8	1,9	2,8	82	5,9	4,3	39	3,2	0,7	1,8	2,7	77	5,2	3,9
1,58	4,2	3,4	0,8	2,0	2,9	84	6,1	4,4	4,0	3,3	0,7	1,9	2,8	80	5,3	4,0
1,60	4,4	3,6	0,8	2,0	3,0	87	6,3	4,6	4,1	3,4	0,7	2,0	2,9	83	5,4	4,1
1,62	4,5	3,7	0,8	2,1	3,1	90	6,4	4,7	4,3	3,5	0,8	2,1	3,0	86	5,6	4,2
1,64	4,7	3,8	0,9	2,2	3,2	93	6,6	4,8	4,5	3,6	0,9	2,1	3,1	89	5,7	4,2
1,66	4,8	3,9	0,9	2,3	3,3	96	6,7	4,9	4,6	3,7	0,9	2,2	3,2	92	5,8	4,3
1,68	5,0	4,1	0,9	2,4	3,4	99	6,9	5,0	4,8	3,9	0,9	2,3	3,3	95	5,9	4,4
1,70	5,2	4,2	1,0	2,4	3,5	102	7,1	5,1	4,9	4,0	0,9	2,4	3,4	98	6,1	4,5
1,72	5,3	4,3	1,0	2,5	3,6	105	7,2	5,2	5,1	4,1	1,0	2,4	3,5	101	6,2	4,6
1,74	5,5	4,5	1,0	2,6	3,8	109	7,4	5,3	5,2	4,2	1,0	2,5	3,6	104	6,3	4,7
1,76	5,7	4,6	1,0	2,7	3,9	112	7,6	5,4	5,4	4,4	1,0	2,6	3,7	107	6,5	4,8
1,78	5,8	4,7	1,1	2,8	4,0	116	7,8	5,5	5,6	4,5	1,1	2,7	3,8	111	6,7	4,9
1,80	6,0	4,9	1,1	2,8	4,1	119	8,0	5,7	5,7	4,6	1,1	2,7	4,0	115	6,8	5,0

TK   – Totalkapazität
VK   – Vitalkapazität
RV   – Residualvolumen
FRK   – funktionelle Residualkapazität
FEV_1 – exspiratorische Sekundenkapazität
MW_{30} – Atemgrenzwert bei 30 Atemzügen pro min
$MEF_{max} \cong PEF$ – maximale exspiratorische Atemstromstärke [l/s]
MEF_{30} – maximale exspiratorische Atemstromstärke bei 50% FVC [l/s]
Alle Volumen sind in l_{BTPS} angegeben

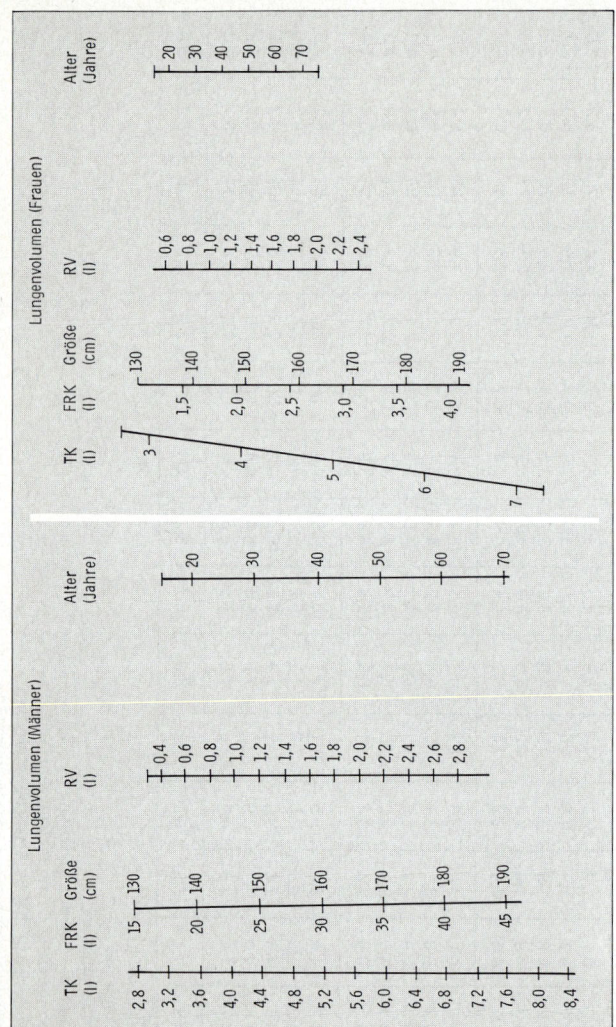

Abb. **25** Nomogramm zur Ermittlung der Soll-Lungenvolumen gesunder erwachsener Nichtraucher.

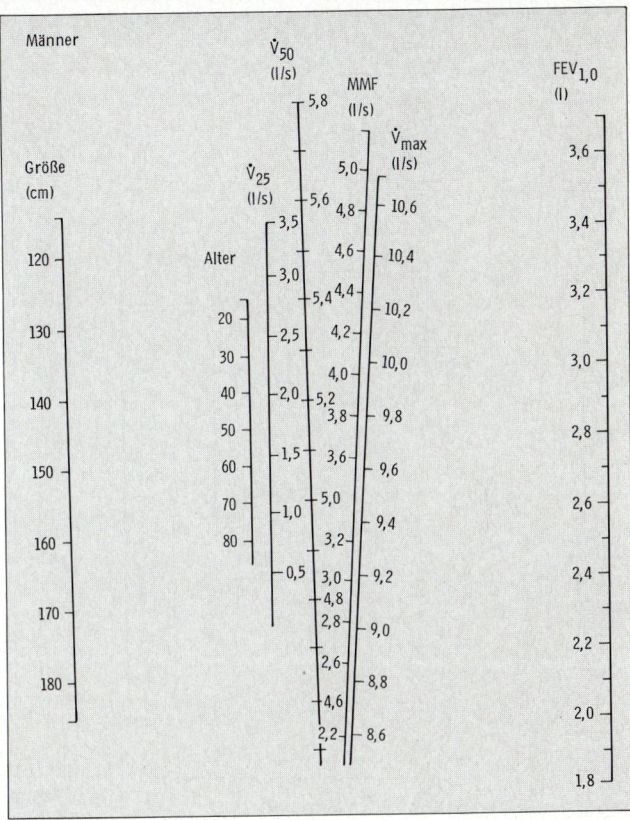

Abb. **26** Nomogramm zur Ermittlung spirometrischer Sollwerte für gesunde erwachsene Nichtraucher.

Referenzwerte

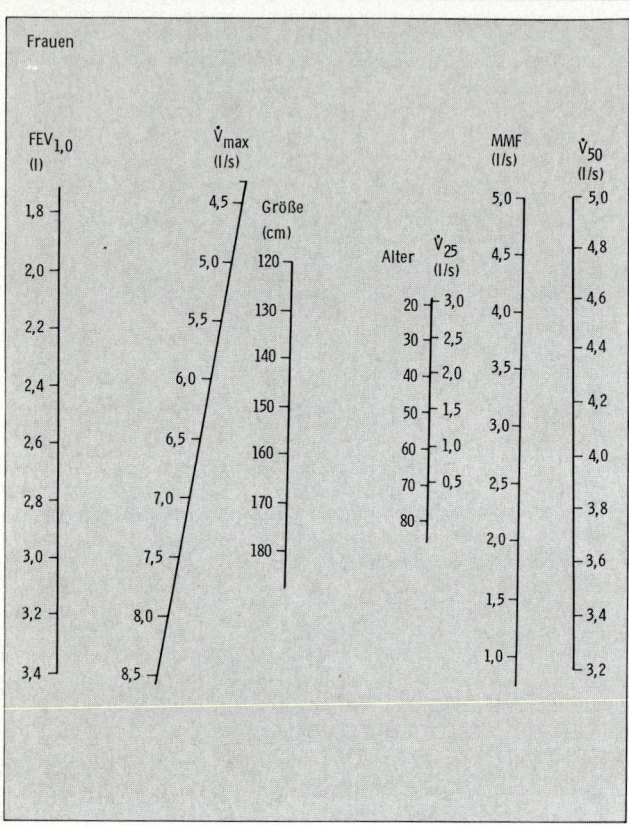

Abb. **27** Nomogramm zur Ermittlung spirometrischer Sollwerte für gesunde erwachsene Nichtraucherinnen.

Sachverzeichnis

Checklisten der aktuellen Medizin

Herausgegeben von F. Largiadèr / O. Wicki / A. Sturm

Arnold/Ganzer
Checkliste Hals-Nasen-Ohren-Heilkunde
1990. 487 Seiten 135 meist zweifarbige Abbildungen
〈flexibles Taschenbuch〉 ca. DM 44,–

Baumgartner/Ochsner/Schreiber
Checkliste Orthopädie
2., überarbeitete Auflage
1986. 390 Seiten, 326 meist zweifarbige Abbildungen
〈flexibles Taschenbuch〉 DM 40,–

Benz/Glatthaar
Checkliste Geburtshilfe
3., überarbeitete Auflage
1986. 309 Seiten, 76 meist zweifarbige Abbildungen
〈flexibles Taschenbuch〉 DM 35,–

Benz/Glatthaar
Checkliste Gynäkologie
4., überarbeitete und erweiterte Auflage
1990. 282 Seiten, 54 meist zweifarbige Abbildungen, 5 Tabellen
〈flexibles Taschenbuch〉 DM 36,–

Delank/Gehlen/Lausberg/Müller
Checkliste Neurologische Notfälle
1988. 363 Seiten, 4 Abbildungen, 34 Tabellen
〈flexibles Taschenbuch〉 DM 42,–

Dvořák/Dvořák
Checkliste Manuelle Medizin
1990. 192 Seiten, 176 Abbildungen, 3 Tabellen
〈flexibles Taschenbuch〉 DM 26,–

Glinz/Pasch/Scheidegger/Suter/Zellweger
Checkliste Chirurgische Intensivtherapie
1990. 260 Seiten, 14 Abbildungen, 9 Tabellen
〈flexibles Taschenbuch〉 DM 36,–

Heim/Baltensweiler
Checkliste Traumatologie
3., überarbeitete Auflage
1989. 400 Seiten, 809 meist zweifarbige Abbildungen
〈flexibles Taschenbuch〉 DM 42,–

Preisänderungen vorbehalten

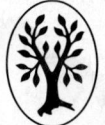

Georg Thieme Verlag Stuttgart · New York

Checklisten der aktuellen Medizin

Herausgegeben von F. Largiadèr / O. Wicki / A. Sturm

Hochrein/Bentsen/Langescheid/Nunberger
Checkliste Kardiologie
Untersuchungstechniken, Krankheitsbilder, Therapie
1988. 284 Seiten 31 Abbildungen, 19 Tabellen
⟨flexibles Taschenbuch⟩ ca. DM 36,–

Huber/Karasek-Kreutzinger/Jobin-Howald
Checkliste Krankenpflege
3., überarbeitete Auflage
1989. 390 Seiten, 122 Abbildungen, 39 Tabellen
⟨flexibles Taschenbuch⟩ DM 36,–

Klaue
Checkliste Kleine Chirurgie
3., überarbeitete Auflage
1990. 152 Seiten, 91 meist zweifarbige Abbildungen, 3 Tabellen
⟨flexibles Taschenbuch⟩ DM 28,–

Lang
Checkliste Zahnärztliche Behandlungsplanung
2., durchgesehene Auflage
1988. 252 Seiten, 205 meist zweifarbige Abbildungen
⟨flexibles Taschenbuch⟩ DM 32,–

Largiadèr/Buchmann/Metzger/Säuberli
Checkliste Viszerale Chirurgie
5., neubearbeitete und erweiterte Auflage
1990. 424 Seiten, 166 Abbildungen
⟨flexibles Taschenbuch⟩ DM 44,–

Lux/Matek/Riemann/Rösch
Checkliste Gastroenterologie
1986. 340 Seiten, 40 Abbildungen, 21 Tabellen
⟨flexibles Taschenbuch⟩ DM 38,–

Mayor/Hauri
Checkliste Urologie
2., neubearbeitete Auflage
1986. 377 Seiten, 14 Abbildungen
⟨flexibles Taschenbuch⟩ DM 36,–

Payk
Checkliste Psychiatrie
1988. 407 Seiten, 5 Tabellen
⟨flexibles Taschenbuch⟩ DM 42,–

Preisänderungen vorbehalten

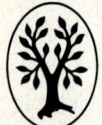

Georg Thieme Verlag Stuttgart · New York